MANFRED PORKERT

DIE THEORETISCHEN GRUNDLAGEN DER CHINESISCHEN MEDIZIN

Weitere Bücher des Autors zum Thema in deutscher Sprache:

Die chinesische Medizin (Sachbuch)
unter Mitarbeit von Christian Ullmann
428 SS. Econ-Verlag, Düsseldorf, 2. Auflage 1989
ISBN 3-612-20420-3

Lehrbuch der chinesischen Diagnostik
2., durchgesehene und ergänzte Auflage
240 Seiten, 19 Abbildungen
ACTA MEDICINAE SINENSIS, Zürich/Zug 1983
ISBN 3-85597-001-7

Klinische chinesische Pharmakologie
630 Seiten; 1. Auflage VfM, Heidelberg 1978, jetzt im Alleinvertrieb der ACTA MEDICINAE SINENSIS, Zug
ISBN 3-85597-002-5

Klassische chinesische Rezeptur
650 Seiten, ausführliche Register
ACTA MEDICINAE SINENSIS, Zug 1984
ISBN 3-85597-003-3

Systematische Akupunktur
unter Mitarbeit von Carl-Hermann Hempen
521 Seiten
Verlag Urban & Schwarzenberg, München 1985
ISBN 3-541-11151-8

Die Theoretischen Grundlagen der chinesischen Medizin

Erneut durchgesehene 3. Auflage

von Prof. Dr. Manfred Porkert

Professor für Sinologie einschließlich der Theoretischen Grundlagen der chinesischen Medizin
an der Universität München

ACTA MEDICINAE SINENSIS

CHINESE MEDICINE PUBLICATIONS BASEL · SWITZERLAND

Verlegt von ACTA MEDICINAE SINENSIS, Chinese Medicine Publications, Basel, Switzerland

Auslieferung: ACTA MEDICINAE SINENSIS, Betriebsstätte Deutschland
Schäfflerstraße 6, 8901 Dinkelscherben, Germany
Telefon (08292) 1024

ISBN 3-85597-006-8
Umschlagentwurf: CMC
Druck und Bindearbeiten: Ernst Kieser GmbH, 8902 Neusäß

INHALTSVERZEICHNIS

VORWORT
zur 3. Auflage

Die Ausführungen im Vorwort zur 2. Auflage sind unverändert gültig. Seither hat sich nach einem weiteren Jahrzehnt das Werk nicht nur als Klassiker etabliert, viele der in ihm offen gebliebenen Fragen wurden inzwischen in spezialisierten praktischen Handbüchern beantwortet.

So konnten sich Änderungen auf wenige Korrekturen von Druckfehlern beschränken, und auf eine Anpassung der Foramina-Namen an den neuesten Stand der Disziplin.

Auch zu dieser Auflage sind mir verbessernde Hinweise der Benutzer willkommen.

Am Stein, 26. März 1991 — Manfred Porkert

VORWORT
zur 2. deutschsprachigen Auflage

Das vorliegende Werk ist das Ergebnis von Grundlagenforschung in den Jahren 1959 bis 1969. Das Ziel war damals, unter Einsatz sinologischer Philologie und vergleichender Erkenntnistheorie eine möglichst umfassende Rekonstruktion des rationalen Gesamtgefüges der traditionellen chinesischen Medizin zu geben. Durch diese Rekonstruktion sollte allen Forschern auch ohne Chinesischkenntnisse ein authentisches und zusammenhängendes Verständnis der wichtigsten Postulate der induktiv-synthetischen chinesischen Medizin eröffnet werden.

Die Beachtung, die das Buch weltweit im vergangenen Jahrzehnt gefunden hat, zeigt nicht nur, daß ein Bedürfnis für die angebotene Information bestanden hat und weiterbesteht, sondern daß auch im Detail der eingeschlagene Weg richtig war: Die Kernterminologie des vorliegenden Werks hat in führende Werke zur chinesischen Medizin oder Akupunktur Aufnahme gefunden (über die englischsprachige Fassung in angelsächsischen Ländern, in Frankreich und selbst in China dann, wenn es darum geht, die traditionelle Medizin einem westlichen Publikum verständlich zu machen).

Allerdings bestimmte diese Funktion des Buches als eines theoretischen Standardwerkes und Bezugspunktes nun auch das Vorgehen bei der Durchsicht der 2. Auflage.

Selbstverständlich wurden – an 2 Stellen – offensichtliche Irrtümer richtiggestellt. Auch fand eine nochmalige vorsichtige Anpassung einiger normativer *termini* an jene Wortwahl statt, die ich im Gefolge klinischer Erfahrungen von

1974 an in praktischen Lehrwerken getroffen habe. (So wurden die deutschen Entsprechungen ‚bitter' und ‚scharf' umgekehrt und einige Begriffe der Pulslehre modifiziert. (Vgl. mein *Lehrbuch der chinesischen Diagnostik*, Heidelberg 1976, S. 186.)

Und natürlich wurden entdeckte Druckfehler berichtigt.

Hingegen unterblieben weitergehende Eingriffe oder Erweiterungen. Vor solchen hielt mich vorerst nicht nur meine unvermindert große Arbeitslast als Folge neuer Buchprojekte ab, sondern vor allem der Umstand, daß sich die Aussage des Buches heute zwar quantitativ verbreitern und stellenweise stilistisch glätten, nicht aber schon qualitativ und substantiell verbessern ließe.

Unverändert blieb auch das für die chinesischen Worte gebrauchte Transkriptionssystem (: Wade-Giles), obzwar ich selbst und die von mir redigierten ACTA MEDICINAE SINENSIS seit 1978 das *Pinyin*-System anwenden. Aber die alte, mehr als 100 Jahre weitestverbreitete und verbindliche Transkription ist ja nicht an sich „falsch", sondern sie wird nur allmählich von einer neuen, durch politische Konjunktur begünstigten, den Zeitgenossen „zeitgemäßer" erscheinende Konvention abgelöst. Der Wechsel der Transkription hätte für sich allein schon so beträchtliche neue Satzkosten verursacht, daß die 2. Auflage, statt verbilligt, hätte verteuert werden müssen.

Im übrigen messe ich der bloßen Transkription chinesischer Worte ohnehin nur eine orientierende Bedeutung bei. Eine von Okzidentalen praktizierte Wissenschaft kann einer normativen westlichen – und das heißt zuvorderst lateinischen – Begrifflichkeit nicht entraten.

Im Hinblick auf die vorgenommenen Korrekturen bin ich vielen Lesern und nicht zuletzt meinen Mitarbeitern und Schülern zu Dank verpflichtet. Ausdrücklich erwähnen muß ich die überlegte Kritik von Mrs. Marjorie Topley, Ph. D., Hongkong, und die ausführlichen Erratalisten von Frau Dr. Brigitte Kuschl, München.

Kein Zweifel, daß das Werk auch in Zukunft durch kritische Hinweise der Leser und Benutzer noch gewinnen kann.

Am Stein, 16. Juni 1982 Manfred Porkert

EINFÜHRUNG

Die chinesische Medizin definiert, wie alle eigenständig chinesische Wissenschaft, Daten nach dem induktivsynthetischen[1] Erkenntnismodus. Die Induktivität entspricht einer logischen Verbindung zwischen zwei *gleichzeitig an verschiedenen Raumorten* gegebenen Wirkpositionen (wie umgekehrt die Kausalität einer logischen Verbindung zwischen zwei am *gleichen Raumort zu verschiedenen Zeiten* gegebenen Wirkpositionen entspricht). Mit anderen Worten, Wirkungen an verschiedenen räumlich getrennten, gleichzeitigen Positionen (Objekten), die sich gegenseitig bedingen, sind induktive Wirkungen.

In den europäischen Wissenschaften hat der Induktivnexus vor der Entfaltung von Elektrodynamik und Atomphysik, die auf ihm allein fußen, nur in Protowissenschaften wie etwa der Astrologie eine untergeordnete Rolle gespielt. Dieser Umstand, nämlich daß auch der moderne Europäer als Produkt seiner mehr als zweitausendjährigen Geistesgeschichte noch immer gewohnt ist primär kausal (und nur sekundär induktiv) zu räsonieren, hat sich bis heute als größtes Hindernis für die adäquate Würdigung aller chinesischen Wissenschaft und so auch der chinesischen Medizin erwiesen.

Die tastenden Approximationen C. G. Jungs und Needhams bei der Definition des chinesischen Denkens sind uns bekannt[2]. Jung hat den Begriff der ‚Synchronizität' als Erklärungsprinzip eingeführt, Needham nennt das den chinesischen Wissenschaften zu Grunde liegende Denken ‚correlative thinking'. Beide haben damit wichtige *Aspekte* der chinesischen Logik treffend charakterisiert, das Komplement der Kausalität, eben die Induktivität aber nur einseitig umschrieben.

Das Ziel jeder Wissenschaft – und das wichtigste Kriterium für die Wissenschaftlichkeit einer Aussage – ist die (möglichst) *eindeutige Definition* von Wirkpositionen. Keine Wirkposition kann allerdings aus sich selbst definiert werden, sondern stets nur unter vergleichendem Bezug auf eine andere Position. Allgemeinverbindliche Definitionen sind möglich durch expliziten Bezug jeder Aussage auf eine durch Übereinkunft festgesetzte Norm, durch Bezug auf *Normkonventionen*. Und zwar erfordern quantitative Aussagen, also allgemein-

[1] Wir haben uns in einer noch unveröffentlichten Studie eingehend mit der Komplementarität von induktivsynthetischem und kausalanalytischem Erkenntnismodus beschäftigt, aus der wir, mehr oder weniger apodiktisch, einige der wichtigsten Ergebnisse hier kurz rekapitulieren. Im übrigen haben wir die Bezeichnung ‚induktiv' antonym zu ‚kausal' zur Kennzeichnung des Nexusaxioms der chinesischen Wissenschaften bereits 1963 in der deutschen Einführung zu Granet's *Chinesischem Denken* gebraucht.

[2] C. G. Jung, *Synchronizität als ein Prinzip akausaler Zusammenhänge* in *Naturerklärung und Psyche*, Zürich 1952. Joseph Needham, *Science and Civilisation in China*, Vol. II, pp. 216 ff.

gültige Messungen, die Grundlage einer *Maß*konvention, qualitative Aussagen, also allgemeingültige Wertungen die Grundlage einer *Wert*konvention.

Die moderne westliche Wissenschaft, die heute neben kausalanalytisch verknüpften auch induktivsynthetisch verbundene Erkenntnisdaten umfaßt, verfügt im cgs-System und seinen Ableitungen über hochdifferenzierte Maßkonventionen, in den Unterscheidungen von positiv:negativ, rechtsdrehend:linksdrehend ... über elementare Wertkonventionen.

Aus der systematischen Verknüpfung von Daten, die „entsprechend" den Wertkonventionen qualitativ definiert wurden, (= aus induktiven, richtiger, induktiv verknüpften Daten) entsteht ein Entsprechungssystem. Oder, anders betrachtet, jedes Entsprechungssystem – so auch das hier eingehender zu untersuchende Entsprechungssystem der chinesischen Medizin – ist die differenzierte Auffächerung elementarer *Wert*konventionen. Die aller chinesischen Wissenschaft gemeinsamen elementarsten Wertkonventionen sind das Polpaar Yin : Yang und der Zyklus der Fünf Wandlungsphasen (*wu-hsing*). Bei ihnen muß konsequenterweise unsere Untersuchung ihren Ausgang nehmen (Kapitel 1). –

Die in den elementaren Wertkonventionen fixierten Grundqualitäten lassen sich zwar durch Kombinationen miteinander und untereinander beliebig und praktisch endlos abstufen.

Also: 1. Wandlungsphase der 1. Wandlungsphase, 2. Wandlungsphase der 1. Wandlungsphase, 3. Wandlungsphase der 1. Wandlungsphase ... oder: Yin der 1. Wandlungsphase, Yang der 1. Wandlungsphase, Yin der 2. Wandlungsphase, Yang der 2. Wandlungsphase ...

oder: Yin im Yin, Yang im Yin, Yin im Yin des Yin usw. ...

Dabei erhält man eine subtil und präzis variierbare, aber zugleich gleichförmige und theoretisch abstrakte Wertskala. Eine rein theoretische Wissenschaft mag mit solchen absoluten Normkonventionen arbeiten; die Bedürfnisse angewandter Wissenschaft – und angewandte Wissenschaft ist die chinesische Medizin ganz überwiegend – bedingen jedoch, daß in allen Definitionen implizit auch eine Aussage nach dem komplementären Definitionsmodus enthalten ist. Genauer gesagt, technische Messungen, Ausdruck und Bedingung exakter kausalanalytischer Definitionen, werden unter Verwendung von *abgeleiteten Maßkonventionen* formuliert, die primär und explizit eine quantitative Aussage, zugleich aber sekundär und implizit auch einen Hinweis auf die Qualität des gemessenen Substrats geben sollen.

Die technischen Temperaturskalen nach Celsius, Réaumur, Fahrenheit oder Kelvin sind ein gutes Beispiel hierzu. Aus einer expliziten quantitativen Aussage über das relative Energieniveau implizieren die technischen Messungen nach C oder R in der Regel unmittelbar sinnlich wahrnehmbare oder assoziativ vorstellbare („physiologische") Qualitäten, die Messungen nach K hingegen weisen auf Temperaturen, die jenseits des sinnlichen Unterscheidungsvermögens (und mithin der unmittelbaren physiologischen Relevanz) liegen.

Technische Wertungen, Ausdruck und Bedingung exakter induktivsynthetischer Definitionen, werden mit Hilfe *abgeleiteter Wertkonventionen* formuliert.

Diese abgeleiteten technischen Wertkonventionen implizieren über die bereits in den elementaren Wertkonventionen explizit fixierten Qualitäten hinaus eine (quantitative) Wirk*dimension*.

Yin und Yang wie auch jede einzelne Wandlungsphase ist an keinen bestimmten Erkenntnisbereich, an keine Wirkdimension gebunden, also völlig „maßfrei". Anders technische Wertkonventionen wie ‚Umlaufphase' (*yün*, *circuitus*) – ein Ausdruck, der auf eine einer Wandlungsphase entsprechende Wirkung von kosmischer Dimension, *mo* (‚Sinarterie'), ein Begriff, der auf eine ebensolche Wirkung in mikrokosmischer Dimension hinweist.

Das Entsprechungssystem der chinesischen Medizin besteht überwiegend aus solchen soeben näher charakterisierten *technischen Wertkonventionen*. So betrachten wir im 2. Kapitel, das der sogenannten Phasenenergetik (*yün-ch'i*) gewidmet ist, zunächst die Wertkonventionen makrokosmischer Dimension, die eine qualitative Definition meteorologischer, klimatischer und immunologischer Wirkungen ermöglichen sollen. Sodann wenden wir uns den allgemeinen Wertkonventionen mikrokosmischer Dimension zu, nämlich den in der Lehre von den „Erscheinungen der Funktionsbereiche" (*tsang-hsiang*, *Orbisikonographie*) zusammengefaßten qualitativen Aussagen über die Wirkbeziehungen im Körperinnern (Kapitel 3) und schließlich den in der Lehre von den Leitbahnen (*ching-luo*, *sinarteriae*) und Reizpunkten (*shu-hsüeh*, *foramina inductoria*) dargestellten Erkenntnissen über die Wirkbeziehungen an der Körperoberfläche (Kapitel 4).

Damit ist Gegenstand und äußerer Rahmen der vorliegenden Arbeit umschrieben. Zur Methodik der Untersuchung und zur inneren Gestaltung der Abschnitte ist folgendes vorauszuschicken: Als Grundlage und Ausgangspunkt der Darstellung dienen uns in der Regel die einschlägigen Passus im Innern Klassiker des Gelben Fürsten (*Huang-ti Nei-ching Su-wen* und *Ling-shu*); sie enthalten die erste systematische Beschreibung des bis heute in der chinesischen Medizin gültigen technischen Entsprechungssystems. Das sich aus diesen Quellen ergebende Bild ergänzen wir, soweit erforderlich, durch Quellenzitate aus Werken aller späteren Epochen bis in die Gegenwart – über die im einzelnen Apparat und Bibliographie Aufschluß geben.

Wir nähern uns diesen Quellen zunächst philologisch, und zwar mehr etymologisch als historisch untersuchend. Denn beim Stand der historischen Textkritik der chinesischen Medizinliteratur sind Angaben über die Entstehungszeit eines Textes oder gar einer bestimmten Theorie vor der Sung-Zeit, von seltenen Ausnahmen abgesehen, nur mit der Unsicherheit von $\pm$ einem Jahrhundert zu machen. Überdies darf man ohne weiteres unterstellen, daß der *textus receptus* aller wichtigen Medizinklassiker (das *Huang-ti Nei-ching* selbstverständlich inbegriffen) Interpolationen, Auslassungen und Verballhornungen aufweist, die bisher von keinem chinesischen Kommentator geklärt oder auch nur in Betracht gezogen worden sind[3].

[3] Vgl. unsere Ausführungen z. B. in *Die energetische Terminologie in den chinesischen Medizinklassikern* S. 191.

Wenn man bedenkt, daß die Tradition der wichtigsten Medizintexte (das *Huang-ti Nei-ching* wiederum inbegriffen) zehn Generationen hindurch, nämlich vom Ende der Han-Zeit bis in die Sui-Zeit in völliges Dunkel gehüllt ist und sodann bis in die Sung-Zeit noch lückenhaft bleibt, so wird man Diskussionen über die historische Priorität einer bestimmten Textvariante immer in die zweite Linie verweisen. Stattdessen geht es uns primär darum, ein zusammenhängendes und logisch sinnvolles Bild, eine phänomenologische Darstellung des der gesamten chinesischen Medizin zu Grunde liegenden Entsprechungssystems, eine klare Vorstellung der technischen Wertkonventionen zu gewinnen. Das ist möglich, denn die Tradition der Medizintexte war während vieler Jahrhunderte zwar dunkel, niemals aber schmal und in ihrem Kern gefährdet gewesen. Im Gegenteil, wenn man bedenkt, daß bedeutende Werke wie das *Mo-ching* und das *Chen-chiu chia-i ching* wahrscheinlich im 4. Jahrhundert und ein so umfangreiches Kompendium der Pathologie wie das *Chu-ping yüan-hou-lun* im Jahre 610 verfaßt wurden, so muß man auf eine damals intensive und verbreitete Beschäftigung mit der Heilkunde und damit auf eine weite Verbreitung und sichere Kenntnis der in den ersten Klassikern entwickelten Lehren und Axiome schließen. Deshalb dürfen, ja müssen wir dort, wo der *textus receptus* eines Klassikers schweigt, unklar oder widersprechend ist, unter Berücksichtigung der philologischen Konventionen einen anderen, möglicherweise Jahrhunderte späteren Text der gleichen Lehrtradition zur Abrundung und Klärung der Aussage heranziehen.

Für eine phänomenologische Darstellung der Materie spricht außer der persönlichen Disposition des Autors ein Moment, das ungleich schwerer wiegt als diese: Im Unterschied zu anderen Teilen der chinesischen Wissenschaftstradition ist die chinesische Medizin heute nicht historisches Petrefakt, sondern lebendige Wissenschaft. So schwer man dem interessierten Bemühen einer Anzahl westlicher Modeärzte um einen Seitenzweig der chinesischen Medizin, die Akupunktur, heute schon den Charakter der Wissenschaftlichkeit zuerkennen kann, so wenig ist einzusehen, daß eine therapeutische Wissenschaft, die sich durch mehr als 2000 Jahre bewährt hat und die inzwischen wieder für alle Chinesen – und damit für ein Viertel der Menschheit – zur alltäglichen geworden ist, auch künftighin ausschließlich dem chinesischen Kulturkreis vorbehalten bleiben soll. Anders gesagt, auch nichtchinesische Mediziner sollen die Möglichkeit erhalten, sich mit den Prämissen und Ergebnissen der chinesischen Heilkunde vertraut zu machen. Im Hinblick auf dieses Ziel erschien uns außer der sachgerechten Darstellung der chinesischen Lehren die Verwendung – was hier überwiegend gleichbedeutend ist mit der Entwicklung – einer präzisen europäischen Terminologie für die *termini technici* der chinesischen Medizin als Notwendigkeit. Diese europäische Terminologie wurde nach Regeln erstellt, die zur Orientierung des Benutzers der vorliegenden Arbeit näher erläutert seien.

Bei der Übertragung der Glieder eines Textes von einer Sprache in eine andere sind im Prinzip drei Verfahren möglich und – je nach den Umständen – als adäquat oder gar optimal zu bezeichnen, nämlich

1. die literarische
2. die sinngemäße
3. die normative Übersetzung.

Die *literarische* Übersetzung berücksichtigt bei der Wahl eines sprachlichen Äquivalents neben, oft sogar vor den logisch-semantischen die ästhetischen (also klanglichen und rhythmischen) Momente.

Die *sinngemäße* Übersetzung strebt die logisch optimale Übertragung des Gesamtsinns einer Redewendung oder eines Satzes, gleichzeitig die Klarheit und leichte Verständlichkeit der verwendeten Entsprechungen an. Deshalb wird sie nach Bedarf ein und dasselbe fremde Wort in verschiedenem Kontext mit verschiedenen Ausdrücken der Übertragungssprache wiedergeben – und umgekehrt.

Die *normative* Übersetzung verwendet für die Übertragung eines bestimmten Wortes der Fremdsprache *unter allen Umständen* stets das gleiche (oder stets die wenigen gleichen) Wort(e) der Übertragungssprache, das zwar u. U. die feinsten logischen Nuancen des Texts nicht wiederzugeben vermag, jedoch ausschließlich nach rationalen (semantischen, etymologischen, grammatikalischen) Gesichtspunkten ausgewählt wurde.

Es bedarf keiner näheren Begründung, daß in aller Regel bei der Übertragung technischer Begriffe und Texte nur die beiden letztgenannten Modi, sinngemäße und normative Übersetzung, Bedeutung erlangen. Zu klären bleibt nur, wie *wir* die Wahl zwischen diesen Modi treffen. Diese Frage wird weitgehend beantwortet, indem wir den Begriff des „*terminus technicus*" näher definieren. Wir unterscheiden zunächst und grundsätzlich zwischen *termini technici* im engen Sinn – Abkürzung *tt* – und Fachwörtern im weiten Sinn. Ein *terminus technicus* im engen Sinn ist – unter Berücksichtigung der Natur unserer Quellen – ein technischer Ausdruck, der in präzis und scharf definierter oder zumindest definierbarer Bedeutung von allen maßgebenden Autoren wenn nicht zu allen Zeiten, so zumindest Jahrhunderte hindurch gebraucht wird. Fachwörter im weiten Sinn sind Ausdrücke, die entweder zwar in präziser Bedeutung, aber nur von einem einzigen Autor oder gar nur an einer bestimmten Stelle eines Texts gebraucht werden, oder solche, die zwar zu allen Zeiten und von vielen Autoren, jedoch mit wechselnden Bedeutung gebraucht werden.

Für alle *tt*, Fachwörter im engen Sinn, haben wir ausnahmslos normative lateinische Äquivalente und für die meisten auch normative deutsche Übersetzungen erarbeitet und angewendet – wobei wir mit dem Beiwort ‚normativ' nicht nur ausdrücken wollen, daß wir uns konsequent an die aufgestellten „normierten" Übersetzungen halten, sondern daß diese auch als Grundstock einer normativen westlichen Nomenklatur für das *Gesamt*gebiet der traditionellen chinesischen Medizin dienen können.

Im Hinblick auf dieses Ziel wurden die Bedeutungen der chinesischen *tt* in *allen* Zweigen der chinesischen Medizin systematisch untersucht und ihre lateinischen (und anderssprachigen) Äquivalente durchwegs mehrere Jahre hindurch bei der Interpretation erprobt – und mitunter mehrmals Korrekturen unterworfen. Unsere normative Terminologie unterscheidet sich daher in dreierlei Weise von allen bisherigen Versuchen normativer Wortlisten: 1. sie berücksichtigt den spezifischen (nämlich induktivsynthetischen) Erkenntnismodus, welcher den technischen Traktaten und der darin angewandten chinesischen Terminologie zu Grunde liegt; 2. sie setzt jedem chinesischen *tt* in aller Regel[4] ein *einziges* lateinisches Äquivalent gegenüber, das 3. in *allen* Zweigen der chinesischen Medizin, also in der Sinarteriologie ebenso wie in der Pathologie, in der Phasenenergetik ebenso wie in der inneren Medizin, in der Diagnostik ebenso wie in der Orbisikonographie, in der gymnastischen Therapie ebenso wie in der Pharmakologie . . . ohne logische Gewaltsamkeiten beibehalten werden kann.

Wurde, wie zumeist, für einen bestimmten chinesischen *tt* außer dem lateinischen normativen Äquivalent auch ein deutsches festgelegt, so ist dieses letztere semantisch grundsätzlich auf den chinesischen, nicht den lateinischen Terminus zentriert. Mit Absicht weichen lateinisches und deutsches Äquivalent in ihren Bedeutungsnuancen öfters leicht, selten beträchtlich voneinander ab. Auf diese Weise können mehrere wichtige Schattierungen des chinesischen Begriffs, die in keiner einzelnen lateinischen oder deutschen Entsprechung unterzubringen sind, in der normativen Terminologie dargestellt werden. In einigen, nicht sehr zahlreichen Fällen, haben wir überhaupt auf die Einführung deutscher normativer Äquivalente verzichtet, entweder, weil der lateinische Terminus (z. B. ‚Orbis'), nachdem er erläutert wurde, auch ohne deutsches Äquivalent eine hinreichend anschauliche Vorstellung evoziert; oder wenn die lateinische Normativübersetzung im Gegenteil (z. B. ‚*perfectio*') so wenig über die Assoziationen des chinesischen Begriffs aussagt, daß nur eine deutsche sinngemäße Übersetzung oder gar Umschreibung diese genügend vermitteln kann. Bei einer sehr kleinen Gruppe von technischen Schlüsselwörtern, die schon Gegenstand früherer Veröffentlichungen waren[5], haben wir uns jeder Übersetzung enthalten und uns je nach Kontext mit normativen oder sinngemäßen Definitionen und Umschreibungen begnügt.

Vermerken wir schließlich, daß die vorliegende Arbeit ausschließlich auf chinesischen Quellen oder auf eigenen Vorarbeiten, die sich ihrerseits auf chinesische Quellen abstützen, fußt. Europäische Sekundärliteratur, auch wenn wir sie in bibliographischen Hinweisen erwähnen, hat sich nicht in irgendwelchen eigenen Ausführungen niedergeschlagen. Die chinesische Sekundärliteratur wurde hingegen, bei den einzelnen Kapiteln in unterschiedlichem, aus dem Apparat oder der Kapiteleinleitung deutlich ersichtlichem Maße, zur ersten Orientierung und ausnahmsweise auch zur Interpretation der Quellen herangezogen. In besonderer Weise gilt dies für das 4. Kapitel: Sinarteriologie, bei

[4] Die Ausnahmen von dieser Regel lassen sich an den Fingern einer Hand abzählen und sind entsprechend gekennzeichnet. Selbstverständlich zählen in den europäischen flektierenden Sprachen alle von der gleichen Wurzel gebildeten Formen (z. B. *algor – algidus*, Kalt – Kälte . . .) jeweils als ein einziges Äquivalent.

[5] Siehe die Bibliographie und insbesondere den Artikel *Die energetische Terminologie in den chinesischen Medizinklassikern*.

dem angesichts der gewaltigen Fülle von Ergebnissen und Arbeiten auf dem Gebiet der Akupunktur[6] eine stärkere Berücksichtigung der Sekundärliteratur den Überblick erleichtert hat, ohne daß dadurch der klassische Kern der Theorien an irgendeiner Stelle verdeckt wurde.

[6] Gleiches gilt zwar auch für die Pharmakologie, die jedoch auch mittelbar nicht Gegenstand der vorliegenden Ausführungen ist.

1. KAPITEL

DIE ELEMENTAREN WERTKONVENTIONEN

A. YIN [1] UND YANG [2]

1. *Allgemeine und philologische Vorbemerkungen*

Yin und Yang sind die primären Begriffe für eine Grundprämisse des chinesischen Denkens: sie vermitteln die Vorstellung von der Polarität aller Wirkungen. Eine Polarisierung der Wirklichkeit *avant la lettre* war bereits zur Shang-Zeit, also im 2. Jahrtausend vor der Zeitwende zumindest von der Priesterkaste bewußt vollzogen worden, denn, wie Hentze[1] mit Recht hervorhebt, ist auf zahlreichen Kultbronzen jener Epoche, am deutlichsten auf den *kuang*-Gefäßen, durch Motiv und Position des Dekors die Epiphanie polarer Kräfte dargestellt.

Als ältestes literarisches Zeugnis für die Worte *yin* und *yang* gelten einige Lieder des *Shih-ching*[2]; als erster *locus classicus* für die philosophisch-spekulative Verwendung des Begriffspaars wird die Stelle *i yin i yang chih wei tao* im Anhang des *I-ching*[3] (etwa 3. Jahrhundert vor der Zeitwende) zitiert. Im *Li-chi* endlich (von dem man annimmt, daß es zu Beginn oder im Verlauf der 1. Han-Zeit kompiliert wurde) ist die Verwendung der zu einem technischen Binomen zusammengefaßten Worte Yinyang bereits häufig[4]. Granet hat die ursprüngliche Bedeutung wie auch die Assoziationen, die sich in den konfuzianischen Klassikern mit dem Begriffspaar verbinden, untersucht und eingehend erläutert[5]: *Yin* und *yang* bezeichnen ursprünglich die beschattete und die besonnte Seite eines Berges, mithin topographische *Aspekte*, durch Begriffsausweitung sodann auch das Nordufer und das Südufer eines Flusses, die dunkle und die sonnenreiche Jahreszeit usf. Infolge der beständigen Osmose zwischen Naturereignissen und sozialem Leben in der bäuerlichen Gesellschaft des alten China hatten die Worte *yin* und *yang* aber auch eine universelle Bedeutung als Bezeichnungen der *komplementären Aspekte* sozialer Gruppen, inbegriffen die Komplementarität der Geschlechter. Dieser Wortsinn schwingt mehr oder

[1] Hentze, *Das Haus als Weltort der Seele* SS. 50 ff., 66 f. et al.

[2] Vgl. Granet, *Fêtes et chansons anciennes de la Chine*, Lieder XIV,2, XXI,1 und andere.

[3] *Hsi-tz'u*, shang 7, p. 148.

[4] Man vergleiche insbesondere die Kap. 6 (*Yüeh-ling*), 9 (*Li-yün*), 11 (*Chiao-t'êh-sheng*), 19 (*Yüeh-chi*) und 26 (*Chi-t'ung*).

[5] In *Fêtes et chansons anciennes de la Chine*, pp. 244 f. et al. und vor allem in dem einschlägigen Kapitel seines *Chinesischen Denkens*, S. 86 ff. der deutschen Ausg.

[1] 陰 [2] 陽

minder stark immer mit, wenn die Termini *yin* und *yang* seit der *Chan-kuo*-Zeit in zunehmendem Maße in technischem oder spekulativem Kontext verwendet werden. So hatte Granet im Verlauf einer soziologischen Argumentation bereits klar formuliert: „*Yin* und *yang* dürfen weder als rein logische Gegebenheiten noch einfach als kosmogonische Prinzipien definiert werden. Sie stellen weder Substanzen, noch Kräfte noch Arten dar. Im Bewußtsein der Gemeinschaft sind sie unterschiedslos all dieses, und kein Fachmann würde sie jemals nur unter einem dieser Aspekte bei Ausschluß aller übrigen betrachten."[6] Was Granet hier in vielleicht definitiv gültiger Weise umreißt, ist die emblematische[7] Bedeutung, die den Worten *yin* und *yang* beim Ritual und in der Alltagssprache beigelegt wurde. Den von der Naturwissenschaft kommenden Needham hingegen interessiert vorwiegend die philosophische und technische Bedeutung des Wortpaares Yinyang[8]. Deshalb und nach allem, was Granet zwei Jahrzehnte früher sehr ausführlich dargelegt hatte, muß es überraschen, daß dieser Autor, der neben den erwähnten Klassikerstellen noch eine Reihe anderer Quellen zitiert, sowohl im Titel des dem Yin und Yang gewidmeten Abschnitts als auch im Text schlicht von den „zwei Grundkräften"[9] spricht, eine in der Mehrzahl der philosophischen wie selbst der technischen Texte unzulässige Einengung des Bedeutungsumfangs der Begriffe Yin und Yang.

Die Begriffe *yin* und *yang*, die für das gesamte chinesische Denken von grundlegender Bedeutung sind, werden nicht nur in den erwähnten, sondern in allen einschlägigen europäischen Abhandlungen über chinesische Philosophie behandelt. Ihr allgemeinster Sinn kann daher auch ohne das vorangestellte Resumé als bekannt vorausgesetzt werden. Zu einer unter allen Umständen schlüssigen und zugleich nuancierten Interpretation medizinischer Texte ist indes eine tiefer begründete Kenntnis des technischen Bedeutungsumfangs unerläßlich, auf dessen Präzisierung wir uns im folgenden beschränken können. In dieser Absicht betrachten wir vorab 1. die allgemeinen syntaktischen Inflexionen der Begriffe *yin* und *yang*, analysieren sodann 2. ihre mannigfaltigen Bedeutungsfacetten und befassen uns schließlich 3. mit ihren technischen Inflexionen.

Für eine solche Untersuchung bietet der Innere Klassiker des Gelben Fürsten (*Huang-ti Nei-ching*) eine breite Grundlage. Mehrere Kapitel dieses Textes sind überwiegend der systematischen Darstellung der nach Yin und Yang rubrizierten Entsprechungen gewidmet; und zwar sind dies im heutigen *textus receptus* des *Huang-ti Nei-ching Su-wen* [1] die Abschnitte 3 (*Shen-ch'i t'ung-t'ien lun* [2]), 4

[6] Granet, *Chinesisches Denken*, deutsche Ausg. S. 108. – Zuvor hatte er auch den Bedeutungsumfang des klassischen Passus im *Hsi-tz'u* (s. Anm. 3 oben) abzustekken versucht.

[7] Vgl. Granet, *Chines. Denken*, Register sowie Porkert, *Farbemblematik in China*, S. 154, zur Bedeutung des Begriffs ‚Emblem'.

[8] *Science and Civilisation in China*, Vol. 2, pp. 273 ff.

[9] Two fundamental forces.

[1] 黄帝内經素問 [2] 生氣通天論

(*Chin-kuei chen-yen lun* [1]), 5 (*Yin-yang ying-hsiang ta-lun* [2]), 6 (*Yin-yang li-ho lun* [3]), 7 (*Yin-yang pieh-lun* [4]), 67 (*Wu-yün-hsing ta-lun* [5]), 68 (*Liu-wei-chih ta-lun* [6]), 74 (*Chih-chen-yao ta-lun* [7]) und im *Huang-ti Nei-ching Ling-shu* [8] die Abschnitte 41 (*Yin-yang hsi jih-yüeh* [9]) und 72 (*T'ung-t'ien* [10]). Zur Gewinnung eines systematischen Überblicks ist unter diesen Abschnitten zweifellos das 5. Kapitel des *Su-wen* mit dem vielsagenden Titel ,,Große Abhandlung über die dem Yin und Yang entsprechenden Erscheinungen" das weitaus wichtigste. Gelegentlich werden wir aber neben dem *Nei-ching* auch andere chinesische Quellen zu zitieren haben.

2. *Syntaktische Inflexion der Begriffe Yin und Yang.*

Für die Begriffe *yin* und *yang* lassen sich nach ihrer syntaktischen Funktion in den chinesischen Texten drei syntaktische und damit auch semantische Nuancen abgrenzen.

1. Weitaus am häufigsten fungieren die Worte *yin* und *yang* als qualifizierende Epitheta, treten also – u. U. ein jedes für sich – in Verbindung mit einem durch sie näher bestimmten Terminus auf.

Beispiele: yang-ch'i [11], yang-yün [12], yang-ping [13], yang-hsing [14], yin-ch'i [15] etc. . . .

Man kann dies die ,,adjektivische" Funktion und Bedeutung der Worte *yin* und *yang* nennen.

2. Viel seltener ist die Verwendung der Worte *yin* und *yang* als (scheinbar) selbständige syntaktische Elemente. Wenngleich man äußerlich betrachtet hier von einer ,,substantivischen" Funktion sprechen könnte, entspricht es der chinesischen Auffassung (zumindest bis ins 19. Jahrhundert), daß hier *yin* und *yang* prägnant verwendet werden – und implizit stets durch einen determinierten Ausdruck – in der Regel *ch'i* – zu ergänzen sind.

Bei der Übersetzung von Ausdrücken wie *chih-yin* [16], *pu-yang* [17], *hsieh-yang* [18], *pu-yin* [19], aber auch *yin-hsü* [20], *yin-shih* [21] sollte man dies berücksichtigen.

In keinem chinesischen Kontext können die so verwendeten Worte *yin* und *yang* als Ausdruck abstrakter Prinzipien (,,das Yin schlechthin") gedeutet oder interpretiert werden[10], wie auch die folgende 3. Nuance zeigt.

[10] Woran ja auch Granet, *Chinesisches Denken*, deutsche Ausg. S. 108 et al. erinnert hat.

[1] 金匱真言論 [2] 陰陽應象大論 [3] 陰陽離合論
[4] 陰陽別論 [5] 五運行大論 [6] 六微旨大論
[7] 至真要大論 [8] 黃帝內經靈樞 [9] 陰陽繫日月
[10] 通天 [11] 陽氣 [12] 陽運 [13] 陽病
[14] 陽性 [15] 陰氣 [16] 治陰 [17] 補陽
[18] 泄陽 [19] 補陰 [20] 陰虛 [21] 陰實

3. Nicht so selten ist die Vereinigung der Worte *yin* und *yang* zu einem Antonymkompositum, das in der Regel als eigenständiges syntaktisches Element auftritt[11], in einigen wenigen Ausdrücken jedoch auch einem nachfolgenden Glied untergeordnet wird[12].

Dieses eigenständige Binomen Yinyang vertritt im Vokabular der traditionellen chinesischen Wissenschaften und der chinesischen Philosophie moderne Begriffe wie ‚Polarität', ‚polare' bzw. ‚polarisierte Energie', ‚Kräfteverteilung', ‚Kräftegleichgewicht', ‚Kräftekonstellation' . . . (In solcher Bedeutung gebraucht transkribieren wir das chinesische Binomen als ein Wort: Yinyang.)

Obwohl das Binomen Yinyang niemals zu einem aller konkreten Assoziationen entkleideten abstrakten Begriff geworden ist, hat es doch zu allen Zeiten eine Sonderstellung im Vergleich zu ähnlichen Wortbildungen wie *t'ien-ti* („Himmel und Erde – Kosmos"), *jih-yüeh* („Sonne und Mond – Lichter"), *nan-nü* („Männliches und Weibliches – Menschen, Angehörige") . . .; denn im Gegensatz zu letzteren findet sich für die Begriffsverbindung Yinyang in der chinesischen Literatur keinerlei allgemein gebräuchliches Metonym.

Die Bezeichnungen *liang-li* [1] oder *liang-shih* [2] (oder auch *erh-li, erh-shih* [3]), die Needhams Interpretation („forces") explizit stützen würden, kommen weder in der allgemeinen noch in der technischen Literatur überhaupt vor; auch typisch chinesische Wendungen wie [4] werden, wie eine Analyse der im *P'ei-wen yün-fu* zitierten Passus zu diesen Ausdrücken zeigt, niemals metonymisch für Yinyang gebraucht. So verbleibt noch der Ausdruck *liang-i* [5] (Variante: *erh-i* [6]), wörtlich übersetzt: „die beiden Instrumente". Halten wir zunächst fest, das *liang-i* auf Grund alter Tradition sowohl in den konfuzianischen als auch überwiegend in den taoistischen Texten als Metonym für *t'ien-ti* („Himmel und Erde") gilt[13]. Die *loci classici* finden sich in Resten kosmogonischer Spekulation der *Chan-kuo*-Zeit. Verhältnismäßig eindeutig ist der Passus im *Lü-shih ch'un ch'iu* 5/217: „Das Große Eine bringt die beiden Instrumente hervor, die beiden Instrumente bringen das Yinyang hervor."

[11] *Yin-yang pu ts'ê* [7], *pien yin-yang* [8], *pu yin-yang* [9].

[12] *yin-yang-chia* [10], *yin-yang-sheng* [11], *yin-yang-hsüeh* [12].

[13] Insofern müssen wir hier die vor einem Jahrzehnt in den *Untersuchungen einiger philosophisch-wissenschaftlicher Grundbegriffe und Beziehungen im Chinesischen* (ZdMG Band 110, Heft 2, 1961, S. 438) gegebene Deutung der Stelle im *Yün-chi ch'i-ch'ien* 12/3/a: „Gelb ist die rechte Farbe der zwei Instrumente" ergänzen. Wir hatten dort angenommen, daß ‚zwei Instrumente' grundsätzlich als Metonym von Yinyang gebraucht werde, wohingegen eine solche Identifikation zwar in bestimmten taoistischen Texten die Regel, in der konfuzianischen Klassik aber die Ausnahme ist.

[1] 兩力 [2] 兩勢 [3] 二力二勢 [4] 兩正，兩權，兩株，兩極，兩楷，兩角，兩位，兩行，兩器，兩隅，兩表，兩本，兩觀，兩屬 [5] 兩儀 [6] 二儀 [7] 陰陽不測 [8] 辯陰陽 [9] 卜陰陽 [10] 陰陽家 [11] 陰陽生 [12] 陰陽學

Nachdem hier apodiktisch, logisch nicht ganz konsequent Yinyang aus den „beiden Instrumenten" hervorgeht, darf man es mit diesen nicht gleichsetzen. Der Han-Kommentator Kao Yu erklärt denn auch: „Die beiden Instrumente sind Himmel und Erde." Weniger präzis ist der wichtige Passus im *Hsi-tz'u* des *I-ching* 7/156 f., wo es heißt: „In den Wandlungen gibt es den Höchsten Pol, aus diesem gehen die zwei Instrumente hervor; aus den zwei Instrumenten gehen die vier Embleme hervor."[14] Wang Pi kommentiert diesen wichtigen Passus nicht, K'ung Ying-ta, der Verfasser des Cheng-i-Kommentars der T'ang-Zeit verweist auf die (nur approximative) Parallele im Lao-tzu 42: „Das Tao bringt das Eine hervor, das Eine bringt die Zweiheit hervor, die Zweiheit bringt die Dreiheit hervor, die Dreiheit bringt die Zehntausend Wesen hervor. Die Zehntausend Wesen tragen auf ihrem Rücken das Yin und empfangen das Yang." Hierzu führt K'ung Ying-ta aus: „Mit ‚Das Tao bringt das Eine hervor', so ist damit der Höchste Pol (*t'ai-chi* [1]) gemeint"; und er fährt fort: „‚Der Höchste Pol bringt die zwei Instrumente hervor' entspricht im *Lao-tzu* [dem Satz] ‚Das Eine bringt die Zweiheit hervor'." Leider herrscht über diese als Beweis zitierte Stelle des *Lao-tzu* unter den Kommentatoren keineswegs Einhelligkeit (Vgl. *Lao-tzu chiao-shih* S. 112, *Lao-tzu pen-i* S. 36). – Dennoch müssen wir festhalten, daß im Anschluß an die beiden zitierten wichtigen Zeugnisse *liang-i* in aller Regel *nicht* als Metonym für Yinyang verstanden und gebraucht wurde.

3. *Der technische Bedeutungsumfang der Begriffe Yin und Yang.*

a) Yin und Yang sind universelle Bezeichnungen der polaren Aspekte von Wirkungen. In dieser Eigenschaft werden sie heute unübersetzt bzw. als unübersetzbare Begriffe auch außerhalb der Sinologie angewandt, zu Recht, wie wir meinen[15]. Allerdings erfordert die Beibehaltung chinesischer Fachwörter in europäischem, modern-wissenschaftlichem Kontext, daß wir eindeutige rationale Vorstellungen vom präzisen Bedeutungsumfang der chinesischen Begriffe innerhalb ihres ursprünglichen Aussagegefüges besitzen. Unbedingt gar gilt diese Forderung, wenn wir beabsichtigen, Produkte chinesischer Wissenschaft – also etwa medizinisch biologische Lehren – für die Zeitgenossen gültig und verständlich zu interpretieren. Zur Abgrenzung (Definition) des genauen Bedeutungsumfangs der Begriffe Yin und Yang bedarf es selbstverständlich *mehrerer anderer* Begriffe, für deren Wahl es wünschenswert, aber nicht ausschlaggebend ist, daß sie in entsprechenden chinesischen Worten und Textstellen eine Stütze haben. Denn in jedem Fall müssen die heute gegebenen Definitionen, sollen sie ihren Zweck erfüllen, zwischen alten, z. T. archaischen Assoziationen und dem Begriffssystem der modernen Wissenschaft vermitteln.

Deshalb brauchen wir kaum zu unterstreichen, daß die Forderung nach historischer Treue der Definitionen ebenso wie umgekehrt etwa der Vorwurf, sie seien anachronistisch, ins Leere gehen. Ganz selbstverständlich wollen wir die partikularisierenden Detaildefinitionen nirgends und nie einfach an die Stelle des univer-

[14] [2].

[15] Vgl. die bereits zitierten *Untersuchungen* . . . S. 423.

[1] 太極 [2] 易有太極，是生兩儀，兩儀生四象

sellen *tt* gesetzt wissen: Denn über die in einem bestimmten Zusammenhang zu isolierende Hauptbedeutung hinaus hat der unübersetzt verwendete Konventionalterminus eben stets – wenn auch implizit und nebensächlich – alle oder doch die meisten der übrigen analytisch isolierten Bedeutungen – was seine Unübersetzbarkeit und Beibehaltung als *tt* bedingt.

Wir definieren also zunächst pauschal:

Yang = aktiver Aspekt einer Wirkung
Yin = struktiver Aspekt einer Wirkung,

Während das Wort ‚aktiv' zunächst und scheinbar keiner semantischen Erläuterung bedarf, fordert das als Komplement hierzu gebrauchte Wort ‚struktiv' eine solche. Als Ergebnis erkenntnistheoretischer Überlegungen sind wir zur Einsicht gelangt, daß als logisch adäquates Gegenstück der *actio* die *structio* (von Lateinisch *struere*, ‚bauen' – ‚konkret bilden' zu setzen ist. Die *structio* (Ableitungen: Struktion, struieren, struktiv) ist logisch dahingehend definiert, daß bei ihr die *positive Wirkung* an bzw. innerhalb einer bestimmten Wirkposition erfolgt, bei der *actio* (und *re-actio*, die der Reflex einer *actio* ist) hingegen außerhalb der bestimmten Wirkposition stattfindet. Die Struktion erbringt daher an der Wirkposition *unmittelbar positiv* wahrnehmbare Wirkung, Veränderung; die Aktion bzw. Reaktion wird hingegen erst durch die Einschaltung einer sie ‚struierenden" Position (Objekt oder Subjekt) bedingt und mittelbar faßbar. – Dieser Sprachregelung wegen ist auch die in unserem Artikel *Die energetische Terminologie in den chinesischen Medizinklassikern*[16] noch gebrauchte Bezeichnung ‚reaktiv' durch ‚struktiv' zu ersetzen.

Zu diesen Pauschaldefinitionen von Yin und Yang lassen sich nun eine Anzahl von Bedeutungsfacetten unterscheiden, die man deshalb als „elementare Assoziationen" bezeichnen kann, weil sie logisch als integrierender Bestandteil des Bedeutungskomplexes Yin bzw. Yang betrachtet werden konnen und von den chinesischen Wissenschaftlern tatsächlich betrachtet wurden.

b) Elementare Assoziationen zum Yang (zum aktiven Aspekt).

1. Yang bedeutet *Beginnendes* (*Incohatives*), chinesisch [1] *sheng*. Es ist leicht einzusehen, daß der Beginn einer Wirkung und Veränderung allgemein mit einer Aktion identifiziert wird, weshalb der Passus im *Su-wen* 5/46: „Yang bringt hervor (läßt entstehen) . . ." als typisch und stellvertretend für eine Vielzahl gleichsinniger Zitate gelten darf.

2. Yang bedeutet *Auslösendes* (*Induzierendes*), chinesisch [2] *kan*. Daß der Anstoß einer Wirkung, einer Veränderung durch eine Aktion bzw. aktiv gesetzt wird, ist gleichfalls in Europa wie China in der Bedeutung des Wortes Aktion, aktiv implizit. – Beiläufig sei vermerkt, daß der chinesische Terminus *kan* die induktive[17], d. h. zeit- nicht raumabhängige Auslösung bezeichnet.

[16] Vgl. die Bibliographie SS. 185 ff.

[17] Vgl. oben S. 1 der Einführung.

[1] 生　[2] 感

Im *Yüeh-chi* des *Li-chi*[18] wird *kan* (die Auslösung) als das von außen Kommende, Bewegung Bedingende verstanden. *Kan*, ‚Auslösendes' ist nichts anderes als ‚Bewegendes'.

3. Yang bedeutet *Bewegendes (Dynamisierendes, Dynamisches); Bewegtes, Bewegung Mitteilendes; Belebtes,* chines. [1] *tung*, [2] *tsao* und wiederum *sheng* [3].

Auch diese Kette eng verwandter Assoziationen bedarf keiner näheren Erläuterung. Wir begegnen ihnen z. B. im *Su-wen* 7/83: „Das Bewegte (Bewegendes) ist Yang"; im *Su-wen* 5/46: „Das Yang ist bewegt . . ."

4. Yang bedeutet *Verwandelndes* (*Veränderndes*), chinesisch *hua* [4], *pien* [5]. Das erkenntnismäßige Kriterium, auf Grund dessen wir schließen, daß „Aktion" stattfindet oder stattgefunden hat, ist die „wahrnehmbare Veränderung". Die Identifizierung von Aktivem und Verwandelndem ergibt sich daraus. So finden wir im *Su-wen* 5/46 den Halbsatz: „Yang verwandelt die [qualitativ determinierte] konstellierte Energie (*ch'i*)."

Anzumerken ist, daß der in der Regel für diesen Aspekt gebräuchliche Terminus *hua* eine elementare, wesensmäßige Veränderung – Verwandlung bedeutet; während das nur im allgemeineren Sinn hier gebräuchliche Wort *pien* eine äußere, momentane oder scheinbare Veränderung der Gestalt ausdrückt. Ein *locus classicus* für diese Unterscheidung ist *Kuan-tzu* 49/270: „Der Mustergültige (*sheng-jen*) [6] verändert sich entsprechend der Zeit, ohne sich [in seinem Wesen] zu verwandeln."[19] So wird auch der Passus des *Su-wen* 66/583 deutbar, wo es heißt: „Wenn die Wesen entstehen (*sheng* [7], der nämliche Terminus wie unter 1), nennt man das *hua*, Verwandeln, wenn die Wesen zur vollen Ausformung gekommen sind (*chi* [8], wörtlich zum First, zum Gipfel gelangt sind) [und verschiedenes Aussehen annehmen], nennt man das Veränderung."[20] Dabei ist festzuhalten, daß bei den Termini *pien* und *hua*, zumindest im Ansatz und in philosophischem Kontext, die Vorstellung von komplementären Antonymen gegeben ist. Wenn man im soeben zitierten Passus *Su-wen* 66/583 Yinyang als Vater und Mutter von Veränderung und Umgestaltung (*pien-hua*) bezeichnet, so läßt sich hier *pien-hua* gewiß, wie man es in jedem Erzähltext ohne weiteres dürfte, ohne Not als Synonymkompositum verstehen und einfach mit ‚Veränderungen' übersetzen; indes läßt der Parallelismus von *yin/yang* und *pien/hua* erkennen, daß Veränderung (*pien*) und Verwandlung (*hua*) als die beiden abermals polarisierten *Aspekte* einer Aktion verstanden werden können, und zwar *pien* als deren iterativer, aktiver, *hua* als deren perfektiver, struktiver Aspekt.

5. Yang bedeutet sich *Entfaltendes, Ausbreitendes*, chinesisch *chang* [9] (auch *shu* [10]).

Daß sich Aktion von einem postulierten Ursprungspunkt nach allen Rich-

[18] 19. Abschnitt 38/679.

[19] [11] – Needham, *Science and Civilisation*, Vol. 2 p. 74 f. interpretiert diese Stelle genau umgekehrt, was weder philologisch noch logisch haltbar ist.

[20] [12].

[1] 動 [2] 燥 [3] 生 [4] 化 [5] 變 [6] 聖人
[7] 生 [8] 極 [9] 長 [10] 舒 [11] 聖與時變而不化
[12] 物生謂之化, 物極謂之變

tungen ausbreitet, ist gleichfalls eine in die Begriffsdefinition eingeschlossene Qualitätsnuance. Folgerichtig wird im *Su-wen* 2/17, wo die charakteristischen Wirkungen der Jahreszeiten vollzählig erwähnt sind, dem Sommer dem Großen Yang als spezifische Wirkung *chang*[21] ‚ausreifen' (wörtlich: aufwachsen) als *tt* zugeordnet. Und im *Su-wen* 70/659 heißt es: „Das Yang breitet sich aus."

6. Yang bedeutet *Auflösendes, Zerstreuendes* (Subtilisierendes), chinesisch *san* [1].

Diese Bedeutungsinflexion ist ambivalent. Einerseits zeigt sie eine semantische Verwandtschaft mit der vorangehenden, greift aber andererseits weit über diese hinaus. Denn durch Aktion werden vor Einsetzen derselben als positiv vorhanden erkannte Positionen nicht nur verändert (vgl. oben den Satz 4), sondern früher oder später, je nach Feinheit der Wertungskriterien, aufgelöst, aufgehoben, zunichte gemacht. Als „Subtilisierendes" kann Aktion aufgefaßt werden, weil im zeitlichen Verlauf der sich ausbreitenden Aktion das Agierende sich verdünnt, verstrahlt, aufbraucht. Im *Su-wen* 5/50 heißt es: „Von den Geschmacksrichtungen zerstreuen das Scharfe und das Süße und sind yang", wozu Wang Ping (S. 51) erläutert: „Scharfes zerstreut, Süßes löst; daher ist ‚Zerstreuen' yang."[22]

7. Yang bedeutet *Undeterminiertes*, zugleich *Determinierendes*, chinesisch *tan* [2], *ch'ing* [3]; *shen* [4].

Diese auf den ersten Blick paradoxe Wertigkeit des Aktiven wird verständlich, wenn wir uns zweierlei vergegenwärtigen. Erstens, die Qualität einer Aktion ist direkt nicht positiv erfahrbar, sondern stets nur indirekt, sei es in der Struktion eines wahrnehmenden und wertenden Subjekts, sei es gar in der Struktion der Reaktion eines zweiten Objekts durch ein wertendes Subjekt.

Diese hier nur summarisch angedeuteten, völlig eindeutigen epistemologischen Beziehungen seien zum besseren Verständnis durch folgendes Beispiel erläutert: Es wird angenommen: von der Sonne (= Wirkposition A) gehen Strahlen aus. Über die Qualität dieser Strahlen (ihre Determination) ist, solange sie auf keinerlei anderes Objekt treffen, auch keinerlei positive Aussage möglich. Treffen sie auf ein Objekt (Wirkposition B), das zugleich wertendes Subjekt ist – also z. B. einen Menschen, so werden jene Qualitäten der Sonnenstrahlen, zu deren Wahrnehmung der Mensch befähigt ist – also keineswegs alle Qualitäten der Sonnenstrahlen! – unmittelbar positiv wahrgenommen – als Resultat einer „Struktion" im wahrnehmenden Subjekt. Denn die auftreffenden Sonnenstrahlen führen in ihm positiv faßbare Veränderungen herbei. Treffen die Sonnenstrahlen hingegen auf ein technisches oder biologisches Objekt (= Wirkposition B), so werden von diesem zwar auch bestimmte – vielleicht andere – jedenfalls immer die der Struktionsfähigkeit des Objekts entsprechenden Qualitäten struiert, d. h. positive Wirkungen zeitigend aufgenommen. Ein menschlicher, d. h. bewußt wahr-

[21] Im *Lei-ching* 1/33 mit diakritischer Bezeichnung des dritten Tons. [22] [5].

[1] 散 [2] 淡 [3] 清 [4] 神 [5] 辛散，甘緩，故發散爲陽

nehmender und urteilender Beobachter (= Wirkposition C) vermag die letztgenannten aber nur im Reflex, nämlich als Reaktion der Wirkposition B seinerseits zu struieren und so eventuell auf Grund eines Vernunftschlusses mittelbar die ihm durch die eigenen Sinnesorgane nicht positiv erfahrbaren Qualitäten der Sonnenstrahlen zu definieren.

Aus dem soeben entwickelten Beispiel geht zweitens hervor, daß sich, selbst bei Zwischenschaltung einer sehr großen Zahl verschiedener Wertungsobjekte (Wirkpositionen B_1–B_n) auf keinen Fall behaupten läßt, daß *alle* Qualitäten einer gegebenen Aktion definiert werden – sondern stets nur all jene, zu deren Struktion die wertenden Objekte auf Grund ihrer inneren Beschaffenheit befähigt sind.

Damit ist dargetan, daß und in welcher Weise die Indetermination oder richtiger die absolute Undeterminierbarkeit des Aktiven und der Aktion logisch begründet ist.

Die erläuterten Zusammenhänge machen verständlich, warum im *Su-wen* 74/832 Nahrung ohne bestimmten Geschmack (‚Geschmackloses', *tan* [1]) den *sapores yang* zugerechnet wird; auch der Umstand, daß im *Su-wen* 5/47 und 67 Yang durch *ch'ing* [2] syntaktisch qualifiziert wird, ist hier relevant. *Ch'ing* (mit der alltäglichen Bedeutung ‚rein', ‚klar' vom Wasser) ist, wie wir schon früher[23] erwähnten, als taoistischer *tt* eine der Bezeichnungen für den „neutralen Punkt", d. h. für eine Position, in der alle Attribute zusammenfallen, deren Wesen füglich durch kein einzelnes Attribut treffend zu charakterisieren ist.

Die Beiordnung von *ch'ing* zu Yang im *Su-wen* spiegelt im übrigen nur, was zur Entstehungszeit dieses Klassikers allgemeine philosophisch-wissenschaftliche Lehrmeinung war. So finden wir auch im kosmogonischen Traktat des *Huai-nan-tzu* 3/52 *ch'ing-yang*, wörtlich ‚das klare Yang', als Bildungsgrundlage des „Himmels", des kosmogonisch determinierenden, jedoch undeterminierbaren Pols. – Die absolute Undeterminierbarkeit oder, positiv formuliert, die stets nur relative Determination – von Aktion und Aktivem war für die chinesische Wissenschaft und Philosophie seit ihren Anfängen im 1. Jahrtausend vor der Zeitwende ein selbstverständlicher Leitgedanke, der in der Betonung der struktiven Position etwa im *Huai-nan-tzu* 17/111: „Der Mustergültige weilt im Yin, die Menge weilt im Yang" (wobei selbstverständlich bei Yin und Yang auch die übrigen Bedeutungen mitschwingen) nur besonders deutlich artikuliert wird.

Die Mittelbarkeit aller positiven Aussagen über Aktives oder, anders ausgedrückt, die empirische Abhängigkeit solcher Aussagen von struktiven Positionen wird in der Regel (so auch in den westlichen Wissenschaften) durch systematische Spekulation kompensiert – und oft kaschiert. In Disziplinen, in welchen eine solche Spekulation jedoch offensichtlich früh stagnierte, etwa in der Orbisikonographie[24], ist diese Abhängigkeit der wichtigste Grund für die deutlich schwächere Ausbildung der aktiven (yang) gegenüber den struktiven (yin) Positionen.

[23] *Untersuchungen einiger* . . . ZdMG 1961, S. 449.

[24] S. unten die SS. 126 ff.

[1] 淡 [2] 清

Damit kommen wir zur Erläuterung des zweiten Teils des Satzes, daß Yang nicht nur (empirisch nicht Determinierbares und darum) *Undeterminiertes*, sondern zugleich auch *Determinierendes* bedeutet. Diese sehr wichtige Bedeutungsfacette hat zwar mehr spekulatives denn unmittelbar praktisches Gewicht und bleibt deshalb in den technischen – und somit auch in den medizinischen – Traktaten durchwegs implizit; sie läßt sich darum aber nicht minder leicht und überzeugend auch aus diesen ableiten. Da sind zunächst die bereits besprochenen Nuancen 2 („Auslösendes") und 4 („Veränderndes"), mittelbar auch 1 („Beginnendes"), die *per definitionem* auf eine Determinierung (determinierende Wirkung) hindeuten: Von Beginn, Auslösung, Veränderung kann sinnvoll nur gesprochen werden, wenn *determinierte Qualitäten* an bestimmten Wirkpositionen zu verschiedenen Zeiten verschiedene sind, einfacher ausgedrückt, wenn die Aktion eine *neue Determination* bedingt.

Sodann ist schließlich auf den eigenartigen doch präzisen Sinngehalt des chinesischen Wortes *shen* hinzuweisen, mit welchem wir uns wiederholt und eingehend[25] beschäftigt haben. Im Bedeutungsgefüge von *shen* sind unter anderem folgende z. T. antinomischen Einzelbedeutungen paradoxerweise vereint: 1. *shen* repräsentiert – sofern überhaupt einen polaren Aspekt – primär den Yang-Aspekt[26]; 2. *shen* ist hinsichtlich seiner polaren Kräfteverteilung „unergründlich"[27]; und schließlich 3. *shen* verleiht einem gegebenen Kräftegefüge, einem *ch'i*, einer „energetischen Konstellation" ihr charakteristisches Gepräge – weshalb wir *shen* als ‚konstellierende Kraft'[28] definiert haben.

In den Wertigkeiten des chinesischen *tt shen* kommen so die hintergründigen, oft subliminalen, dabei aber nicht unwesentlichen Bedeutungsnuancen des Yang-Aspekts zum Ausdruck.

c) Elementare Assoziationen zum Yin (zum struktiven Aspekt).

1. Yin bedeutet *Vollendendes* (*Perfektives*), chinesisch: *ch'eng* [1].

Struktion, also die (in der Regel stoffliche) Konkretisierung von Wirkung wird *per definitionem* als Vollendung, Abschluß, Ausbildung einer (aktiv eingeleiteten) Handlung empfunden. Auch in dieser Hinsicht kann also der Passus des *Su-wen* 5/46: „Das Yin vollendet" als typisch und stellvertretend für andere gleichsinnige Zitate gelten.

[25] *Untersuchungen* ... (ZdMG, 1961) SS. 429–432; *Wissenschaftliches Denken* ... ANTAIOS II/1961, SS. 537 ff.; *Die energetische Terminologie* ... SINOLOGICA 1965 SS. 189 ff., S. 203. – Im übrigen vgl. unten auf den SS. 144 ff. das Resumé dieser Ergebnisse.

[26] ZdMG, op. cit. S. 429; ANTAIOS, op. cit. S. 538.

[27] ANTAIOS op. et loc. cit; ZdMG, op. cit. S. 429 f.; ferner *I-ching*, *Hsi-tz'u* S. 147: [2] „shen ist an keinen Raumort gebunden"; S. 149 sowie damit gleichlautend *Su-wen* 66/583: [3] „Man nennt shen das, dessen Polarität unergründlich ist."

[28] ZdMG op. cit. S. 435; ANTAIOS, op. cit. S. 539.

[1] 成 [2] 神無方 [3] 陰陽不測之謂神

2. Yin bedeutet *Bestätigendes* ([*Kor*]-*respondierendes*), chinesisch: *ying*. [2] Wie wir erläuterten (oben b-7) wird eine Aktion erst und in der Weise positiv faßbar, als sie auf ein gewisses ihren Qualitäten entsprechendes und diese struierendes Objekt trifft, so daß sich sagen läßt, die aktiv ausgelöste (*kan* [1]) Wirkung wird struktiv bestätigt (*ying* [2]). – Der chinesische Terminus *ying* hat die allgemeine Bedeutung ‚antworten', ‚entsprechen' und bildet in technischem Kontext das polare Gegenstück zu *kan*, ‚auslösen'.

Das Binomen *kan-ying* ist, beginnend mit dem Text zum 31. Hexagramm des *I-ching*[29] die eigentliche Bezeichnung für eine *induktive Wirkbeziehung*[30], die logisch in (aktive) Auslösung (*kan*) und (struktive) Antwort (*ying*) zerlegt werden kann.

3. Yin bedeutet *Ruhendes* (*Statisches*), chinesisch *ching* [3]; *Konkretisierendes, Befestigendes*, chinesisch wiederum *ch'eng* [4]; *Erstarrendes, Absterbendes, Verebbendes*, chin. *szu* [5], *ch'ü* [6].

Yin, Struktives, ist eine der dynamischen Aktion entgegengesetzte, ruhende Wirkposition, in welcher sich die dynamisch entfalteten Wirkungen gewissermaßen niederschlagen, konkretisieren – und so positiv faßbar werden. Im *Su-wen* 5/46 wie auch in anderem Zusammenhang im *Su-wen* 7/87 heißt es daher gleichsinnig: „Yin ist in Ruhe", „das Ruhende ist Yin".

Die (struktive) Konkretisierung einer Wirkung erscheint als „Befestigung" der räumlich nicht zu fixierenden Aktion. Insofern kann die Struktion (yin) als Stabilisierung, Befestigung empfunden werden. Das chinesische Wort *ch'eng* ist in bestimmtem Zusammenhang so zu deuten[31].

Von einer anderen Seite betrachtet ist Ruhe, Stillstand, Statik gleichbedeutend mit Tod, Absterben, Verebben einer gegebenen Wirkung. Was ruht, ist über kurz oder lang verändernder, auflösender Aktion ausgesetzt. So entspricht die Yin-Tageszeit einer „absterbenden Konstellation"[32]. Und im *Su-wen* 7/83 wird der „fortgehende" Puls (*chü-'mo* [7]) als yin bezeichnet.

4. Yin bedeutet *Erhaltendes*, chinesisch *yang* [8]; *Bewahrendes* (*Konservierendes*), chinesisch: *shou* [9], *ts'ang* [10].

Vordergründiger und der Alltagserfahrung näher als die vorangehende ist diese Bedeutungsfacette des Struktiven. Jede Struktion bedingt die Tendenz,

[29] Hexagramm *hsien* = *kan* („Die Einwirkung") p. 82: [11]. „Die beiden Energien lösen aus und korrespondieren und vereinen sich so [zu einer Gesamtwirkung]." – Vgl. auch *Li-chi Yüeh-chi* (38/679) und *Huai-nan-tzu* 7/65.

[30] Vgl. oben S. 1–2. Seit dem 19. Jahrhundert ist *kan-ying* überdies der chinesische Ausdruck für die elektromagnetische Induktion.

[31] Im übrigen ist eine der im *Han-yü tz'u-tien* für *ch'eng* ausdrücklich angeführten Bedeutungen *ting*, [12] ‚festlegen' ‚fixieren'.

[32] Vgl. unten S. 142.

[1] 感 [2] 應 [3] 靜 [4] 成 [5] 死 [6] 去
[7] 去脈 [8] 養 [9] 收 [10] 藏 [11] 二氣感應以相與 [12] 定

eine momentane Wirkung zu einer andauernden werden zu lassen, also flüchtige Qualitäten unverändert zu erhalten und fortdauern zu lassen. Die chinesischen Ausdrücke zeigen deutlich, wie man dies für möglich hält. *Yang* [1], zeichenetymologisch und in der Alltagssprache richtig mit ,ernähren', ,fördern' übersetzt, hat in technischem Kontext oft eine relativ abstraktere Bedeutung und ist dann treffend mit ,erhalten' wiederzugeben.

Yang, ,erhalten', ,gestützt' wird etwas nicht lediglich durch Nahrung, sondern auch durch Kontakt mit spezifischen verwandten Konstellationen (*ch'i*). Im *Huai-nan-tzu* 20/66 ist deshalb nicht nur von der Erhaltung der ,,konstellierenden Kraft'' (*yang-shen* [2]), von der Erhaltung des Körpers (*yang-hsing* [3]), sondern auch von der Erhaltung des verwandelnden Einflusses des Herrschers (*yang-hua* [4]) die Rede. Weiter heißt es: ,,Abgeklärtheit (*ch'ing*[33] [5]) der ,konstellierenden Kraft', Ausgeglichenheit der Emotionen, Friede [d. h. Entspanntheit] in allen Gelenken ist die Grundlage für die Erhaltung der Wesensnatur (*hsing*[34] [6]).'' – Es ist klar, daß bei der hier beschriebenen Disziplin nicht von Stoffen, von ,,Ernährung'' die Rede ist, die von außen an den Organismus herangetragen wird, sondern von der (induktiven) meditativen Verstärkung bestimmter Vorstellungen odor Einflüsse.

Von den beiden anderen hier zu nennenden Ausdrücken umfaßt der eine, *shou* [7], den mit dem Herbst assoziierten Vorstellungskreis (,Frucht tragen', ,einheimsen', ,ernten', ,sich zurückziehen'), der zweite, *ts'ang*, den mit dem Winter in Verbindung gebrachten Vorstellungskreis (,speichern', ,verschließen', ,sichern' [,verbergen'])[35].

5. Yin bedeutet *Verdichtendes* (*Konzentrierendes*); *Einschließendes*, chinesisch *shou* [8], *chi* [9], *lien* [10] (*pu* [11]).

Z. T. ist diese Bedeutungsnuance wiederum in der vorangehenden enthalten, weshalb es auch zu der Überschneidung beim chinesischen Terminus *shou* [12] kommt, der in der Alltagssprache mit ,zusammenfassen', ,einsammeln', ,zurückziehen' wiederzugeben ist.

Am Rande sei hier auf das Wort *pu* [13] im schon zitierten Passus des *Su-wen* 70/659 hingewiesen, der als Ganzes einfach mit ,,Das Yang und Yin breiten sich aus'' wiederzugeben ist [14]. *Beide* Verben zeigen einen spezifisch *aktiven* Wirkungsmodus an, doch mit dem Unterschied, daß *pu* [15] dabei die Vorstellung des Zudeckens, Bedeckens – nach oben Einhüllens, Abschließens impliziert – weshalb die umgekehrte Zuordnung der Worte, also *yin shu*, *yang pu* im technischen Sinne unpassend wäre[36].

[33] Man vergleiche die Anmerkung 23 oben. [34] [16]. [35] Vgl. *Su-wen* 2/17.
[36] Man vgl. auch den Kommentar zu *Su-wen* 5/67, wo es heißt [17].

[1] 養 [2] 養神 [3] 養形 [4] 養化 [5] 清
[6] 性 [7] 收 [8] 收 [9] 積 [10] 斂 [11] 布
[12] 收 [13] 布 [14] 陽舒陰布 [15] 布 [16] 神清志平，百節皆寧，養性之本 [17] 陰爲地，布和氣則成形

6. Yin bedeutet zu *Organisierendes*, zugleich *Determiniertes*, chinesisch *ching* [1], *chuo* [2] und wieder *ch'eng* [3].

Der Begriff Struktion, struieren besagt[37], daß eine bislang nicht faßbare Wirkung konkretisiert, also in eine positiv wahrnehmbare übergeführt wird. Insofern also der die spezifische Qualität bedingende Einfluß als (aktiv) von außen kommend vorgestellt wird, ist die struierende Position zunächst etwas Undeterminiertes, erst noch zu Organisierendes. Diese Bedeutungsnuance kommt in dem bereits früher[38] näher untersuchten Terminus *ching* [„Reaktivpotential" =] ‚Struktivpotential' eindeutig zum Ausdruck: *ching*, das Struktivpotential, zeigt selbst keine erkennbare Eigendetermination, sondern wird erst durch die Einwirkung von *shen*, von „konstellierender Kraft" determiniert. *Ching* wird in den Medizintexten expizit als yin, *shen* als yang bezeichnet, so z. B. im Kommentar zum *Ling-shu* 8/965: „Wenn man von *ching* im Gegensatz zu *shen* spricht, dann ist *ching* yin (struktiv) und *shen* yang (aktiv)."

Beiläufig ist in diesem Zusammenhang auch die Bewertung des Trüben (*chuo* [4]) als yin zu nennen[39]. Das Trübe hat keine deutlich erkennbare Determination; es erhält sie erst durch Kontakt mit dem Klaren (*ch'ing* [5], das yang ist), dessen qualitative Determination dadurch manifest wird. Erfahren wir nun im *Ling-shu* 40/1178 ff., daß umgekehrt das Yin *ch'ing* (‚klar'), das Yang *chuo* (‚trüb') sei, so bezieht sich diese Angabe auf die Orbes und die Sinarterien[40]: die Yang-Sinarterien nehmen das Trübe [zur Klärung], die Yin-Sinarterien das Klare [zur energetischen Aufladung und Konkretisierung] auf.

Endlich ist noch daran zu erinnern, daß Vollendetes (Nuance 1 oben), Konkretisiertes (Nuance 3), chinesisch immer *ch'eng*, begrifflich *per definitionem* eine positiv wahrnehmbare Determination einschließt.

d. Zusammenfassung und Vergleich der elementaren Assoziationen zu Yin und Yang.

Die soeben besprochenen Bedeutungsfacetten der Termini Yin und Yang geben *insgesamt* den technischen Bedeutungsumfang der beiden Begriffe an; die Verwendung des Qualifikativs Yin oder Yang impliziert also stets *sämtliche*, nicht bloß einzelne der auf es treffenden „elementaren Assoziationen". Zur Übersicht ist es deshalb nützlich, diese Assoziationen abschließend tabellarisch gegenüberzustellen.

[37] Vgl. oben S. 23.
[38] Vgl. *Die Energetische Terminologie* . . . S. 188 f., S. 203 f.
[39] *Su-wen* 5/47 und 67.
[40] Vgl. die Kapitel Orbisikonographie und Sinarteriologie unten.

[1] 精 [2] 濁 [3] 成 [4] 濁 [5] 清

Die Bedeutung des Wortes Yin, definiert als Struktives, schließt ein:	Die Bedeutung des Wortes Yang, definiert als Aktives, schließt ein:
Vollendendes (Perfektives)	Beginnendes (Incohatives)
Bestätigendes ([Kor-]respondierendes)	Auslösendes (Induzierendes)
Ruhendes (Statisches)	Bewegendes (Dynamisierendes)
Konkretisierendes	Bewegtes (Dynamisches)
Befestigendes, Erstarrendes, Absterbendes	Verwandelndes (Veränderndes)
Verdichtendes (Konzentrierendes)	sich Entfaltendes (sich Ausbreitendes)
zu Organisierendes	Auflösendes, Zerstreuendes
Determiniertes	Determinierendes Undeterminiertes

Die hier zusammengestellten elementaren Assoziationen haben, wie wir sahen, durchwegs in entsprechend eindeutig verwendeten chinesischen Termini eine unmittelbare Begründung und Stütze. Versuchen wir nun, die sich so für Yin und Yang ergebenden Gesamtdefinitionen in das Vokabular der modernen Wissenschaften zu transponieren, so läßt sich folgende Gegenüberstellung vorschlagen:

Yang entspricht dem	Yin entspricht dem
Aktiven	Struktiven
Expansiven	Kontraktiven
Extraversiven	Intrasuszeptiven
Zentrifugalen	Zentripetalen
Aggressiven	Responsiven
Petitiven	Konservativen
Negativen	Positiven.

Damit können wir in die Betrachtung der wichtigsten Entsprechungen des Yin und des Yang eintreten. Denn während das, was wir ,,elementare Assoziationen" nannten, zusammengenommen erst die Gesamtdefinition von Yin bzw. Yang ausmacht und mit diesen Normkonventionen gewissermaßen *deckungsgleich und identisch* ist, ist für das Verständnis der technischen Texte – und nicht nur dieser – die Kenntnis der vielfältigen parallelen Entsprechungen des Yin und des Yang von nicht minderer Wichtigkeit. Wir unterscheiden entwicklungsgeschichtlich und rein deskriptiv primäre und sekundäre Entsprechungen.

Unter primären Entsprechungen verstehen wir solche, die auf einer sinnfälligen Werterfahrung beruhen – mithin elementare Naturerscheinungen betreffen; als sekundäre Entsprechungen bezeichnen wir jene, die offensichtlich auf spekulativem Wege fixiert worden sind. Allerdings läßt sich im Einzelfall diese Unterscheidung nicht mit letzter Sicherheit treffen, weshalb einige wenige Begriffe aus anderer Sicht von der einen in die andere Kategorie zu rücken sein mögen.

e) Primäre Entsprechungen des Yin und des Yang.

Die Scheidung der Phänomene und Wirkungen in zwei polare Gruppen ist, wie schon eingangs gesagt, in China bis an die archaischen Anfänge der Kultur nachweisbar. Und sicher haben die Wertkonventionen des Yin und des Yang Jahrhunderte, vielleicht ein volles Jahrtausend ehe sie am Ende der *Chan-kuo*-Zeit, d. h. im 4. Jahrhundert vor der Zeitwende in (proto-)wissenschaftlichen Traktaten verbreitete profane Verwendung fanden, schon für die Gliederung von Kult und Sozialordnung eine Rolle gespielt. Seit jenen frühen Zeiten und praktisch bis heute bilden sie daher einen selbstverständlichen Bestandteil des chinesischen Kollektivbewußtseins. Deshalb sind die primären Entsprechungen auch in der sinologischen Literatur immer wieder ausführlich behandelt worden[41], ein Umstand, der uns der Aufgabe enthebt, unsererseits in tiefschürfende Betrachtungen einzutreten. Immerhin müssen wir die hauptsächlichen primären Entsprechungen kurz rekapitulieren, weil sie in der Medizinliteratur technische Bedeutung haben und überdies manche der sekundären Entsprechungen auf diesen primären aufbauen.

Es entsprechen

dem Yin		*dem Yang*	
die Erde	der Mond (das Mächtige Yin)	der Himmel	die Sonne (das Mächtige Yang)
Herbst	Winter	Frühling und Sommer	
das Weibliche	das Untere	das Männliche	das Obere
das Kalte, Kühle	das Wasser	das Warme, Heiße	das Feuer
das Feuchte	der Regen	das Trockene, der Wind	
das Innere	das Stille	das Äußere	das Bewegte
das Dunkle	die Nacht	das Helle	der Tag
das Kleine, Schwache	die Rechte	das Große, Starke	die Linke.

Der Bezug auf das Yin oder das Yang all dieser primären Entsprechungen läßt sich ohne weiteres von den oben gegebenen Gesamtdefinitionen des Yin und des Yang her verstehen. Die einzige Ausnahme bildet die traditionelle Zuordnung von Links und Rechts, die, wie die Untersuchungen Granets[42] wahrscheinlich machen, auf eine frühe Ritualisierung bestimmter manueller Funktionen zurückgeht.

[41] Um hier als wichtigste neuere Darstellungen nochmals auf Granets *Chinesisches Denken*, Kapitel *Yin und Yang* und Needham, *Science and Civilisation* . . . Vol. 2. pp. 273 ff. hinzuweisen.

[42] Granet, *La droite et la gauche en Chine*, nachgedruckt in *Etudes sociologiques sur la Chine* pp. 261–278.

f) Sekundäre Entsprechungen des Yin und des Yang.

Als sekundäre Entsprechungen bezeichnen wir jene, deren Bewertung als Yin oder Yang erst auf dem Wege systematischer Beobachtung und systematisierender Spekulation möglich war. Die sekundären Entsprechungen sind also in der Regel als *technische* Wertkonventionen im engeren Sinn zu verstehen. Sie wurden bisher in der allgemeinen sinologischen Literatur, wenn überhaupt, nur sporadisch und beiläufig behandelt, weshalb wir auf ihre logischen und philologischen Wurzeln etwas ausführlicher eingehen müssen.

Es gelten als (sekundäre) Entsprechungen

des Yin // *des Yang*

– von den Tageszeiten

die Zeit von Mittag bis Mitternacht // die Zeit von Mitternacht bis Mittag
[Die Kraft der Sonne (= des Mächtigen Yang) nimmt von Mittag bis Mitternacht ab, von Mitternacht bis Mittag zu. Man vgl. hierzu wie auch zur qualitativen Untereinteilung des Tages den folgenden Abschnitt auf S. 30 unten].

– von den Aspekten

die *intima* (Innenorbis, *li* [1]) // die *species* (Außenorbis, *piao* [2])
[Diese häufigen *tt* bezeichnen respektive die struktive und aktive Komponente eines Gespanns energetischer „Wirkungskreise" (Orbes), auf die wir unten in den Kapiteln Orbisikonographie und Sinarteriologie ausführlich eingehen. Die Verwandtschaft dieser Begriffe mit den Entsprechungen *nei* [3], *wai* [4] ‚Inneres', ‚Äußeres' ist evident].

– Bewegungstendenzen wie

Absinken, sich Niederschlagen, (*chiang* [5] // Aufsteigen (*sheng* [6]),
Untertauchen (*ch'en* [7]) // an der Oberfläche treiben (*fu* [8])
[Diese Fachwörter der Pulsikonographie, Diagnostik und Pharmakologie sind semantisch mit den primären Entsprechungen Unteres, Oberes verbunden].

– von den Körperregionen und Funktionsbereichen, etwa

der Bauch (*fu* [9]) // der Rücken (*pei* [10])
[Diese Entsprechungen sind im *Su-wen* 4/39 apodiktisch, wenngleich klassisch fixiert und für die chinesische Medizin zu allen Zeiten verbindlich gewesen. Dennoch ist ihre systematische Begründung keineswegs selbstverständlich. Bemerkenswert scheint, daß die frühen Kommentatoren diese Zuordnung fraglos hinnehmen. Erst in der Ch'ing-Zeit fühlt sich Chang Chih-ts'ung [11] zu kritischen Überlegungen veranlaßt[43]: Er erinnert daran, daß der Passus im *Tao-têh-ching* 42: „Die Zehntausend Wesen tragen das Yin (auf dem Rücken) und umfangen das Yang" sich wohl auf die „himmlischen" [sprich makrokosmi-

[43] Vgl. *Su-wen-shih* 1/22.

[1] 裏 [2] 表 [3] 內 [4] 外 [5] 降 [6] 升
[7] 沈 [8] 浮 [9] 腹 [10] 背 [11] 張志聰

schen] Erscheinungen, der klassische Passus des *Su-wen* 4/39 hingegen auf die irdischen [sprich mikrokosmischen] Erscheinungen (*ti chih hsiang*) beziehen müsse. Er folgert weiter, daß infolge dieser medizinklassischen Zuordnung (Bauch = Yin, Rücken = Yang) auch die Yang-Sinarterien (mit einer Ausnahme) über den Rücken, die Yin-Sinarterien über (Brust und) Bauch verlaufen[44]. Tatsächlich liefert der Schluß dieses Arguments, erst wenn man es umkehrt, die historisch wahrscheinlichste Erklärung für die Entstehung dieser Konvention. Soweit sich erkennen läßt[45] war, als der hier zitierte Passus des *Su-wen* formuliert wurde, auch die Sinarteriologie des *Nei-ching* bereits ausgebildet. Nun ist jede Sinarterie, wie wir unten ausführen, empirisch positiv einerseits durch die mit ihr zusammengefaßten Reizpunkte (*foramina inductoria*), andererseits durch die diesen Reizpunkten entsprechenden Symptome definiert. Und es ist eine empirische Tatsache, daß die *foramina*, deren „Bewegung" überwiegend mit Yin-Symptomen in Beziehung steht, auf der Vorderseite des Körpers („Bauch"), die deren „Bewegung" überwiegend mit Yang-Symptomen zusammenhängt, auf dem Rücken des Körpers gelegen sind.]

die *Orbes horreales* (*tsang* [1]) // die *Orbes aulici* (*fu* [2])

[Auch hierzu können wir das *Su-wen* 4/39 zitieren: „Die *Orbes horreales* sind yin, die *Orbes aulici* sind yang." Über den präzisen Bedeutungsumfang der Termini ‚*orbes horreales et aulici*' findet man Ausführliches unten im Kapitel Orbisikonographie. Hier interessiert nur die unten gleichfalls wieder aufzugreifende klassische Definition im *Su-wen* 11/127 f.: „Die sogenannten Fünf *Orbes horreales* speichern Struktivpotential . . ., die Sechs *Orbes aulici* befördern und assimilieren[46] [die Nahrung], speichern aber nicht." Die Bewertung der Orbes nach yin und yang ist innerhalb des Beziehungssystems der chinesischen Medizin und innerhalb dieser Konventionaldefinition völlig konsequent: die Speicherfunktion der *Orbes horreales* ist ein typischer Yin-Vorgang; ebenso kann die Fortbewegung und der Katabolismus der Nahrung als aktive Leistung, mithin als Yang-Wirkung betrachtet werden.]

– bei den Wandlungsphasen (*hsing*)[47]

das Metall [3], das Wasser [4] // das Holz [5], das Feuer [6]

[Die Zuordnung der Wandlungsphasen innerhalb des Systems ist zwar durch eine spekulative, aber keineswegs willkürliche Konvention festgelegt[48]: Am Holz wie am Feuer ist die expansive Tendenz sinnlich wahrnehmbar, ebenso wie (allerdings in subtiler Weise) am Metall und am Wasser die struktive, Aktion absorbierende Tendenz.

[44] Vgl. unten die SS. 156 f.

[45] Vgl. jedoch unsere einschränkenden Bemerkungen oben S. 3.

[46] Wörtlich *hua*, ‚verwandeln' vgl. S. 14.

[47] Vgl. den Teil B dieses Kapitels.

[48] Was ja u. a. auch Needham, *Science and Civilisation* . . . Vol. 2, pp. 243 f. anerkennt.

[1] 臟 [2] 腑 [3] 金 [4] 水 [5] 木 [6] 火

– bei den Energieformen

Struktivpotential (*ching* [1]) // konstellierende Kraft (*shen* [2])

[Die für dieses polare Begriffspaar wichtigen Bedeutungsnuancen hatten wir bereits oben erläutert.]

struktive individualspezifische Energie (*hsüeh* [3]) // aktive individualspezifische Energie (*ch'i* [4])

Struktivsubstrat (räumlich definierbarer Körper (*hsing* [5]) // die von diesem ausgehende, qualitativ determinierte Energie (*ch'i* [6])

[Wir hatten uns mit diesen Begriffen bereits im wiederholt zitierten Aufsatz *Die Energetische Terminologie in den chinesischen Medizinklassikern* SS. 193 f. und 186 näher beschäftigt und werden auf diese Ergebnisse unten SS. 139 ff. wieder eingehen.

Immerhin sei hier betont, daß auch diese Zuordnungen, wie auch der Kommentar zum *Su-wen* 24/252 zeigt, im Einklang mit den Konventionaldefinitionen der Begriffe sind. Im übrigen ist auf die – in medizinischem Kontext nebensächliche – Ambivalenz des Terminus *ch'i* aufmerksam zu machen. So wird im *Ling-shu* 8/965 *ch'i* als die yin-(struktive) energetische Konstellation des Mikrokosmos, als Manifestation der irdischen Komponente im Gegensatz zu *têh* [7], der aktiven, „himmlischen" Gestaltungskraft betrachtet.]

Bauenergie (*ying* [8]) // Wehrenergie (*wei* [9])

[Die qualitative Determination dieser beiden Aspekte des unspezifischen Struktivpotentials (*ching-ch'i*) ist völlig eindeutig: Die Bauenergie entspricht dem Yin, die nach außen wirkende Wehrenergie dem Yang-Aspekt dieses Potentials[49].]

struktive Säfte (*yeh* [10]) // aktive Säfte (*chin* [11])

[Auch die individualspezifische Struktivenergie (*hsüeh*)[50] wird unter gewissen Voraussetzungen polarisiert vorgestellt, und zwar in *chin* und *yeh*. Die klassischen Definitionen dieser Energieformen, etwa im *Ling-shu* 30/1153, begründen eindeutig die a. O.[51] explizit vollzogene Einordnung: „Was aus den Poren sickert und transpiriert, das nennt man *chin* (aktive Säfte); . . . das, wenn die Nahrung eingenommen und die [unspezifische struktive] Energie in Fülle vorhanden, das Knochengerüst durchfeuchtet, das bei der Beugung der Glieder sich ergießt und Hirn und Mark stärkt, das der Haut ihren gesunden Schimmer verleiht, das nennt man *yeh* (struktive Säfte)."]

p'o [12] (struktiver Aspekt der) individuell konstellierenden Kraft // *hun* [13] (aktiver Aspekt der) individuell konstellierenden Kraft

49 Vgl. *die energetische Terminologie* . . . S. 197 sowie unten S. 146.

50 Vgl. *die energetische Terminologie* . . . S. 198.

51 Z. B. im *Ling-shu-shih* 4/34.

[1] 精 [2] 神 [3] 血 [4] 氣 [5] 形 [6] 氣 [7] 德

[8] 營 [9] 衛 [10] 液 [11] 津 [12] 魂 [13] 魄

[Auch diese aus älteren philosophischen Spekulationen[52] in die Medizintheorie übernommenen Begriffe werden nach der im *Ling-shu* 8/965 anzutreffenden klassischen Erklärung: „Was im Gefolge von *shen* (= aktiv konstellierende Kraft) geht und kommt, nennt man *hun*, was mit dem *ching* (= Struktivpotential) aus- und eintritt, nennt man *p'o*" – mit Recht als polare Aspekte der individualcharakteristischen konstellierenden Kraft angesehen[53].]

– bei energetischen Aspekten wie

Erschöpfung (*inanitas, hsü* [1] // Fülle (*repletio, shih* [2])

[Diese relative Einordnung der beiden wichtigen Begriffe der chinesischen Diagnostik, wie sie allgemein im *Su-wen* 29/291 konstatiert wird und für die Pulsbilder speziell im *Pin-hu mo-hsüeh* p. 19 f. gegeben wird, läßt sich dahingehend interpretieren, daß *inanitas*, Erschöpfung, „Leere, die voll sein *sollte*", als pathologisch übersteigerte Korrespondenzbereitschaft, *repletio*, Fülle, „Vollheit im Übermaß", als pathologisch übersteigerte Expansionsbereitschaft beschrieben werden können. Wir müssen aber einräumen, daß rein spekulativ auch eine umgekehrte Zuordnung möglich wäre, und daß für die geltende klassische die Konvention diese jener vorgezogen hat.]

Trübes (*chuo* [3]) // Klares (*ch'ing* [4])

[Ähnlich verhält es sich mit diesem bereits oben im Zusammenhang mit den Elementarassoziationen erwähnten Begriffspaar. Außerhalb der Medizinliteratur ist die Wertung *ch'ing* (Klares) = Yang, *chuo* (Trübes) = Yin z. B. im *Pao-p'u-tzu* 7/120 anzutreffen, die, wie gesagt, auch im *Su-wen* 5/47 und 67 anklingt. Demgegenüber ergibt sich, wenn man die physiologische Korrespondenz ins Auge faßt, die im *Ling-shu* 40/1178 entwickelte umgekehrte Zuordnung (Vgl. auch oben S. 20).]

Weiches (*jou* [5]) // Hartes (*kang* [6])

[Beispiele dieser für die chinesische Medizin allgemeinverbindlichen Wertung finden sich im *Su-wen* 66/583 sowie in Wang Ping-s Kommentar zu *Su-wen* 5/73. Grundsätzlich aber erscheinen diese Qualitäten zwar in bezug auf das Yin/Yang ambivalent, doch hat offenbar für die Chinesen die sinnliche Identifikation von Weiches = Respondierendes, Hartes = Determinierendes den Ausschlag gegeben.]

– Wirktendenzen wie

Ausbildung (*chang* [7]) // Entstehung (*sheng* [8])

[Dies ist eigentlich, wie teilweise (oben SS. 13, 14, 18) schon ausgeführt, eine in der Grunddefinition von Yin und Yang implizite Wertung, der wir im *Su-wen* 5/46 wie auch 66/590 begegnen.]

[52] So etwa im *Tso-chuan*, 25. Jahr des Chao-kung oder im *Huai-nan-tzu* 7/66, wo der Kommentator Kao Yu erläutert: [9].

[53] Vgl. *Ling-shu-shih* 2/3.

[1] 虛 [2] 實 [3] 濁 [4] 淸 [5] 柔 [6] 剛
[7] 長 [8] 生 [9] 魄=陰神, 魂=陽神

Bewahrung (*ts'ang* [1]) // Zerstörung (*sha* [2])
Zerstörung (*sha* [3]) // Entstehung (*sheng* [4])

[Diese beiden Paare von Wirktendenzen lassen die Ambivalenz des Terminus *sha*, ,zerstören', erkennen.

Das in der Alltagssprache mit ,töten', ,schlachten' wiederzugebende Wort *sha* hat in technischem Kontext grundsätzlich die allgemeinere Bedeutung ,zerstören', worauf im übrigen auch der Kommentar des Ma Shih (*Su-wen* 5/46) noch ausdrücklich hinweist.

Die Auflösung von Bestehendem hatten wir oben als eine der elementaren Bedeutungsfacetten des Yang (des Aktiven, der Aktion) begriffen, weshalb die im *Su-wen* 5/46 wie auch 66/590 anzutreffende Wertung innerlich konsequent und als primäre Wertigkeit zu betrachten ist. (Daher führen wir sie hier an erster Stelle an.) – Aus anderer, nämlich makrokosmischer Perspektive ist jedoch auch die gegenteilige Wertung von *sha* möglich, allerdings mit einem anderen Komplement. Ihre systematische Verschränkung mit der vorhergehenden läßt der schon mehrfach zitierte Passus des *Su-wen* 66/560 erkennen, in dem es heißt: ,,Der Himmel [d. h. der agierende Pol des Makrokosmos] läßt durch Yang entstehen, durch Yin sich ausbilden; die Erde [d. ist der struktive Pol des Makrokosmos] zerstört durch Yang, bewahrt durch Yin.'' Hier überlagert also die Polarität von Himmel und Erde die des Yinyang, wobei *sha*, ,Zerstörung', zwar noch als Yang, aber im Yin wirkend gedacht ist.

Der Struktion entsprechen, wie wir sahen, ,Absterbendes', ,Erstarrendes', ,Verebbendes'. Indem die mit der Aktion eingeleitete Wirkung völlig struiert wird und zum Stillstand kommt, wird sie Gegenstand neuer Aktionen, welche die struierte Wirkung der vorigen Aktion aufheben. So betrachtet hat Struktion (Selbst-)Zerstörung im Gefolge. Betrachten wir unter diesem Gesichtspunkt den keineswegs eindeutigen[54], wenngleich vielzitierten Anfang des 5. Kapitels des *Su-wen* (p. 45): ,,Das Yinyang ist das Tao von Himmel und Erde, Vater und Mutter, von Verwandlung und Umgestaltung, Wurzel und Anfang von Entstehung und Zerstörung.''[55] Sicher müssen *sheng* und *sha* hier als Paar von Antonymen aufgefaßt werden. Ebenso sicher kann *sheng*, ,Entstehung', nur als Erscheinungsmodus des Yang verstanden werden. Facit: *Sha*, ,Zerstörung', wird als Wirkweise des Yin vorgestellt[56].

Wang Ping, der von den Kommentatoren noch am weitesten geht, bestätigt dies indirekt: ,,,Wurzel und Anfang von Entstehung und Zerstörung' bedeutet die Funktionen *yung* [5]) von Hitze und Kälte. Die Zehntausend Wesen entstehen

[54] Man beachte die Ratlosigkeit der Kommentatoren im *Su-wen* 5/45 sowie im *Su-wen-shih* 1/27. [55] [6].

[56] Vgl. in diesem Sinne auch *Su-wen* 16/149: [7] ,,Die struktive Energie leitet die Zerstörung ein.''

[1] 藏 [2] 殺 [3] 殺 [4] 生 [5] 用 [6] 生殺之本始 [7] 陰氣始殺

dank der Wärme der Yang-Energie und sterben als Folge der Kälte der Yin-Energie." (Erst in neuerer Zeit arbeitet Chang Ching-yüeh, der Autor des *Lei-ching* (2/35) die Ambivalenz von *sha*, aber, wie er meint, auch von *sheng* heraus.) – Daß Yin synonym mit *sha* gebraucht werden kann, ist auch aus der taoistisch inspirierten Romanliteratur geläufig und hat auch in den gebräuchlichen Lexika seinen Niederschlag gefunden[57].

– unter den Geschmacksrichtungen (*sapores*)

das Saure und Bittere	// das Süße und Scharfe
das Salzige	// das Geschmacklose (Neutrale).

[Der wertenden Einordnung der erstgenannten Gruppe von Geschmacksrichtungen begegnen wir im *Su-wen* 5/50. Es ist leicht einzusehen, daß das Saure, das adstringierend, „kontraktiv" wirkt, und das Bittere, das dämpfend, gleichfalls „kontraktiv" wirkt, als yin bezeichnet werden, das Süße und das Scharfe, die lösend bzw. zerstreuend wirken, als yang klassifiziert werden. Der erwähnte Passus lautet: „Von den Geruchs-Geschmacksrichtungen sind das Scharfe und das Süße, die zur Entfaltung bringen und zerstreuen, yang; das Saure und das Bittere, die Emporwallen und Abfließen bewirken, yin."

Offenbar haben die Autoren des *Nei-ching* hier, wie auch in dem praxisnäheren Kapitel 22 des *Su-wen* vorab die pharmakodynamische Wirkung, für welche der Geschmack als Indiz gilt, im Auge.

Man beachte, daß sich die hier besprochene reine Yinyang-Polarität der Geschmacksrichtungen kontrapunktisch zu deren sich aus ihrer Zuordnung zu den Fünf Wandlungsphasen ergebenden polaren Qualitäten verhält[58].

Die Polarität von Salzigem und Geschmacklosem wird im *Su-wen* 74/832 ebenfalls, wenngleich weniger stringent, pharmakodynamisch begründet: „Das Salzige [das] Emporwallen und Abfließen [bewirkt], ist yin, das Geschmacklose [das] durchsickern[59] [läßt], ist yang."

Viel allgemeiner läßt sich aber die Yang-Qualität des Geschmacklosen als Entsprechung des Indeterminierten, das Salzige als Entsprechung des Determinierten verstehen.

– bei den Pulsbildern

Pulsus tardus 遲脈	*Pulsus celer* 數脈
Pulsus mersus 沈脈	*Pulsus superficialis* 浮脈
Pulsus asper 濇脈	*Pulsus lubricus* 滑脈
Pulsus inanis 虛脈	*Pulsus repletus* 實脈
Pulsus brevis 短脈	*Pulsus longus* 長脈

[57] Man vgl. z. B. den Eintrag [1] im *Han-yü tz'u-tien*.

[58] Vgl. unten die SS. 124 ff. – *Ikonographie* der *Orbes horreales*.

[59] [2] *shen-hsieh*, ‚durchsickern', ‚durchfiltern' weist als *tt* auf die Ausscheidung des Urins.

[1] 殺氣 [2] 滲泄

Pulsus evanescens 微脈
Pulsus languidus 緩脈
Pulsus tympanicus 革脈
*Pulsus fixus** 牢脈
Pulsus lenis 濡脈
Pulsus invalidus 弱脈
Pulsus diffundens 散脈
Pulsus minutus sive parvus 細(小)脈
Pulsus subreptus 伏脈
Pulsus intermittens 代脈
Pulsus haesitans 結脈

Pulsus exundans 洪(大)脈
Pulsus intentus 緊脈
*Pulsus cepacaulicus** 芤脈
*Pulsus chordalis** 絃脈
Pulsus mobilis 動脈
Pulsus agitatus
(*P. concitatus*) 促脈

[Diese erst im *Pin-hu mo-hsüeh* pp. 9–44 detaillierte Einordnung der Pulsbilder läßt sich überwiegend von den ,,elementaren Assoziationen'' bzw. den ,,primären Entsprechungen'' des Yin und Yang her leicht erklären. Beim *Pulsus diffundens* (*san*), den man dem Begriff nach unter den Yang-Pulsen vermuten könnte, ist der Eindruck der Nachgiebigkeit und des Zurückweichens für die Klassifizierung entscheidend gewesen. – Die mit * bezeichneten Pulse gelten als yang im Yin bzw. als yin im Yang.]

– in der Numerologie

das Geradzahlige (*ou* [1]) // das Ungeradzahlige (*chi* [2])
[Die Polarität von Geradzahligem und Ungeradzahligem rührt wahrscheinlich noch aus der mantischen Epoche des chinesischen Denkens und kann ebenso gut als ,,primäre Entsprechung'' betrachtet werden. Im *Nei-ching* ist sie ausdrücklich im *Ling-shu* 5/947 bezeugt.]

g) Qualitative Überschneidungen und quantitative Abstufungen der elementaren Wertkonventionen Yin und Yang.

Die Betrachtung der ,,elementaren Assoziationen'' hat uns eine präzise Vorstellung vom technischen Bedeutungsumfang – aber nicht nur von diesem, die Aufzählung der *wichtigsten* Entsprechungen einen Eindruck von der im chinesischen Kulturkreis universellen Gültigkeit der fundamentalen Wertkonventionen Yin und Yang vermittelt. Die somit ohnehin große praktische Verwendbarkeit der beiden Wertkonventionen und die Präzision der mit ihnen vollzogenen Wertungen wird indes noch durch Einführung gleichfalls konventionell systematisierter Abstufungen und Kombinationen beträchtlich erweitert und gesteigert.

1. Qualitative Überschneidungen zwichen Yin- und Yang-Aspekten ergeben sich, wenn an jedem Yang-Phänomen wiederum ein Yin- und ein Yang-Aspekt unterschieden wird, an diesem Yin- und diesem Yang-Aspekt wiederum neue Yin- und Yang-Aspekte usf. . . . So läßt sich eine kontinuierliche und theore-

[1] 偶 [2] 奇

tisch endlose, praktisch aber durch die relative Signifikanz des jeweiligen Wertungsgegenstandes begrenzte Abstufung der Polarität erzielen. [Tafel I]. – Zur Illustration genügt es, von den vielen, in den Medizinklassikern enthaltenen Beispielen für solche Überschneidungen zunächst die entsprechenden Ausführungen im 4. Kapitel des *Su-wen* zu rekapitulieren. Dort heißt es (pp. 38 f.): „Im Yin ist wiederum [ein] Yin, im Yang wiederum [ein] Yang. So entspricht die Zeit von Sonnenaufgang bis Mittag dem Yang des Himmels [= des Tages] und zugleich dem Yang im Yang [weil, wie wir schon bei den primären Entsprechungen erwähnten, der Tag dem Yang, die Nacht dem Yin zugeordnet ist]; die Zeit von Mittag bis zum Sonnenuntergang [zwar] dem Yang des Himmels [aber] dem Yin im Yang [weil die Zeit der sinkenden Sonne yin ist[60]]; und die Zeit vom Anbruch der Nacht bis zum [ersten] Hahnenschrei [d. h. bis Mitternacht] dem Yin des Himmels und dem Yin im Yin; die Zeit vom [ersten] Hahnenschrei bis zum Sonnenaufgang [zwar] dem Yin des Himmels [aber] dem Yang im Yin." . . . „Spricht man vom Yinyang des Menschen, so ist das Äußere yang, das Innere yin," . . . „der Rücken yang, die Bauchseite yin", . . . so sind die *Orbes horreales*[61] yin, die *Orbes aulici* yang." . . . „Ist also der Rücken yang, so entspricht dem Yang im Yang der *Orbis cardialis*." [Die Argumentation der chinesischen Ärzte verläuft folgendermaßen: Der *Orbis cardialis* hat unter den fünf *Orbes horreales* (die yin sind) den Platz des Mächtigen Yang inne – und ist so bereits als Yang im Yin zu betrachten. Andererseits hat nach gleicher Auffassung das vermutete Substrat des *Orbis cardialis*, das „Herz", seinen Sitz in der oberen Körperhälfte (oberhalb des Zwerchfells), die yang ist, und liegt außerdem dem Rücken (der yang ist) näher als der Brust (ibid. p. 39, Kommentar, sowie Kommentar im *Lei-ching* 2/43). Sieht man also davon ab, daß der *Orbis cardialis* in seiner Eigenschaft eines *Orbis horrealis* (*tsang*) (auch) eine Yin-Determination aufweist, so ist die oben zitierte Formulierung mehr als gerechtfertigt]. Ähnliche, oft nur teilweise explizit ausgeführte Überlagerungen zweier oder mehrerer Schichten von Yinyang-Polaritäten finden sich im *Su-wen* u. a. im Kapitel 6/76 ff., im Kap. 66/590. – Die Überlagerung mehrerer Yinyang-Polaritäten ist, wie zu erwarten, auch außerhalb der Medizinliteratur postuliert und dort vielleicht zu noch größerer theoretischer Subtilität[62], aber wohl kaum zu größerer praktischer Bedeutung gelangt.

2. Die *quantitativen* Wertabstufungen des Yin und des Yang lassen sich nur bedingt von den soeben besprochenen Überlagerungen mehrerer Yinyang-Polaritäten ableiten. Möglich ist das bei der zunächst auf die Medizinliteratur beschränkten Unterscheidung von „Jungem" und „Mächtigem" Aspekt der beiden Grundwerte, also von Jungem Yang und Mächtigem Yang ([1] *yang minor* und [2] *yang maior*) und Jungem Yin und Mächtigem Yin ([3] *yin minor*,

[60] Vgl. oben S. 18; unten SS. 142, sowie *Untersuchungen* . . . ZdMG S. 442.

[61] Vgl. unten die SS. 96 ff.

[62] Man vgl. Needham, *Science and Civilisation*, Vol. 2 p. 27 und die Tafel IV ibidem.

[1] 少陽 [2] 太陽 [3] 少陰 [4] 太陰

4] *yin maior*). Stellen wir uns, wie dies in den chinesischen Wissenschaften die Regel ist, Yin und Yang als die beiden Pole einer kontinuierlichen zirkulären Alternanz vor, die geometrisch als Kreis [Tafel II) wiederzugeben ist, so lehrt die Beobachtung der evolutiven Vorgänge im makrokosmischen und mikrokosmischen Bereich, denen ja die bevorzugte Aufmerksamkeit der chinesischen Naturforscher galt, daß die Übergänge zwischen den beiden wechselnden Polaritäten fließend und allmählich stattfinden: jede der polaren Qualitäten manifestiert sich zunächst schwach (= in geringer Quantität), nimmt nach und nach bis zu einem Maximum zu, um von da ab im umgekehrten Sinn der gegenpoligen Qualität Platz zu machen. Schematisch ist dieser Wechsel in der Tafel II dargestellt. Der äußere Kreis entspreche der im Wechsel von Tag und Nacht gegebenen Yinyang-Polarität, der mittlere der im Aufsteigen und Untergehen der Sonne dargestellten (vgl. oben S. 30 sowie das *Su-wen* 4/38 f.). Betrachten wir nun, wie die Autoren des oben zitierten *Su-wen*-Passus, den äußeren (d. h. „Himmelszyklus") als den dominanten, so ergeben sich für die einzelnen Quadranten folgende Überlagerungen:

I. Quadrant: Yang im Yin
II. Quadrant: Yang im Yang
III. Quadrant: Yin im Yang
IV. Quadrant: Yin im Yin.

Von hier aus lassen sich ohne Schwierigkeit die Analogien erkennen zwischen

Yang im Yin	und einem „aufkeimenden", d. h. sich erst entfaltenden Yang = *yang minor*, Junges Yang
Yang im Yang	und einem voll entfalteten Yang = *yang maior*, Mächtiges Yang
Yin im Yang	und einem „aufkeimenden", sich entfaltenden Yin = *yin minor*, Junges Yin
Yin im Yin	und einem voll entfalteten Yin = *yin maior*, Mächtiges Yin.

Größte Anschaulichkeit haben diese Analogien zwar erst mit dem Entwurf des seit der Sung-Zeit verbreiteten Diagramms vom Höchsten Pol erlangt[63], welches wir in den Mittelpunkt der Tafel II eingezeichnet haben.

In der gesamten chinesischen Medizinliteratur ist indes außer oder gar vor der soeben betrachteten Zweiteilung der elementaren Wertkonventionen eine Dreigliederung sowohl des Yin als auch des Yang üblich. Diese Dreigliederung ist – wie die soeben erörterte Zweiteilung – im wesentlichen auch eine quantitative Abstufung des Yin und Yang, die vor allem für die Sinarteriologie und später auch in der Phasenenergetik eine wichtige Rolle spielt. Die Verwendung der Dreigliederung gerade in diesen Disziplinen läßt mit ziemlicher Sicherheit den Schluß zu, daß numerologisch-systematische Gründe für die Einführung der Dreiteilung maßgebend gewesen sind: Als paariges, zugleich aber in sich ge-

[63] Vgl. Granet, *Chinesisches Denken*, deutsche Ausgabe, Anmerkung 177 auf S. 350 sowie Needham, op. cit. Vol. 2, pp. 460 ff.

schlossenes (nämlich zyklisches) Pendant zum ungeradzahligen Zyklus der Fünf Wandlungsphasen war der mit der Dreigliederung von Yin und Yang erzielte sechsgliederige Zyklus durch keine der nach dem oben (S. 29 f. und Tafel I) gezeigten linearen Schema von der Polarität Yinyang ableitbaren Überschneidungen zu ersetzen. Aus der Annahme, daß primär das Bedürfnis numerologischer Symmetrie, nicht der Bezug auf vorgegebene Erkenntnisdaten oder Postulate für die Einführung der Dreigliederung ausschlaggebend waren, werden manche scheinbaren oder auch einige tatsächliche Widersprüche und Gewaltsamkeiten dieser Gliederung verständlich. Um in späteren Ausführungen solche scheinbaren Widersprüche lösen, die tatsächlichen, wenn nötig, korrigieren zu können, haben wir uns hier genauer mit den klassischen Bestimmungen dieser Gliederung zu befassen. Sie finden sich in völlig gleichlautenden Passus im *Su-wen* 6/77 und *Ling-shu* 5/948 für die Yang-Glieder, im *Su-wen* 6/79 und *Ling-shu* 5/949 für die Yin-Glieder und lauten:

„Das Mächtige Yang ist Öffnendes";
„Die Überstrahlung des Yang ist Schließendes";
„Das Junge Yang ist Angelpunktartiges";

und weiter

„Das Mächtige Yin ist Geöffnetes".
„Das Weichende Yin ist Geschlossenes".
„Das Junge Yin ist Angelpunktartiges".

Diese auf den ersten Blick klaren Sätze geben eine Reihe philologischer wie auch logischer Probleme auf. Betrachten wir zunächst Satz für Satz. Von den zitierten ist der erste auch der einzige, der unmittelbar verständlich und unumstritten ist.

„Das Mächtige Yang (*t'ai-yang*) ist Öffnendes."

Yang bedeutet[64] ‚Entfaltendes', ‚Auflösendes'. Das selbst in voller Entfaltung begriffene Entfaltende wird als ‚Öffnendes', von den Kommentatoren als *species* (‚Außenseite') des Yang, als *Yang amplum* ([1], als *Yang vigens* (in Vollkraft stehendes, [2]) bezeichnet. (*Su-wen* Kommentare auf SS. 77 f.)

„Die Überstrahlung des Yang (*splendor yang*) ist Schließendes."

Vorab ist die präzise semantische und syntaktische Bedeutung des Begriffs *yang-ming* [3], den wir mit ‚Überstrahlung des Yang' bzw. ‚*splendor yang*' übersetzen, zu beleuchten. Im Gegensatz zu den übrigen fünf Ausdrücken des vorliegenden Zyklus ist im Binomen *yang-ming* ‚Yang' das qualifizierende, *ming*, ‚Helle', ‚Klarheit', das qualifizierte Glied – weshalb von vorneherein „Helle des Yang" zu verstehen ist. Nun bildet *yang-ming* – nicht nur in dem vorliegenden Klassikerzitat – das Mittelglied zwischen Mächtigem und Jungem Yang: In ihm überlappen, überschneiden sich die Qualitäten von Mächtigem und Jungem Yang [Tafel III], weshalb „Überstrahlung des Yang" (*splendor yang*) das im *Su-wen* 74/

[64] Vgl. oben S. 14 f. sowie oben die vorhergehenden Erörterungen.

[1] 巨陽 [2] 盛陽 [3] 陽明

813 und im Anschluß daran auch das von den Kommentatoren (z. B. *Su-wen* p. 79) ausgedrückte Verhältnis („Wo/wenn die beiden Yang zusammen leuchten, ist das ‚*yang-ming*'") am genauesten wiedergibt.

Problematisch ist (aber) die genaue Bedeutung des in diesem Satz als *tt* gebrauchten, sonst seltenen Wortes *ho* [1]. Im *Shuo-wen* p. 594 wird es als ‚Türflügel' erklärt. Von dieser Bedeutung lassen sich zweierlei Nebenbedeutungen herleiten: Türflügel, die zwischen innen und außen stehen, schließen Inneres und Äußeres gegeneinander ab: 1. ‚schließen'; Türflügel vermitteln zwischen Innerem und Äußerem: 2. ‚vermitteln'. Die erste dieser Ableitungen, ‚schließen', ist nicht nur ausdrücklich in Parallelen des Wörterbuchs[65] belegt, sondern scheint auch in dem keineswegs durchsichtigen 10. Abschnitt des *Tao-têh-ching* die treffende Interpretation zu sein, wo es heißt: [2] *t'ien-men k'ai-ho*. Für die Gültigkeit der zweiten dieser Ableitungen, ‚vermitteln', spricht im vorliegenden Passus des *Su-wen* außer der zentralen, also vermittelnden Position des als „*ho*" klassifizierten Gliedes, sein Bezug auf „vermittelnde" Orbes in der Sinarteriologie – und das Urteil eines Teils der angesehenen Kommentatoren.

Das Urteil der Kommentatoren zu diesem – wie konsequenterweise auch den folgenden Sätzen ist gespalten. Wang Ping (T'ang-Zeit; *Su-wen* p. 77) bleibt zweideutig und unbestimmt: „*Ho* ist, wodurch man die Gewalt zu hemmen und zu festigen ausübt." – Ma Shih (Ming-Zeit; *Su-wen* p. 78) spricht sich eindeutig für die Bedeutung ‚vermitteln' aus: „*Yang-ming* ist das zweite Yang, ist die Mitte des Yang und bedeutet *ho*!" [3] Der beredte und doch im Grunde unverbindliche Chang Chih-ts'ung (Ch'ing-Zeit; *Su-wen* p. 79)[66] stützt mit gleicher Vehemenz zunächst die eine, dann die andere Interpretation: „*Yang-ming* ist eine Verbindung zwischen den beiden Yang; deshalb wirkt es wie *ho*, ‚Schließendes'"; und „*ho* reguliert das Eindringen nach innen [4]". Eindeutig für die Deutung ‚schließen' votiert hingegen Chang Ching-yüeh (der Autor des *Lei-ching* in der Ming-Zeit). Im *Lei-ching* 9/205 f. kommentiert er: „‚*Yang-ming* ist *ho* (‚Schließendes')' besagt, es sammelt die Yang-Energie im Innern an, entspricht von den drei Yang der Innenseite (*intima, li*)."

Wir selbst wollen unser Urteil reservieren, bis eine Analyse der verbleibenden Sätze uns Überblick und Vergleichsgrundlagen geschaffen hat. „Das Junge Yang (*Shao-yang*) ist Angelpunktartiges."

Auch dieser Satz birgt, ähnlich dem vorhergehenden, eine Doppeldeutigkeit; und wie bei jenem gehen auch bei diesem die Ansichten der Kommentatoren auseinander. Der Angelpunkt (*shu* [5]) ist die Voraussetzung einer Drehbewegung, bleibt dabei selbst aber stets in Ruhe. *Shu*, ‚Angelpunktartiges' läßt sich daher – zunächst mit gleicher Berechtigung – sowohl als *Ruhendes* (Zentrum) als auch als *eine Bewegung regelndes* (Organ) auffassen; im ersten Fall stellt man

[65] Vgl. das *Chung-hua ta tzu-tien*.
[66] Vgl. SINOLOGICA, *Die energetische Terminologie* . . . S. 197.

[1] 闔 [2] 天門開闔 [3] 闔 [4] 闔主內入 [5] 樞

sich vor, daß es innen liegt und augenscheinlich an der Bewegung nicht teilhat, im zweiten kann man annehmen, daß es zwischen den Polen der Bewegung liegt und in gewissem Maß an der Bewegung selbst partizipiert.

Eine jede dieser antithetischen Auslegungen wird in den Kommentaren entwickelt. Wang Ping (*Su-wen*, p. 77) meint hintergründig: ,,Angelpunktartiges ist die verschwindend [schwache Kraft], welche eine Umlaufbewegung reguliert.'' Ma Shih (*Su-wen* S. 78) vertritt die erste der Alternativen, wenn er glossiert: ,,Das Junge Yang ist das erste Yang, ist die Innenseite (*intima*, *li*) des Yang und bedeutet ,Angelpunktartiges'.'' Chang Chih-ts'ung (p. 79 des *Su-wen*) behauptet wie beim vorhergehenden Satz gleichzeitig beide Thesen, also: ,,Das Junge Yang ist das zuerst hervortretende *ch'i*, deshalb wirkt es wie ,Angelpunktartiges'.'' . . . [= 1. Alternative, definitionsmäßig übrigens im Einklang mit der allgemeinen, oben dargelegten Vorstellung vom qualitativen Stellenwert des Jungen Yang]. ,,Aber ,Angelpunktartiges' herrscht über den [Raum zwischen] Innen und Außen.'' [2. Alternative]. Eindeutig und ausschließlich für die 2. Alternative votiert Chang Ching-yüeh (*Lei-ching* 9/205 f.), wenn er ausführt: ,,,Das Junge Yang ist Angelpunktartiges' heißt, daß es zwischen Innenseite und Außenseite (*species et intima*) ist und sowohl hervortreten als auch eindringen kann.''

,,Das Mächtige Yin (*T'ai-yin*) ist Geöffnetes.''

Dieser sprachlich und philologisch völlig eindeutige Satz offenbart, was aus keiner anderen der Bestimmungen der sechs Zyklusglieder so unzweifelhaft hervorgeht: Die gebrauchten Ausdrücke *k'ai* [1], *ho* [2] und *shu* [3] (,Öffnendes', ,Schließendes', ,Angelpunktartiges') geben nicht über die absoluten Wertigkeiten der Glieder, sondern nur über deren relative Qualität im Vergleich zu den beiden anderen, gleichpoligen Abstufungen der gleichen Wertkonvention Auskunft. Denn Yin ist, wie wir ausführlich dartaten, alles andere als ,Öffnendes'[67]. Wird hier das Mächtige Yin als ,Öffnendes (Geöffnetes)' bezeichnet, so, weil es Yin (= Struktives) in der Phase seiner größten Aktualität[68], d. h. seiner maximalen positiven Manifestation bedeutet.

,,Das Weichende Yin (*Yin flectens*) ist Geschlossenes.''

Vorab einige Bemerkungen zum Ausdruck *chüeh-yin*, Weichendes Yin, *yin flectens*. *Chüeh* [4] ist ein wichtiger *tt*, der ganz allgemein eine Inversion der physiologisch normalen Strömungsrichtung der Energie bedeutet. Diese Inversion führt symptomatisch in jedem Fall zu einem Erkalten der Extremitäten[69]. Das Wort wird auch im *Shuo-wen* (p. 451) erwähnt und dort mit ,Steine freilegen',

[67] Vgl. oben S. 19; im übrigen zwingt die europäische Sprachform mit ihrer Zeitdetermination zur Entscheidung zwischen perfektivem und imperfektivem (iterativem) Aspekt, ein Unterschied, der im klassischen chinesischen Text implizit bleibt. Die unterschiedliche Übersetzung: Öffnendes: Geöffnetes für *k'ai* ist aus dem Kontext begründet.

[68] Zu diesem Ausdruck vgl. unten S. 43 f.

[69] Über die Modalitäten dieses *chüeh* vgl. die einschlägigen Kapitel 10, 37 und 45 des *Su-wen*.

[1] 開 [2] 闔 [3] 樞 [4] 厥

bzw. ‚Steine werfen' [1] erklärt. Die graphischen Ableitungen des Zeichens (mit den Radikalen 64 und 157) legen die Vermutung nahe, daß sich mit dem Phonem und Zeichen *chüeh* ursprünglich die Bedeutung ‚umwenden', ‚umkehren' verband, so daß die technische Begriffsbildung anscheinend an den archaischen Sinn des Wortes anknüpft. Der Bedeutungsumfang des chinesischen *tt chüeh* wird recht gut durch die lateinischen Derivate von *flectere*, (*flexus*, *flectens* . . .) wiedergegeben, durch welche sowohl die Vorstellung des Wendens, als auch des Zurückweichens, Nachlassens, Erschlaffens zum Ausdruck kommt, Nuancen, die *chüeh* im *Su-wen* 74/813 sowie im Anschluß daran in den Kommentaren des Wang Ping zu *Su-wen* 6/79 eindeutig unterlegt werden: „*Chüeh*, ‚*flexus*', bedeutet Erschopfen. Wenn das *yin-ch'i* (die struktive Energie) hier anlangt, erschöpft es sich."

Für die Interpretation dieses Passus gelten zunächst die gleichen, oben zum Ausdruck *ho* („Türflügel" → schließen) angestellten Überlegungen, mit dem großen Unterschied, daß die bei der Bestimmung der Yang-Glieder so eklatanten Divergenzen der Kommentatoren hier nahezu völliger Einhelligkeit Platz gemacht haben.

Wie dies möglich ist, zeigt die genauere Betrachtung ihrer Ausführungen. Ma Shih (*Su-wen* p. 80) schreibt: „Das Weichende Yin ist das erste Yin, ist die Erschöpfung des Yin, bedeutet Geschlossenes (*ho*)." Chang Chih-ts'ung (*Su-wen* p. 80) erläutert: „Das Weichende Yin ist die vereinte Erschöpfung der beiden Yin [2], darum wirkt es wie ‚Schließendes'." Chang Ching-yüeh (*Lei-ching* 9/206) endlich führt aus: „Das Weichende Yin ist Schließendes, wohnt auf der Innenseite (*intima*) des dem Yin Zugehörigen!"

„Das Junge Yin (*Shao-yin*) ist Angelpunktartiges."

Für diesen Satz gilt Ähnliches wie für den Parallelsatz der Yang-Glieder; allerdings ist hier, anders als beim soeben besprochenen Satz zum Weichenden Yin, die Übereinstimmung der Kommentatoren keine so weitgehende.

Ma Shih (*Su-wen* p. 80) bemerkt: „Das Junge Yin ist das zweite Yin, ist die Mitte des Yin, bedeutet Angelpunktartiges." Mit ihm ist Chang Ching-yüeh (*Lei-ching* 9/206), den wir hier zunächst zitieren wollen, ausnahmsweise völlig einig: „Das Junge Yin ist Angelpunktartiges, wohnt in der Mitte des dem Yin Zugehörigen." Lediglich Chang Chih-ts'ung (*Su-wen* p. 80) faßt die Qualität des Jungen Yin als Analogon des Jungen Yang auf, wenn er schreibt: „Das Junge Yin ist das erste Entstehen des gesamten Yin; deshalb (?) wirkt es wie Angelpunktartiges [3]."

Die drei Yin- und die drei Yang-Aspekte bilden einen sechsgliedrigen Zyklus abgeleiteter Wertkonventionen, bei dem zwischen allen Gliedern qualitative und innerhalb jeder Gruppe von drei gleichpoligen Positionen auch quantitative Unterschiede gegeben sind. Ziehen wir nun das Facit aus der vorangehenden Analyse der klassischen Aussagen zu den Gliedern des Zyklus und den wichtigsten der zugehörigen Kommentare, so müssen wir damit auch folgende drei Fragen beantworten: 1. Welches ist die logisch konsequente, welches die kon-

[1] 發石 [2] 兩陰之交盡 [3] 故主樞

ventionell verbindliche Aufzählungsreihenfolge der sechs Glieder des Zyklus? 2. Welche der divergierenden Ansichten der Kommentatoren sind folglich als irrig oder zumindest als peripher oder unkonventionell zu betrachten? 3. Welche Interferenzen haben zu den divergierenden Interpretationen geführt?

Wir unterstellen zunächst, daß die soeben zum Ausgangspunkt unserer Betrachtung gemachte Aufzählung der sechs Glieder des Yinyang-Zyklus im *Su-wen* 6/77–79 und *Ling-shu* 5/948 f. in ihrer Reihenfolge ein energetisches Gefälle impliziert. Als Reihenfolge 1 (Rf. 1) ist uns also gegeben[70]:

Rf 1:

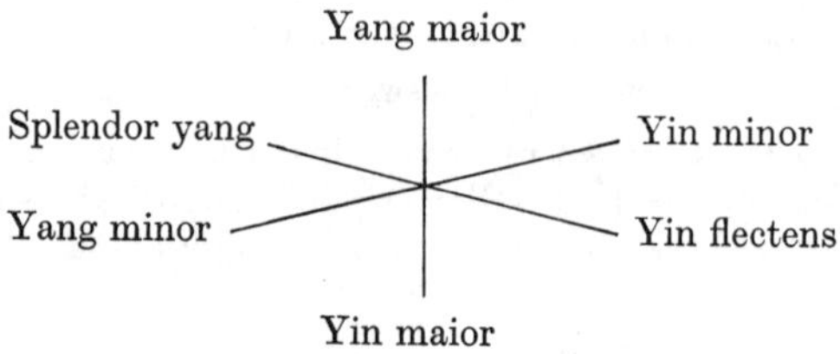

[Grundlage: Aufzählungsfolge im *Su-wen* Kap. 6]

Halten wir uns nicht an die äußere Folge der Aufzählung, sondern an die *primäre Aussage der Qualifikative k'ai, ho* und *shu*, so erhalten wir als zweite Reihenfolge (Rf. 2):

Rf. 2:

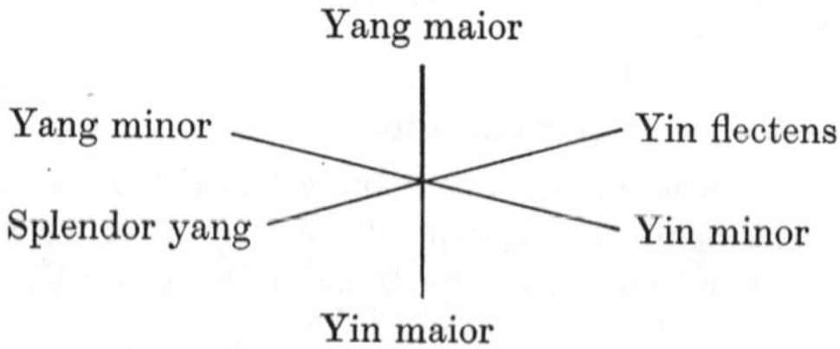

[Grundlage: Aussage der Qualifikative im *Su-wen*, Kap. 6]

Diese Reihenfolge 2 deckt sich nur bei den Yang-Gliedern mit der von Chang Ching-yüeh, dem Autor des *Lei-ching* in seinem Kommentar zu den zitierten Passus (*Lei-ching* 9/205 f.) vertretenen Reihenfolge[71].

Orientieren wir uns an keinem der vorgehenden Kriterien, sondern leiten wir die Folge der Aufzählung der sechs energetischen Positionen allein von der *semantischen Bedeutung* der Phasennamen, insbesondere der neu hinzukommenden Aspekte *chüeh-yin, Yin flectens,* und *yang-ming, Splendor yang* her[72], so gewinnen wir als 3. Reihenfolge (Rf. 3):

[70] Unter Berücksichtigung der oben dargestellten konventionellen Prämissen, folglich, indem wir mit der Zählung beim letzten Glied beginnen.

[71] Chang Ching-yüeh, der seinen Kommentar auf den im *Su-wen* gebrauchten Qualifikativen aufbaut, ist inkonsequent, wenn er *ho* einmal als ‚Inneres', einmal als ‚Mittleres' auslegt.

[72] Wobei wir zugleich den am *loc. cit.* angebrachten, ausdrücklichen Erläuterungen des T'ang-Kommentators Wang Ping Rechnung tragen.

Rf. 3:

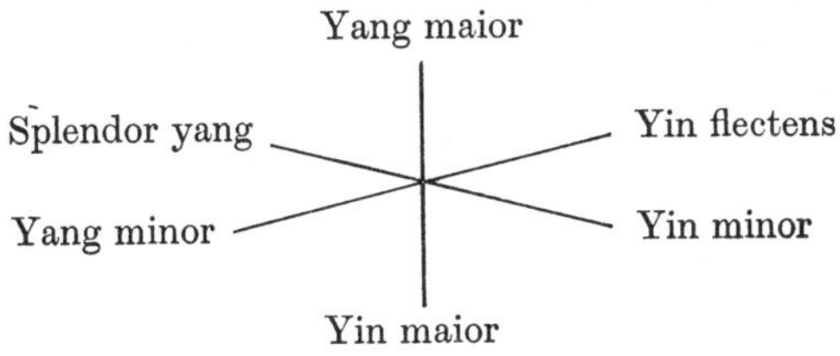

[Grundlage: Bedeutung der Phasennamen]

Diese Reihenfolge 3 ist identisch mit der vom Kommentator Ma Shih (*Su-wen* pp. 78 und 80) konsequent vertretenen Aufzählungsfolge.

Diese drei Paradigmata erschöpfen keineswegs die Zahl der im *Nei-ching* tatsächlich anzutreffenden Varianten des Zyklus[73], und schon gar nicht die Zahl der theoretisch überhaupt möglichen Varianten: 21[74]. Wohl aber sind damit schon die nach drei heuristisch bedeutsamen Ordnungsprinzipien ableitbaren Varianten gegeben, nämlich 1. Symmetrie, 2. innere Gliederung, 3. Einklang von semantischem Postulat und empirischer Wirklichkeit. Damit ergibt sich als Antwort auf die erste Frage: Aus der Sicht positiver Wissenschaft erscheint die Übereinstimmung von semantischem Postulat (= Wortbedeutung) und empirisch faßbarer Wirkung als Grundbedingung gültiger und stringenter Aussagen. Daß die Rf. 3, bei der diese Grundbedingung am deutlichsten erfüllt ist, zugleich die mit Abstand allgemeinst verbreitete konventionelle Reihenfolge der sechs Glieder des Yinyang-Zyklus ist, beleuchtet die innere Schlüssigkeit der chinesischen Heilkunde.

Wir begegnen der Rf. 3 explizit im *Su-wen* 31/266 f. Ferner ist sie sowohl in der Sinarteriologie als vor allem in der Phasenenergetik die am häufigsten implizierbare Reihenfolge des Sechserzyklus.

In der Phasenenergetik wird dieser Zyklus durchweg von anderen, dann primaren Zyklen von Wertkonventionen überlagert (Himmelsstämme, Erdenzweige, Wandlungsphasen), so daß die jeweils drei Glieder jeder polaren Qualität nicht mehr geschlossen aufeinanderfolgen, sondern mit ein oder zwei gegenpoligen Gliedern abwechseln. Dennoch ist leicht zu erkennen, daß die aus der grundlegenden Zuordnung der Erdenzweige zu den *configurationes*[75] sich ergebende Reihenfolge *yimi, yima, yami, spleya, yama, yifle* die hier besprochene Rf. 3 impliziert:

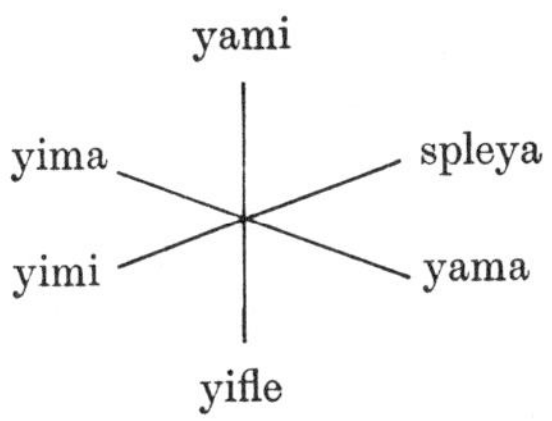

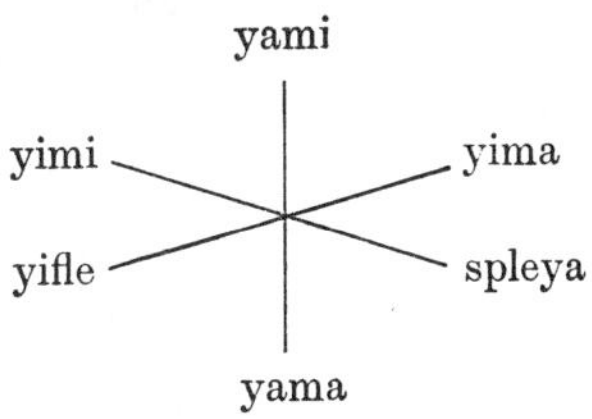

[73] Man vgl. auch etwa *Su-wen* 9/112.

[74] Wir rechnen hier zunächst nur solche Zyklen, bei welchen die drei Glieder jeder Polarität eine kohärente Folge bilden, im Einklang mit dem Gesamtgesichtspunkt unserer Betrachtung.

[75] Vgl. *Su-wen* 66/592 f. bzw. unten S. 56 ff.

Die drei Polachsen sind in beiden Paradigmata mit den gleichen antithetischen Werten besetzt. Auch das zweitwichtigste Paradigma der Phasenenergetik mit der Reihenfolge *yifle, yimi, yami, yima, spleya, yama,* (Fig. S. 37) läßt unter der Überlagerung durch den Bezug auf die Fünf Wandlungsphasen die Grundwertkonventionen der Rf. 3 noch erkennen: Hier besetzen jeweils die in Rf. 3 als Extremitäten der Polaritäten definierten Glieder gleichpolig zwei, und die vermittelnden Glieder (*yimi, spleya*) gegenpolig die dritte der Polachsen[76].

In der Sinarteriologie werden die Verhältnisse dadurch weiter kompliziert, daß infolge der Überlagerung durch Wandlungsphasen und der Polarität Hand:Fuß sowie Innen:Außen die zyklische Ordnung der sechs Yinyang-Glieder oft latent wird. – Nach der Rf. 3 – allerdings gegen den Uhrzeigersinn – werden auch im *Shang-han-lun* die als theoretische Grundelemente jenes Werks dienenden sechs Glieder des Yinyang-Zyklus aufgezählt. Geht man jedoch von der pathologischen Symptomatik aus, so liegt dem *Shang-han-lun*-Zyklus die Rf. 2 zu Grunde[77].

Damit sind auch die zweite und dritte der uns selbst gestellten Fragen leicht zu beantworten. Die frühen Kommentatoren, Wang Ping in der T'ang-Zeit und vielleicht auch Lin I in der Sung-Zeit, erwecken den Eindruck, daß in ihrer Epoche die energetischen Nuancen im Yinyang-Sechserzyklus zwar vorgegeben, aber nicht mit letzter Präzision erfaßt und definiert waren. In der Ming-Zeit vertritt Ma Shih mit großer Klarheit die allgemeingültige Rf. 3, während Chang Ching-yüeh und Chang Chih-ts'ung (letzterer in der Ch'ing-Zeit) die Verwendung sowohl der Rf. 3 als auch der Rf. 2 als normative zyklische Ordnungen ausdrücklich zu legitimieren suchen. Die Gründe hierfür sind leicht ersichtlich. Gegen Ende des 2. Jahrhunderts unserer Zeitrechnung waren die wesentlichen Lehrsätze des *Nei-ching* zwar schon seit geraumer Zeit[78] formuliert, doch ihre systematische und praktische Ausdeutung stand noch aus. Chang Chung-ching, der damals sein berühmtes klinisches Handbuch *Shang-han tsa-ping-lun* verfaßte und darin die Grundzüge der bis heute für die traditionelle chinesische Medizin verbindlichen Symptomatologie entwarf, wählte als systematisches Gerüst dieser Symptomatologie zwar den im *Nei-ching* vorgefundenen sechsgliederigen Yinyang-Zyklus, unterlegte ihm aber nach eigenem Ermessen und auf Grund seiner klinischen Erfahrungen teilweise Bedeutungen, die von allen[79] im *Nei-ching* vorkommenden abweichen[80]. Denn klassische Verbindlichkeit und

[76] Vgl. auch unten SS. 62 f.

[77] *Shang-han-lun chiang-i* p. 21. Die von den Autoren dieser modernen Kompilation vorgeschlagene Korrektur der Rf. 3 nach der *Su-wen* Rf. 1 erscheint nach allem hier Dargelegten nicht nur überflüssig, sondern sogar abwegig – bringt jedenfalls keine systematische Vereinfachung und Verbesserung der Theorie.

[78] Man nimmt an, daß die Lehren des *Nei-ching*, wenn auch nicht in ihrer heutigen Form, zu Beginn der Han-Zeit, also um das 3. Jahrhundert vor der Zeitwende, im großen und ganzen konstituiert worden waren.

[79] Man vgl. insbesondere im *Su-wen* die Kapitel 6, 9, 31, 67 und 70 und im *Ling-shu* die Kapitel 10 und 12.

[80] Die Beschäftigung mit den pathologischen und symptomatologischen Theorien liegt jenseits des Rahmens der vorliegenden Arbeit, doch ist im Hinblick auf die grundsätzlich wichtige „Norminterpretation" des Yinyang-Zyklus auf die im *Shang-*

eine einigermaßen homogene Interpretation erhält das *Nei-ching* eigentlich erst seit der Sung-Zeit. Die beiden Ming- und Ch'ing-Kommentatoren haben dann die im Bewußtsein ihrer Zeit als klassisch geltenden Einteilungen des *Shang-han-lun* in das *Nei-ching* hineininterpretiert.

B. DIE FÜNF WANDLUNGSPHASEN (WU HSING) [1].

1. *Historische und bibliographische Vorbemerkungen.*

Am Ende des vorausgehenden Abschnitts haben wir in Gestalt der dreifach abgestuften Polarität von Yin und Yang einen Zyklus von Wertkonventionen kennengelernt. Während dieser aber praktisch nur innerhalb der chinesischen Medizin Bedeutung hat und aus deren systematischen Bedürfnissen entstanden ist, wenden wir uns nun den medizinischen Aspekten jenes Konventionalzyklus zu, der in allen Wissenschaften Chinas vom Anbeginn ihrer Systematisierung an eine nicht minder wichtige Rolle gespielt hat als das Yin und Yang, dem Zyklus der Fünf Wandlungsphasen (*quinque transvectus*).

Daß die chinesischen Wissenschaften die Mehrzahl – wenn man die theoretische Entwicklung seit der T'ang- und Sung-Zeit zum Maßstab nimmt, seit der das Yinyang *explizit* als zyklische Alternanz dargestellt wird, kann man sagen alle – fundamentalen Wertkonventionen zu Zyklen zusammenfaßt, ist eine unmittelbare Folge des induktiv-synthetischen Erkenntnismodus. – Wir haben wiederholt angedeutet[81], daß die zyklische Verknüpfung von Erkenntnisdaten für das induktivsynthetische Denken ebenso charakteristisch ist, wie die lineare für das kausalanalytische.

In Folge ihrer – im chinesischen Kulturkreis – universellen Verwendung sind die Normkonventionen der Fünf Wandlungsphasen schon bisher in der einschlägigen Literatur mehr oder minder eingehend behandelt worden. Aus der größeren Zahl solcher Darstellungen sei hier lediglich erwähnt die kursorische bei Feng Yu-lan (*Chung-kuo chê-hsüeh-shih* pp. 491–573) sowie das einschlägige Kapitel in Granets *Chinesischem Denken* (deutsche Ausgabe, SS. 230 ff., 235 f. et al.) und die ausführlichen oder systematischen von Joseph Needham[82] und Wolfram Eberhard[83].

Needhams überwiegend wissenschaftsgeschichtliche Darstellung behandelt

han-lun yü-i, pp. 5–11 von Jen Ying-ch'iu angestellten Vergleiche zwischen den unterschiedlichen Bedeutungen des Yinyang-Zyklus in verschiedenen Disziplinen und Quellentexten hinzuweisen.

[81] Vgl. *Wissenschaftliches Denken* . . . ANTAIOS, März 1961, sowie die Einführung zur deutschen Ausgabe von Granets *Chinesischem Denken*, 1963.

[82] Needham, *Science And Civilisation* . . . Vol. 2, pp. 232–273 (Fundamental Ideas of Chinese Science) et passim; hervorragende Bibliographie.

[83] *Beiträge zur kosmologischen Spekulation Chinas in der Han-Zeit*, BAESSLER-ARCHIV, 1933, 16/I.

[1] 五行

mit großer Ausführlichkeit die historischen Anfänge und die frühe Verzweigung der auf die Fünf Wandlungsphasen gegründeten systematischen Spekulation. Eberhards gleichfalls auf ausgedehntem Quellenstudium ruhende Untersuchung ist nicht nur die umfänglichste Sammlung von Entsprechungen der Fünf Wandlungsphasen, sondern besitzt zusätzliche Bedeutung dadurch, daß der Autor die so gewonnenen Aussagen im Lichte moderner kombinatorischer Verfahren analytisch prüft. – Diese vorzüglichen Arbeiten entheben uns der Aufgabe, ausführlich auf die historischen Grundlagen und bibliographischen Details der Lehre von den Fünf Wandlungsphasen einzugehen. Des Zusammenhangs halber ist hier lediglich zu rekapitulieren, daß die erste explizite Formulierung traditionell – und bis heute grundsätzlich unwidersprochen – dem Tsou Yen zugeschrieben wird, der etwa zwischen -350 und -270 gelebt haben mag, also zu einer Zeit, als man sich in China zumindest auf einigen Gebieten, darunter mit Sicherheit dem der Medizin, anschickte, den Übergang von protowissenschaftlichen zu wissenschaftlichen Methoden im engeren Sinn zu vollziehen. Seither, d. h. von Anbeginn an, muß der *Wu-hsing*-Zyklus im Sinn einer qualitativen Normkonvention verstanden und verwendet worden sein. In vielen auf das 3. Jahrhundert vor der Zeitwende zurückgehenden und in allen philosophischen oder wissenschaftlichen Werken[84] der Han-Zeit spielte er eine wichtige Rolle. Naturalisten und Ritualisten, Sozialethiker und Alchemisten, Konfuzianer und Taoisten, sie alle entwickelten ihre Spekulationen und Systeme unter Berücksichtigung, zumeist aber auf der Basis (des Yinyang und) der Fünf Wandlungsphasen. Unter den Entsprechungssystemen, welche auf der Grundlage (des Yinyang und) der Fünf Wandlungsphasen errichtet im Laufe der Han-Zeit ihre nahezu endgültige Gestalt erhielten, ragen mehrere nach Umfang und Engmaschigkeit der inneren Systematik besonders hervor, darunter auch das im *Huang-ti Nei-ching* begründete[85], welches z. T. auch in seinen späteren Verzweigungen den Stoff der vorliegenden Arbeit abgibt.

Im folgenden werden wir zunächst die (energetische) Qualität der einzelnen Wandlungsphasen, die, wie wir uns immer gegenwärtig halten, als qualitative Normkonventionen (= konventionell fixierte Wertnormen) fungieren, analysieren und unter Verwendung universell epistemologischer Begriffe definieren. (Unbeschadet des Umfangs der Literatur über die Fünf Wandlungsphasen stand eine solche Untersuchung bisher aus[86].) Sodann wollen wir einige der medizinisch bedeutsamen Korrespondenzen der Fünf Wandlungsphasen rekapitulieren, um schließlich die allgemeinen Anwendungsschemata dieser Wertkonvention in der Medizin zu betrachten.

Hier ist noch ein Wort zur (normativen) Übersetzung des Terminus *wu-hsing* am Platze. Er wurde von den Missionaren des 16.–18. Jahrhunderts, deren

[84] Einzelheiten und Übersetzungen ausführlicher Zitate bei Needham und Eberhard *Op. loc. cit.*).

[85] Vgl. Needham, op. cit. Vol. 2, p. 265.

[86] Wir selbst waren kursorisch in unserer Studie *Farbemblematik in China*, ANTAIOS Juni 1662, SS. 154–167, auf dieses Thema eingegangen und befassen uns in einer noch unveröffentlichten Arbeit eingehend mit den Polarisationskriterien.

Bestreben es war, durch Anklänge an Bekanntes Interesse und Verständnis für die chinesische Kultur zu wecken, deren philologische Ressourcen, verglichen mit unseren heutigen, jedoch sehr bescheiden waren, mit ‚Fünf Elemente' übersetzt. Diese Übersetzung ist semantisch falsch und irreführend – was bereits vor uns von Gelehrten wie Granet[87] und Needham[88] erkannt und ausgesprochen wurde. Daß Needham trotz begründeter besserer Einsicht mit dem nicht überzeugenden Argument der historischen Gewohnheit[89] noch an dem herkömmlichen Äquivalent festhält, ist bedauerlich und läßt begreifen, warum noch weniger gut unterrichtete Autoren sich erst recht der unbefriedigenden Übersetzung bedienen. *Hsing* bedeutet wörtlich ‚Durchgang', weshalb wir hier die lateinische Entsprechung *‚transvectus'* und daneben, wie schon seit langem, konsequent den umschreibenden deutschen Ausdruck ‚Wandlungsphase' verwenden.

2. *Qualitative Definition der fünf Konventionalwerte*

Die Fünf Wandlungsphasen bezeichnen, wie ihr Name andeutet, Abschnitte der Zeit, zeitliche Abschnitte von genau determinierter Qualität, die sich im Verlauf kontinuierlicher Wandlungen in zyklischer Folge über räumlich umschriebenen Bezugspositionen ablösen. Oder, im Hinblick auf die Praxis formuliert, die Fünf Wandlungsphasen eignen sich und werden verwendet, um im Laufe der Zeit wechselnde energetische Qualitäten in konventionell fixierter Weise allgemeingültig und eindeutig zu definieren. Um dies leisten zu können, fassen sie die Qualitäten der Energie in elementare, an Assoziationen reiche Begriffe (Holz, Feuer, Erde, Metall, Wasser), die sich eben wegen dieser Leichtigkeit der Assoziation als Kristallisationskern eines induktiven Beziehungs- bzw. Entsprechungssystems ideal bewähren. Die Wandlungsphasen sind zu Anbeginn und bleiben Jahrhunderte hindurch Embleme für elementare Qualitäten, erfüllt mit einem Inhalt, der zu einem Teil rational definierbar ist – und immer wieder definiert wird –, der zu einem anderen Teil aber – obwohl in seinem Wesen jedermann vertraut – nur symbolisch angedeutet, umschrieben bleibt. Indes wäre es abwegig, gerade auf dem Gebiet der chinesichen Medizin, die schon vor der Zeitwende zu einem hohen Grad von Rationalität gelangt war, diese symbolische Komponente der Fünf Wandlungsphasen hervorzukehren. Im Gegenteil, je vielfältiger, subtiler, konsequenter sich das Entsprechungssystem der Medizin (wie auch anderer Disziplinen) ausbildete, ein um so größerer Teil des Bedeutungsumfangs der Embleme rückte in den Bereich der rationalen Erklärung – oder zumindest der Erklärbarkeit. Damit ist zunächst nur gesagt, daß es heute nicht nur erlaubt, sondern geboten ist, die ursprünglich emblematischen Wertkonventionen der chinesischen Wissenschaft rational aufzuhellen. Das Gegenteil, die gewollte Beschränkung auf elementare symbolische Korrespondenzen[90], wäre ein Rückfall in einen Obskurantismus, der im Hauptstrom der

[87] Granet, *Chinesisches Denken*, deut. Ausg. S. 235; S. 237.

[88] Needham, *op. cit.* Vol. 2, p. 243 f.

[89] Needham, *op. cit.* Vol. 2, p. 244: „The term ‚element' has for so long been used for the *wu-hsing* that it is hardly possible to discard it.

[90] Die wegen der Divergenz im Erkenntnismodus Chinas und Europas oft genug völlig schief ausfallen.

wissenschaftlichen Heilkunde Chinas seit mehr als zwei Jahrtausenden überwunden wurde. Endlich sei hier wieder daran erinnert, daß die westliche Wissenschaft zwar gewiß nicht rationaler, sicher aber analytischer als die chinesische ist[91]. Das Ziel, das Wesen chinesischer Erkenntnisse dem modernen Wissenschaftler zugänglich zu machen, ist daher zuverlässig nur dann zu erreichen, wenn man einerseits peinlich vermeidet, europäische, analytische Äquivalente für die synthetischen chinesischen Begriffe zu setzen[92] (denn dadurch würde das Beziehungssystem der chinesischen Wissenschaft und damit ihre eigentliche Aussage analysiert, d. h. aufgelöst und zerstört), während man andererseits jedoch diese gleichen chinesischen Begriffe nach *analytischer Methode* definiert und umschreibt, denn erst dadurch werden sie für den in einer ganz anderen Vorstellungswelt denkenden, (nichtsinologischen) Wissenschaftler unmittelbar assimilier- und reproduzierbar.

Zwischen Normkonventionen und den nach ihnen definierten Wirkungen besteht eine Wechselbeziehung[93]. Daraus, wie auch aus dem zu Beginn dieses Abschnittes Gesagten folgert, daß die allgemeinsten, in den Wertungen der Wandlungsphasen gegebenen Begriffe nicht allein aus den chinesischen Namen dieser Wandlungsphasen (Holz, Feuer . . .), sondern, noch detaillierter und klarer, aus dem gesamten Beziehungssystem abzuleiten sind, dessen Kern sie bilden.

Es gibt verschiedene geometrische Anordnungen der Wandlungsphasen. Eine, die unserem modernen Verständnis besonders entgegenkommt, ist jene raumbezogene, bei welcher vier Wandlungsphasen den Vier Himmelsrichtungen, eine dem Mittelpunkt zugeordnet wird[94]. Nach ihr entspricht dem Osten das Holz, dem Süden das Feuer, dem Westen das Metall, dem Norden das Wasser, während der Mittelpunkt durch die Erde besetzt ist [Tafel IV]. Jeder Himmelsrichtung, und damit auch jeder der vier richtungsbezogenen Wandlungsphasen, wird im gleichen Zug eine der vier Jahreszeiten zugeordnet, und zwar

dem Osten und dem Holz der Frühling,
dem Süden und dem Feuer der Sommer,
dem Westen und dem Metall der Herbst,
dem Norden und dem Wasser der Winter.

Es bedarf keines Beweises, daß die Korrespondenz von Jahreszeit und Himmelsrichtung auf der elementaren Erfahrung des täglichen und jährlichen

[91] Wir betonten diesen Gesichtspunkt von zentraler Wichtigkeit seit 1957 in all unseren einschlägigen Arbeiten.

[92] Vgl. *Untersuchungen* . . . ZdMG, 1961, *Wissenschaftliches Denken*, ANTAIOS, März 61.

[93] Dieser Satz gilt nicht nur für die hier betrachteten Wertkonventionen, sondern, wie man weiß, auch für die uns allen vertrauten Maßkonventionen, die als Folge und nach Maßgabe der Vervollkommnung der auf ihnen beruhenden Technik ihrerseits wiederholt neu, nämlich präziser und noch eindeutiger, festgesetzt wurden.

[94] Dieses auch außerhalb der Medizin gebräuchliche Schema ist im *Su-wen* im Kap. 5/55–60 vertreten.

Sonnenlaufs beruht, und es ist eine plausible Hypothese, daß die Beziehung der Wandlungsphasen zu diesen Naturdaten sich daraus erklärt, daß bestimmte an den jahreszeitlichen Wandel gekoppelte Embleme schließlich in den Rang universeller Wertkonventionen erhoben wurden. Auf jeden Fall sind in der beständigen Veränderung des Sonnenstands relativ zu jedem bestimmten Bezugspunkt schon das Modell und implizit auch die Kriterien gegeben, nach welchen sich alle energetischen Zyklen gliedern und ihre Phasen charakterisieren lassen.

Die Sonne ist schlechthin Verkörperung und Emblem des Aktiven, des Yang. Dort, wo ihr Einfluß abgeschirmt oder vorübergehend ausgeschaltet ist, kommt das gegenpolige Prinzip, das Struktive, das Yin zur Geltung. Damit ist bereits das erste der drei für den Zyklus der Fünf Wandlungsphasen gültigen Polarisationskriterien bestimmt: die Polarität Struktives: Aktives (Yin/Yang). Die Tages- und Jahreszeiten, während denen, aber auch die Himmelsrichtungen, beim Stand in welchen – die Sonne ihre Kraft entfaltet – also der Mittag, der Süden, der Sommer, aber auch der Morgen, der Osten, der Frühling – wieder als yang, als aktive bezeichnet; umgekehrt, die Tages- und Jahreszeiten, während denen – aber auch die Himmelsrichtungen, beim Stand in welchen – die Kraft der Sonne zurücktritt oder ganz zu schwinden scheint – um Mitternacht, im Norden, im Winter, aber auch am Abend, im Westen, im Herbst – werden als Aspekte der konservierenden, befestigenden Gegentendenz, als yin, als struktive verstanden[95].

Nun besteht – auch dieser Umstand ist der einfachen Erfahrung zugänglich – im Hinblick auf gegensätzliche Aspekte zwar zwischen Morgen und Mittag (Osten und Süden, Frühling und Sommer) und zwischen Abend und Mitternacht (Westen und Norden, Herbst und Winter) ein und derselbe Unterschied: die Aspekte (Yin oder Yang) die am Mittag oder um Mitternacht (im Süden und Norden, Sommer und Winter) in voller Entfaltung begriffen und von unmittelbarer Wirkung auf Natur und Sinne sind, kündigen sich am Morgen oder Abend, im Osten und Westen, Frühling und Herbst erst verhalten und verdeckt an, sie sind erst im Kommen begriffen, noch nicht eigentlich voll gegenwärtig. Hierin begegnen wir dem zweiten der drei für den Zyklus der Wandlungsphasen gültigen Polarisationskriterien: der Polarität von Potentialität: Aktualität.

Verwenden wir nun zunächst die bisher gewonnenen Polarisationskriterien zur Definition der Wandlungsphasen in der oben gezeigten kreuzförmigen Anordnung, so entspricht

die Wandlungsphase Holz potentiell oder potenziert[96] Aktivem oder potentieller Aktivität, Jungem Yang (*Yang minor*),

die Wandlungsphase Feuer aktuell Aktivem oder aktueller Aktivität, Mächtigem Yang (*Yang maior*),

die Wandlungsphase Metall potentiell oder potenziert Struktivem oder potentieller Struktivität, Jungem Yin (*Yin minor*),

[95] Vgl. *Su-wen* 3/22 ff.; 4/38 f.; 5/48 ff. et *al.*

[96] Mit der hier nebensächlichen Unterscheidung von ‚potentiell' und ‚potenziert' haben wir uns in einer unveröffentlichten Untersuchung ausführlicher beschäftigt.

die Wandlungsphase Wasser aktuell struktivem oder aktueller Struktivität, Mächtigem Yin (*Yin maior*)[97]. [Tafel V]

Aus den Tafeln IV und V bzw. ihrem Vergleich ist ferner ersichtlich:

Die potentiellen Positionen (Holz, Metall) und die aktuellen Positionen (Feuer, Wasser) sind jeweils auf einer Achse zusammengefaßt, weshalb wir von einer Achse der Potentialität und einer Achse der Aktualität sprechen.

Die Reihenfolge, in welcher die vier Tageszeiten, Himmelsrichtungen, Jahreszeiten auf den Polen des Achsenkreuzes angeordnet sind, entspricht jener, in welcher die Sonne in endlosem Zyklus die Himmelsrichtungen anzeigt bzw. berührt. Diese gleiche Reihenfolge kommt zunächst in emblematischer, als Folge der wissenschaftlichen Rationalisierung dann in konventionell abstrahierter Form in den Wandlungsphasen zum Ausdruck, weshalb wir ebenso die vier polarisierten Wandlungsphasen als Positionen eines Zyklus (zyklische Positionen) zu verstehen haben. Dem Mittelpunkt dieser vier peripheren Wandlungsphasen – peripher deshalb, weil sie gewissermaßen auf dem Umfang eines Kreises liegen – entspricht eine fünfte Wandlungsphase, die zentrale Wandlungsphase Erde. Im Mittelpunkt des Kreises, im Schnittpunkt der beiden Polachsen begegnen sich nicht nur die an den Polen differenzierten Qualitäten, sie gleichen sich auch aus, heben sich auf, werden neutralisiert oder – falls eine einzelne Achse als Ganzes ins Auge gefaßt wird – umgepolt. Der Mittelpunkt des Zyklus ist zugleich der Dreh-, Schwer-, Durchgangs- und Wandlungspol des Gesamtgefüges, sein neutraler Pol und Punkt der primordialen Undifferenziertheit. Damit erfassen wir das dritte der drei für den Zyklus der Wandlungsphasen bedeutsame Polarisationskriterium, die Polarität von qualitativer Differenziertheit: neutraler Undifferenziertheit. Emblem und konventionelles Zeichen für dieses neutrale und undifferenzierte – aber auch unendlich struktions- und reaktionsfähige – Stadium ist die Wandlungsphase Erde.

Der Eindruck der grenzenlosen Struktions- und Reaktionsfähigkeit der zentralen Wandlungsphase rührt außer aus den soeben angedeuteten Aspekten aus dem – epistemologisch im geometrischen Schema dargestellten – Umstand, daß vom Perspektivpunkt jeder beliebigen differenzierten Qualität – also auch jeder durch eine Wandlungsphase vertretenen Qualität – der neutrale Punkt axiomatisch die zur Perspektivposition qualitativ komplementären Eigenschaften annimmt: der neutrale Mittelpunkt liegt auf der kürzesten Verbindung zum Gegenpol der Perspektivposition, und zwar räumlich noch vor diesem.

3. *Sequenzen und medizintheoretische Anwendung der Wandlungsphasen*

Die Glieder eines Zyklus lösen sich in bestimmter Reihenfolge ab. Wiederholt sich eine bestimmte – oder einige wenige bestimmte – Reihenfolge(n) bei der Wiederkehr des Zyklus, so läßt sich daraus eine Regel ableiten. Damit ist ein weiteres, wichtiges Element für die systematische Beschreibung energetischer

[97] Wir modifizieren hiermit auf Grund inzwischen vertiefter Erkenntnis die Terminologie, die wir bei der ersten Definition der Wandlungsphasen in der 1962 veröffentlichten Studie *Farbemblematik in China* verwendet hatten.

Abläufe gewonnen: Die *konstante Reihenfolge* (Sequenz) im Auftreten konventionell fixierter Wirkqualitäten. Deshalb gehören eine Anzahl genau festgelegter Sequenzen zum Grundbestand der Lehre von den Fünf Wandlungsphasen.

Diese Sequenzen sind bereits Gegenstand der eingangs genannten wissenschaftlichen Untersuchungen und Darstellungen gewesen. Eberhard[98] hat alle aus den fünf Gliedern zu bildenden Sequenzen (36 an der Zahl) zusammengestellt und hinsichtlich ihres Vorkommens (oder Fehlens) in der wissenschaftlichen und protowissenschaftlichen Literatur der Han-Zeit untersucht. Needham[99] gibt von den fünf verbreitetst verwendeten Sequenzen eine ausführliche Darstellung. Indem wir auf diese Veröffentlichungen verweisen, beschränken wir uns hier auf eine Rekapitulation der wenigen medizintheoretisch wichtigen Sequenzen und auf einige ergänzende Hinweise.

Wir haben bereits eine Reihenfolge bzw. geometrische Anordnung der Wandlungsphasen kennengelernt, die wir, nachdem sie vorwiegend zur Beschreibung makrokosmischer Bezüge verwendet wird, die „makrokosmische Sequenz" oder ‚Sequenz 0' nennen [Tafeln IV und V]. Sie ist dadurch charakterisiert, daß der Zyklus explizit nur aus vier Gliedern (den „peripheren" oder „differenzierten" Wandlungsphasen) besteht, die im Uhrzeigersinn entsprechend ihrer Beziehung zu Tages-, Jahreszeiten und Himmelsrichtungen aufeinanderfolgen, während die 5. (zentrale, undifferenzierte) Wandlungsphase im Mittelpunkt die Qualitäten der vier äußeren Wandlungsphasen subsumiert.

Für Zwecke der angewandten Wissenschaft – und mit solchen haben wir es bei der chinesischen Medizin in aller Regel zu tun – erhalten jedoch Sequenzen den Vorzug, durch welche auch die neutrale zentrale Wandlungsphase, das Emblem des Durchgangs und der Wende, gleichberechtigt mit den übrigen Wandlungsphasen in den Zyklus integriert wird. Logisch kann dieser Einschub der zentralen Wandlungsphase an einer, an zwei oder an vier Stellen des Wandlungsphasenzyklus erfolgen, je nachdem mit welchem Grade von Abstraktion man den Charakter der zentralen Wandlungsphase und mit welcher rationalen Klarheit man die Polarisationskriterien begreift. In den alten Teilen der Klassiker, bei deren Redaktion die Polarität Yinyang im rationalen Bewußtsein der Autoren die der beiden anderen Polaritäten überstrahlte, wird die neutrale Wandlungsphase nur an einer Stelle des Zyklus, in der Grundsequenz zwischen ‚Feuer', (Mächtigem Yang, aktueller Aktivität) und ‚Metall' (Jungem Yin, potentieller Struktivität) eingefügt. Unter dem Einfluß der klassischen Tradition ist dies bis heute die technisch häufigste Sequenz geblieben. In später interpolierten Klassikerkapiteln[100], wie auch in einigen nachklassischen Texten, hat man die zentrale Wandlungsphase rational allgemein als Phase des Durchgangs und der Umpolung erfaßt und konsequent nach jeder peripheren Wandlungsphase in den Zyklus eingeschoben[101].

[98] *Op. cit.* [99] *Op. cit.* vol. 2, pp. 253–261.

[100] Vgl. hierzu die SS. 51 ff. unten.

[101] Vgl. die Zuordnung der Erdenzweige zu den Wandlungsphasen Tafel XI sowie die Tafel XVII.

Als Grundsequenz, Sequenz I kann die sogenannte „Hervorbringungsreihenfolge" (*Sequentia efficiens, hsiang-sheng-hsü* [1]) betrachtet werden, so benannt, weil bei ihr jede im Uhrzeigersinn nachfolgende Wandlungsphase als Erzeugnis, als „Kind" (*tzu*) der vorausgehenden, die vorausgehende als „Mutter" (*mu*) der nachfolgenden betrachtet wird [Tafel VI]. Diese *sequentia efficiens,* Sequenz I, beginnt mit der Wandlungsphase Holz und endet mit der Wandlungsphase Wasser. Überdies liegt sie auch noch der allgemein üblichen Zählung der Wandlungsphasen zu Grunde:

I. Wandlungsphase: Wandlungsphase Holz – *transvectus ligni* – erzeugt
II. Wandlungsphase: Wandlungsphase Feuer – *transvectus ignis* – erzeugt
III. Wandlungsphase: Wandlungsphase Erde – *transvectus humi* – erzeugt
IV. Wandlungsphase: Wandlungsphase Metall – *transvectus metalli* – erzeugt
V. Wandlungsphase: Wandlungsphase Wasser – *transvectus aquae*. (Erzeugt die I. Wph.).

Als Sequenz II ist die „Bezwingungs- oder Bändigungsreihenfolge" (*Sequentia vincens sive cohibens, hsiang-shèng-hsü, hsiang-k'o-hsü* [2]) zu nennen, so bezeichnet, weil bei dieser Folge jeweils die nachfolgende Wandlungsphase die vorangehende bändigt (*k'o* [3]), im Zaume hält [Tafel VII]. Wasser bändigt Feuer; Feuer bändigt Metall; Metall bändigt Holz; Holz bändigt Erde; Erde bändigt wiederum Wasser. Unter Verwendung der Ordnungszahlen ausgedrückt, ergibt sich somit die Folge 1.–3.–5.–2.–4. Die Sequenzen I und II sind als „physiologische" Sequenzen zu bezeichnen, in dem Sinn, daß sie bei allen physiologischen (= „normalen") Lebensvorgängen, also bei intakten, harmonischen Funktionen des Individuums, auftreten. Die evolutive Dynamik, gegeben durch von außen auf das Individuum einwirkende Energien und Reize (yang), treibt die Funktionen und Energiekreisläufe im Sinne der Sequenz I voran. Daß dieser Antrieb nicht zu ständig steigendem oder auch nur übermäßigem Energieumsatz führt, wird durch den struktiven Widerstand (yin) gewährleistet, der durch die substrative Qualität und Quantität der Orbes gegeben ist und im Sinne der Sequenz II eine Gegensteuerung, einen physiologischen Antagonismus gegenüber den Antriebskräften bedingt.

Nun sind indes die energetischen Abläufe ständig einer Vielzahl äußerer und innerer Einflüsse, sogenannten ‚Heteropathien' (*hsieh* [4]) ausgesetzt, die das physiologische Zusammenspiel von Antrieb und Hemmung in einzelnen Bereichen des Individuums (Orbes) oder in seiner Gesamtheit bedrohen oder stören. Diese Störungen manifestieren sich diagnostisch als Defizienz (*pu-chi*) oder Redundanz (*t'ai-kuo*) von Energie an einzelnen Positionen (Orbes) des Gesamtindividuums. Wird die Energie (*ch'i*) an einer Position des Individuums defizient (*pu-chi*), so wird die Qualität dieser Position durch die Qualitäten der (z. B. nach der Sequenz II der Wandlungsphasen) benachbarten und mit ihr funktionell direkt verbundenen Positionen überlagert, überdeckt, pervertiert. Ist umgekehrt die Energie einer Position redundant (*t'ai-kuo*), so überlagert, über-

[1] 相生序 [2] 相勝，相克序 [3] 克 [4] 邪

wältigt sie mit ihrer Eigenqualität die Qualitäten der mit ihr funktionell direkt verbundenen Positionen[102]. Dabei entartet die „Bändigungsbeziehung (*k'o*)" in „Überlagerung" (*ch'eng* [1]); überdies tritt nach einer pathologischen Sequenz III, die nach der in ihr gegebenen Beziehung „Überwältigungsreihenfolge" (*Sequentia violationis, hsiang-wu-hsü* [2]): 1. – 4. – 2. – 5. – 3. – genannt wird, das Phänomen der „Überwältigung" (*violatio*) von Qualitäten auf, die durch die Anomalien betroffen sind. Also Holz überwältigt Metall; Metall überwältigt Feuer; Feuer überwältigt Wasser; Wasser überwältigt Erde; Erde überwältigt wiederum Holz [Tafel VIII].

Beispiele: Ist die Wandlungsphase Holz energetisch defizient, so wird ihre Qualität von der Wandlungsphase Metall, durch die sie normalerweise nur gebändigt wird (*k'o*), überlagert (*ch'eng*) und von der Qualität der Wandlungsphase Erde, die sie selbst normalerweise bändigt, im Gegenteil überwältigt (*wu*). Ist die Wandungsphase Holz umgekehrt energetisch redundant, so überlagert sie die Qualität der Wandlungsphase Erde, statt sie lediglich zu bändigen, und sie überwältigt (*wu*) den sie bändigenden Einfluß der Wandlungsphase Metall.

Stellen wir die soeben betrachteten physiologischen und pathologischen Wirkungen gegenüber, so ergibt sich tabellarisch:

Physiologisch (Bezugssequenz: Sequenz II)	*Pathologisch* (Bezugssequenz: Sequenz II)
1. B bändigt (*k'o*) C.	ist B energetisch defizient (*pu-chi*), dann gilt:
2. B wird durch A gebändigt (*k'o*)	1. B wird durch C überwältigt (*wu*)
[3. C bändigt D;	2. B wird von A überlagert (*ch'eng*).
4. C wird durch B gebändigt . . . usf.]	ist B energetisch redundant (*t'ai-kuo*), dann gilt:
	1. B überlagert (*ch'eng*) C
	2. B überwältigt (*wu*) A. [usf. . . .]

Mit diesen drei Sequenzen, einem Zwölftel der kombinatorischen Möglichkeiten, und einschließlich der Inflexionen, denen der Zyklus infolge quantitativ energetischer Abweichungen (Defizienz und Redundanz einer Wandlungsphase) unterworfen ist, ist an Grundregeln der Lehre von den Fünf Wandlungsphasen im wesentlichen alles beschrieben, was medizintheoretisch bedeutsam ist – ein einfaches und übersichtliches Instrumentarium.

Ergänzend bleiben einige pathologische *tt* zu erläutern, die sich auf die Fortpflanzung (*ch'uan* [3]) von Heteropathien bzw. Heteropathica (*hsieh* [4]) entsprechend den nach den Wandlungsphasensequenzen definierten Zusammenhängen beziehen. Und zwar unterscheidet man im Anschluß an das *Nan-ching* 50[103]:

[102] Weitere Ausführungen zu diesem eigentlich in den Bereich von Diagnostik und Pathologie gehörenden Thema findet man noch im folgenden Kapitel ‚Phasenenergetik' SS. 77 ff.

[103] Kap. 4/125 f.

[1] 乘 [2] 相侮序 [3] 傳 [4] 邪

1. *Heteropathia inanitatis* („Erschöpfungsheteropathie"), [1]: die Heteropathie pflanzt sich von hinten (nach Sequenz I) nach vorn fort: die „Mutter" überlagert das „Kind". Beispiel: Übertragung einer im *Orbis hepaticus* endogenen Heteropathie auf den *Orbis cardialis*.

2. *Heteropathia repletionis* („Fülleheteropathie"), [2]: die Heteropathie pflanzt sich von vorn nach hinten fort: das „Kind" überlagert „die Mutter". Beispiel: Übertragung einer im *Orbis cardialis* endogenen Heteropathie auf den *Orbis hepaticus*.

3. *Heteropathia praedatoria* („Raubheteropathie"), [3]: die Heteropathie geht von einer (nach Sequenz II) nicht gebändigten, sondern die eigene Position physiologisch bändigenden Position aus. Beispiel: Übertragung einer im *Orbis hepaticus* endogenen Heteropathie auf den *Orbis lienalis*.

4. *Heteropathia evanescens* („Verschwindens-Heteropathie"), [4]: Die Heteropathie geht von einer (nach Sequenz II) gebändigten Position aus, pflanzt sich mithin nach Sequenz III fort. Beispiel: Übertragung einer im *Orbis lienalis* endogenen Heteropathie auf den *Orbis hepaticus*.

5. *Heteropathia recta* („Direkte Heteropathie"), [5]: die Heteropathie beschränkt sich auf den Orbis, in dem sie entsteht.

[1] 虛邪 [2] 實邪 [3] 賊邪 [4] 微邪 [5] 正邪

2. KAPITEL

DIE WERTKONVENTIONEN MAKROKOSMISCHER DIMENSION – DIE PHASENENERGETIK

(DIE FÜNF UMLAUFPHASEN UND DIE SECHS ENERGETISCHEN KONSTELLATIONEN, *wu-yün liu-ch'i* [1]).

1. *Allgemeine Vorbemerkungen*

Es ist eine axiomatische, mithin fraglose Prämisse des chinesischen Denkens, daß, wie zwischen allen Bereichen der Natur, so auch zwischen Makrokosmos und Mikrokosmos ein (induktivsynthetischer) Wirkzusammenhang besteht, weshalb die energetischen Abläufe im Kosmos unablässig das in jedem individuellen Organismus sich vollziehende Geschehen beeinflussen. Aus diesem Grund ist die systematisierte, qualitativ eindeutige Beschreibung der makrokosmischen Wirkungen – genauer gesagt, der *zeitlich variablen* meteorologischen, klimatologischen und immunologischen Gesamtsituation – eine unerläßliche Voraussetzung jeder rationalen Therapie. Entscheidende Bedeutung hat die Kenntnis der makrokosmischen Situation für die richtige Diagnose und Therapie der exogenen (chinesisch: *wai-kan* [2] „von außen hervorgerufenen)" Krankheiten und der epi- bzw. pandemischen Krankheiten, die im Chinesischen u. a. bezeichnenderweise mit den *tt shih-ping* [3] oder *shih-ch'i-ping* [4], d. h. ‚zeitabhängige', ‚durch die Zeitkonstellation bedingte' Krankheiten belegt werden.

Die elementarste Aussage über die veränderliche makrokosmische Situation ist die kalendarische, am Lauf von Sonne und Mond orientierte. In China ist, wie es scheint, seit den ältesten Zeiten[1] ein kombinierter Mond-Sonnen-Kalender in Gebrauch. Auch heute richten sich in China Landwirte und Praktiker der traditionellen Heilkunde nach diesem Kalender.

Der Bezug auf den Kalender, wie er in der Heilkunde in allen Kulturen üblich ist, läßt indes immunologisch bzw. epidemologisch nur rudimentäre Prognosen von mittlerer Wahrscheinlichkeit zu: Das Auftreten bestimmter Krankheiten ist zu manchen Jahreszeiten wahrscheinlicher als zu anderen, die Verschlimmerung in gewissen Krankheitsbildern tritt zu einer bestimmten Tageszeit (= bei einem bestimmten Sonnenstand) häufiger auf als zu einer anderen. Während

[1] Also mindestens seit dem 2. Jahrtausend vor der Zeitwende. – Hinsichtlich der astronomischen Grundlagen des chinesischen Kalenders vgl. man die Zusammenfassung in Needham, *Op. cit.* vol. 3, pp. 293 f., 390 ff. und die dort gegebenen ausführlichen bibliographischen Angaben.

[1] 五運六氣 [2] 外感 [3] 時病 [4] 時氣病

sich aber die Tages- und Jahreszeiten kalendarisch endlos gleichförmig wiederholen, zeigen sie meteorologisch von Zyklus zu Zyklus ein anderes, individuelles Gepräge. Um die meteorologische Eigenart jedes individuellen Zeitabschnitts präziser, nicht nur meta- sondern auch prognostisch, zu definieren und damit rational in Diagnose und Therapie einzubeziehen, hat die chinesische Medizin die Wertkonventionen der Phasenenergetik entwickelt.

Den europäischen *tt* ‚Phasenenergetik' haben wir als Bezeichnung einer Disziplin eingeführt, welche die Veränderungen energetischer Konstellationen (*configurationes, ch'i*) in verschiedenen Zeitabschnitten (Umlaufphasen, *circuitus, yün*) zum Gegenstand hat. Im Chinesischen entspricht ihr das technische Binomen *yün-ch'i*, eine Verkürzung aus *wu-yün, liu-ch'i*: *quinque circuitus, sex configurationes.*

2. *Historisches, Bibliographisches*

Die früheste Darstellung und zugleich erste Autorität der Phasenenergetik (*yün-ch'i*) bietet die von Wang Ping im Jahre 762 unserer Zeitrechnung edierte Fassung der *Elementaren Fragen im Innern Klassiker des Gelben Fürsten* (*Huang-ti Nei-ching Su-wen*). In dieser Fassung des *Su-wen* sind zwei Kapitel – das 9. und 22. beiläufig, neun Kapitel, nämlich die Kapitel 66–74 ausschließlich der Phasenenergetik gewidmet. Der Umfang der letztgenannten Kapitel 66–74 beträgt durchwegs ein mehrfaches des Umfangs der übrigen Kapitel des *Su-wen,* so daß die Ausführungen über die Phasenenergetik in der seit der T'ang-Zeit am weitesten verbreiteten Standardfassung dieses Medizinklassikers nahezu ein Drittel des Gesamtinhalts bestreiten. Dieser Umstand läßt einerseits die Bedeutung erkennen, die man, in gewissen Kreisen, der *yün-ch'i*-Lehre beigemessen hat, andererseits gibt er der Annahme Nahrung, daß diese überlangen Kapitel – und damit wohl die ganze Phasenenergetik – erst von Wang Ping in das *Su-wen* eingefügt worden sind.

Tatsächlich wird die Lehre von den Umlaufphasen und den Energetischen Konstellationen, soweit wir heute erkennen können, vor Wang Ping in keiner Fassung des *Huang-ti Nei-ching* und von keinem der anerkannten Medizinschriftsteller behandelt.

Die Wang Ping-Fassung des *Su-wen* hat erst zur Sung-Zeit alle übrigen Fassungen des *Su-wen* verdrängt. Von zweien dieser älteren Fassungen sind uns zumindest die Inhaltsverzeichnisse überliefert: 1. vom *Huang-ti Su-wen* in 8 *chüan*, kommentiert von Ch'üan Yüan-ch'i der Liang-Zeit[2], 2. vom *Huang-ti Nei-ching T'ai-su* in 30 *chüan*, in der Sui-Zeit ediert von Yang Shang-shan[3]. Die Titel der Kapitel 66–74 werden in ihnen nicht erwähnt; in dem auf uns gekommenen Fragment des *T'ai-su*-Texts fehlt überdies jede Darlegung über die *Yün-ch'i*-Lehre. Das gleiche gilt für die Schriften des Chang Chung-ching, der in der Hou-

[2] Abgedruckt im *Su-wen-shih* sowie neuerdings von dort im *Huang-ti Nei-ching Su-wen Shih-i*, p. 11.

[3] Fragmentarisch in den heutigen Ausgaben dieses Texts abgedruckt – vgl. die Bibliogr.

Han-Zeit sein *Shang-han-tsa-ping-lun* verfaßte, in dem er sich allenthalben auf das *Nei-ching* bezieht; für die Schriften des Huang-fu Mi (ca. 215–282), der in seinem *Chia-i-ching* große Teile des *Su-wen verbatim* reproduziert, des Wang Shu-ho (2. Hälfte des 3. Jahrhunderts), dessen *Mo-ching* Lehre und Terminologie des *Su-wen* zur Grundlage hat, ja noch des Sun Szu-mo (ca. 581–682), der in seinen klinischen und pharmakologischen Kompendien *Ch'ien-chin yao-fang* und *Ch'ien-chin i-fang* der taoistischen Kosmologie, aus welcher die Phasenenergetik hervorgegangen ist, in vieler Hinsicht Tribut zollt.

Lin I, der in der Ning-chien Periode (1068–1077) im Verein mit Kao Pao-heng mit der Neuedition des *Nei-ching* befaßt war, deutet diese Lücke bzw. Nichterwähnung der *yün-ch'i*-Lehre bei den Autoren vor Wang Ping damit, daß in den Huang-fu Mi, Ch'üan Yüan-ch'i . . . vorliegenden Ausgaben das *chüan* 7 gefehlt habe, und daß Wang Ping in diese Lücke ein bis zu seiner Zeit völlig unabhängig tradiertes Werk, nämlich das schon von Chang Chung-ching erwähnte *Yin-yang-ta-lun* eingefügt habe[4]. Anscheinend möchte Lin I mit dieser Hypothese, deren nähere Begründung im übrigen dunkel bleibt, unterstellen, daß auch die Phasenenergetik mindestens seit der späteren Han-Zeit Teil der klassischen Tradition war. Der Umstand, daß keiner der bedeutenden Autoren vor 762, nicht einmal der stark taoistisch inspirierte Sun Szu-mo, sie übernimmt, deutet demgegenüber darauf hin, daß Wang Ping selbst dieser Lehre ihre letzte Form gegeben und sie in das *Su-wen* interpoliert hat. Eine solche Vermutung gewinnt Wahrscheinlichkeit, wenn man berücksicht, daß Wang Ping auch die Autorschaft am *Hsüan-chu Mi-yü* („Geheime Worte des [Meisters von der] Mysteriösen Perle"), einem 17 *chüan* umfassenden medico-taoistischen Traktat über die Lehre von den Umlaufphasen und Energiekonstellationen zugeschrieben wird.

Widersprüchen der Datierung – Wang Ping hat seine kommentierte *Su-wen*-Edition 762 vorgelegt, das *Hsüan-chu Mi-yü* hingegen soll während der Regentschaft der Kaiserin Wu (685–705) entstanden sein – sowie des Stils wegen – der Kommentar zum *Su-wen* ist in einem geschliffenen, das *Hsüan-chu Mi-yü* hingegen im rustikalen (*ts'u-yeh*) der taoistischen Traktate geschrieben – hat man allerdings schon zur Sung-Zeit die gängige – noch heute überlieferte – Version des *Hsüan-chu Mi-yü* als Apokryphe erkannt, ohne auszuschließen, daß Wang Ping tatsächlich der Autor einer einschlägigen Abhandlung gewesen sein mag (Vgl. *I-chi-k'ao* pp. 1390–1393).

Daß die Kapitel 66–71 und 74 interpolierte Fremdkörper im *Su-wen* sind, spricht in China indes unumwunden erst am Ende der Yüan-Zeit der Arzt und Philologe Wang Lü in seiner Sammlung *I-ching su-hui-chi* („Zurück zu den Ursprüngen in den Medizinklassikern") aus. In einer Anmerkung zum Aufsatz *Szu-ch'i so-shang lun* („Was die vier jahreszeitlichen Energiekonstellationen verletzten") heißt es dort (S. 22): „Selbstverständlich sind die sieben Kapitel über die Fünf Umlaufphasen (*wu-yün*) und die Sechs Energetischen Konstellationen (*liu-ch'i*) und die übrigen Kapitel des *Su-wen* zwei (verschie-

[4] Vgl. das *I-chi-k'ao* p. 20.

dene) Schriften, die aus der Hand zweier verschiedener Personen stammen. Bei ihren Darlegungen hatte jede ihren eigenen Leitgedanken; [daher] darf man sie nicht miteinander verquicken. Hat also Wang Ping die sieben Kapitel in das *Su-wen* interpoliert, so sind sie nicht der ursprüngliche Text des *Su-wen*."

Damit ist nicht ausgeschlossen, daß nicht auch die übrigen Kapitel – in diesem Zusammenhang also die Kapitel 9 und 22 – gleichfalls Interpolationen enthalten; daß sie nur selten nachzuweisen sind, liegt vor allem am Fehlen unabhängiger Paralleltexte zum *Su-wen*. Immerhin wird uns eine eingehendere, nicht nur von der Form, sondern vom Inhalt her gewonnene Kenntnis der Medizintexte allmählich zumindest zwischen durch vielfache Tradition gesicherten und zwischen fragwürdigen Passagen unterscheiden lassen[5].

Daß die Phasenenergetik eine relativ späte, erst im 8. Jahrhundert in die Lehrtradition eingefügte Neuerung darstellt, kommt nicht zuletzt darin zum Ausdruck, daß Sekundärliteratur über dieses Sachgebiet erst seit der Mitte der Sung-Zeit (1099)[6], in größerem Umfang jedoch erst seit der Ming-Zeit auftritt. Schon zu Beginn der Ming-Zeit räumte Chu Su, ein Sohn des Dynastiegründers, in der unter seiner Ägide kompilierten Universellen Rezeptur (*P'u-chi-fang*) der Phasenenergetik breiten Raum ein: Sechzig mit einem Begleittext versehene synoptische Tafeln ermöglichen es, für jedes der 60 Jahre des kalendarischen Zyklus die nach der *yün-ch'i*-Lehre zu erwartende kosmisch-energetische Konstellation übersichtlich abzulesen. Und 1624 veröffentlichte der als Medizintheoretiker und Autor des *Lei-ching* hochgeschätzte Chang Chieh-pin (Ching-yüeh) sein *Lei-ching T'u-i* („Illustrierte Flügel zum rubrizierten [Inneren] Klassiker"). Wenn er sich gleich zu Beginn dieses Werks mit der Lehre von den Fünf Umlaufphasen und den Sechs Energetischen Konstellationen befaßt, so geht er nicht nur inhaltlich über die im *Su-wen* niedergelegten Regeln hinaus, indem er auch bei dem Neokonfuzianer Chou Tun-i die von diesem formulierte Idee vom Höchsten Pol (*T'ai-chi*) und dessen Auffächerung in der sinnlichen Welt Anleihen macht, sondern er führt auch eine konsequentere innere Systematik ein. Diese Abhandlung gilt heute als die, weil straffste und schlüssigste, auch beste Darstellung der Phasenenergetik.

Daneben sind aus der Ming-Zeit aus der größeren Zahl einschlägiger Traktate noch das *Su-wen Yün-ch'i-t'u K'uo-ting-chü li-ch'eng* des Hsiung Tsung-li (*I-chi-k'ao* p. 1398), das *Yün-ch'i i-lan* des Wang Chi (Sheng) (*I-chi-k'ao* p. 1399) erwähnenswert.

Unter den Ch'ing wurde die Phasenenergetik 1749 im 35. Kapitel des *I-tsung chin-chien* („Goldener Spiegel der Medizin") nach dem „Urtexte", d. h. der Wang Ping'schen *Su-wen*-Edition, rekapituliert. – In neuester Zeit hielt man es für zweckmäßig, in die 2. Auflage des von der Nankinger Akademie für Chinesische Medizin *Chung-i-hsüeh kai-lun* ein ausführliches Kapitel über die Fünf

[5] Vgl. z. B. zu *Su-wen* 5/54–61 die Überlegungen in *Die energetische Terminologie* . . . S. 191.

[6] Damals erschien das *Su-wen* . . . *Lun-ao* des Liu Wen-hu, vgl. *I-chi-k'ao*, p. 1394.

Umlaufphasen und die Sechs Energiekonstellationen einzufügen (1959). Und Jen Ying-ch'iu, der Autor einer kommentierten *pai-hua*-Übertragung des *Su-wen*, hat im gleichen Jahr in einer kleinen Monographie[7] neben den medizinischen auch die paramedizinischen Aspekte der Phasenenergetik erläutert.

Wenn, wie diese Aufzählung zeigt, die Phasenenergetik auch seit mindestens vier Jahrhunderten von den besten Autoritäten oder höchsten Gremien der medizinischen Wissenschaft Chinas anerkannt oder zumindest toleriert wird, so muß sie doch vorerst noch immer als das schwächste und mit Recht umstrittene Glied im theoretischen Gefüge der wissenschaftlich systematisierten Heilkunde Chinas gelten. Zwar brauchen wir uns nicht all der Einwände anzunehmen, die im Laufe der Zeit gegen die *yün-ch'i*-Lehre vorgebracht wurden[8], doch ist in ihr schon von den Prämissen her das Überwiegen der spekulativen Konstruktion gegenüber den empirisch gegebenen äußeren Orientierungsdaten unleugbar. Deshalb sind die nachfolgenden Ausführungen zu diesem Teilgebiet zwar nicht als historisches Kuriosum, sicher aber auch nicht als befriedigende Lösung eines schwierigen wissenschaftlichen Grundsatzproblems, sondern richtig nur als Anregung und Forschungsgrundlage aufzufassen, wie wir in den Schlußfolgerungen (unten S. 86 f.) noch näher begründen.

3. *Die Grundkonventionen der Phasenenergetik*

Die Phasenenergetik gründet durchwegs auf Wertkonventionen – Yin und Yang, Fünf Wandlungsphasen – und arithmetischen Emblemen – Himmelsstämme und Erdenzweige –, die innerhalb der chinesischen Wissenschaften schon seit vielen Jahrhunderten mit präziser Bedeutung in Gebrauch waren, zwischen denen aber nun – d. h. wie wir sagten, etwa zwischen dem 7. und 8. Jahrhundert unserer Zeitrechnung – dem Sachgebiet entsprechend, neue Beziehungen postuliert wurden.

a) Tragendes Gerüst der Phasenenergetik sind zwei Reihen von Zahlenemblemen: die 10 Himmelsstämme (*t'ien-kan* [1]) und die 12 Erdenzweige (*ti-chih* [2]). Wie die Bezeichnung ‚Emblem' anzeigt, hatten und haben sie aus heutiger Sicht eine ambivalente Funktion[9]: Sie dienen gleichzeitig zur Zählung (= quantitativer Aspekt), Einordnung und Wertung (= qualitativer Aspekt) von Positionen.

Indem man je einen der 10 Himmelsstämme mit einem der 12 Erdenzweige kombiniert (vgl. die Tabelle S. 557 unten), entstehen 60 zahlenemblematische Binomen mit den Stellenwerten 1–60, welche bereits im chinesischen Altertum, d. h. seit der Mitte des 2. Jahrtausends vor der Zeitwende, zur Zählung und *Kennzeichnung* der Tage verwendet wurden: Man ordnete jedem Tag des Jahres

[7] *Wu-yün liu-ch'i* („Phasenenergetik").

[8] Eine Sammlung kritischer Einlassungen findet sich in *I-chi-k'ao* pp. 1401–1404.

[9] Vgl. *Farbemblematik in China*, ANTAIOS Juni 1962, sowie Granet, *Das Chinesische Denken*, deutsche Ausg. SS. 111 ff.

[1] 天干 [2] 地支

eines der 60 Binomen zu und begann nach dem 60. Binomen wieder einen neuen Zählzyklus mit dem 1. Binomen. Selbstverständlich sind seit jener Frühzeit auch die Einzelzeichen (Himmelsstamm oder Erdenzweig) in protokollarischer und mantischer Funktion, mit anderen Worten, primär als qualitative Ausdrücke in Gebrauch: Nahezu alle Königsnamen der Shang-Dynastie (18.–12. Jahrhundert) sind mit einem Himmelsstamm als zweitem Glied gebildet; die 12 Erdenstämme dienten unter anderem zur Gliederung des Sonnenjahres (= der Zeit) und des Azimuths (= also des Raums).

Mit der Entfaltung protowissenschaftlicher Spekulationen vermehrten sich auch die Anwendungsweisen und Deutungen der zyklischen Zeichen. Wahrscheinlich[10] seit der Mitte des 1. Jahrtausends dienten die Erdenzweige auch zur Gliederung des Tages in zwölf Doppelstunden. Etwa seit der Zeitwende wird die seit dem Altertum übliche Numerierung mit Hilfe der Binomen des Sechzigerzyklus auch zur Zählung der Jahre und Monate eingeführt, wobei man den Anfang der zyklischen Jahreszählung in das legendendunkle Altertum, gewöhnlich in das Jahr 2637 vor unserer Zeitrechnung, d. h. in die Regierungszeit des mythischen Gelben Fürsten (*Huang-ti*) zurückverlegte.

Über Ursprung und ursprüngliche Bedeutung der Himmelsstämme sind von den Sinologen im Verlauf der letzten 90 Jahre eine größere Zahl von Arbeiten veröffentlicht und Hypothesen entwickelt worden, die wir bei Otto Franke (*Geschichte des Chinesischen Reiches*, Band 3, SS. 66–69 und in neuerer Zeit bei Needham, Op. cit. Vol. 3 pp. 396–398 resümiert finden. Für unser Thema sind diese Untersuchungen allerdings nur von sekundärem Interesse, denn im Zeitpunkt der Entwicklung der Phasenenergetik (also etwa im 7. Jahrhundert) waren die ursprünglichen mythischen Bedeutungen völlig im Dunkel der Zeiten versunken, waren selbst die einer zweiten historischen Stufe entsprechenden elementaren Symbolassoziationen – wie sie noch im *Lü-shu* des *Shih-chi* (S. 491) und im *Lü-li-chih* des *Ch'ien-Han-shu* (S. 398) ihren Niederschlag fanden[11], zurückgetreten hinter einer noch immer qualitativen, aber inzwischen rational und ganz systematisch aufgebauten Interpretation der gleichen Zeichen. Und nur mit letzterer haben wir uns eingehend zu befassen.

Die zehn Himmelsstämme (*t'ien-kan* [1]) sind:

I. *chia* [2]; II. *i* [3]; III. *ping* [4]; IV. *ting* [5]; V. *wu* [6]; VI. *chi* [7]; VII. *keng* [8]; VIII. *hsin* [9]; IX. *jen* [10]; X. *kuei* [11].

Die zwölf Erdenzweige (*ti-chih* [12]) sind:

I. *tzu* [13]; II. *ch'ou* [14]; III. *yin* [15]; IV. *mao* [16]; V. *ch'en* [17]; VI. *szu* [18];

[10] Needham, Op. cit. Vol. 3, p. 398.

[11] Vgl. Granet, *Chinesisches Denken*, deutsche Ausg. z. B. S. 112 f.

[1] 天干 [2] 甲 [3] 乙 [4] 丙 [5] 丁 [6] 戊
[7] 己 [8] 庚 [9] 辛 [10] 壬 [11] 癸 [12] 地支
[13] 子 [14] 丑 [15] 寅 [16] 卯 [17] 辰 [18] 巳

VII. *wu* [1]; VIII. *wei* [2]; IX. *shen* [3]; X. *yu* [4]; XI. *hsü* [5]; XII. *hai* [6].

Wie diese Aufzählung bereits zeigt, sind die zyklischen chinesischen Embleme, allein auf transkribierte Phoneme reduziert – also ohne das entsprechende charakteristische Schriftzeichen, das ja für den Chinesen neben wenn nicht gar vor dem Klangbild sinntragend ist – für den europäischen Wissenschaftler methodisch und mnemotechnisch denkbar ungeeignet. Eine Übersetzung der Bedeutungen, die einige der Zeichen – die Minderheit – neben oder auch durch ihren zahlenemblematischen Stellenwert aufweisen, hilft nicht weiter. Andererseits sind die chinesischen Zeichen wegen ihrer mannigfaltigen Assoziationen nicht einfach durch römische Ziffern oder griechische Buchstaben zu ersetzen. Als notwendiger und weitgehend den Bedürfnissen der chinesischen Theorie angepaßter Ausweg erscheint uns, die chinesischen Zahlenembleme im europäischen Kontext durch systematisch neu gebildete Phoneme zu ersetzen, in welchen sich die wichtigsten technischen Assoziationen implizieren lassen. Und zwar gebrauchen wir für die Himmelsstämme eine alphabetische Reihe mit dem Kennvokal u (u = *uranus*), also

I. *ust*, II. *bust*, III. *cust*, IV. *dust*, V. *esut* VI. *fust*, VII. *gust*, VIII. *hust*, IX. *just*, X. *kut*;

für die Erdenzweige eine alphabetische Reihe mit dem Kennvokal a (a = *gaia*), also

I. *ast*, II. *bast*, III. *cast*, IV. *dast*, V. *esat*, VI. *fast*, VII. *gast*, VIII. *hast*, IX. *jast*, X. *kat*, XI. *last*, XII. *mast*.

In den folgenden Darstellungen werden wir uns ausschließlich dieser Neubildungen bedienen und nur ausnahmsweise und soweit erforderlich die chinesischen Zeichen beifügen. –

Durch Kombination der Himmelsstämme mit den Erdenzweigen ergibt sich der Zyklus der 60 emblematischen Binomen, wobei jeder der zehn Himmelsstämme sechsmal, jeder der zwölf Erdenzweige fünfmal in Erscheinung tritt:

1 ust-ast
2 bust-bast
3 cust-cast
4 dust-dast
5 esut-esat
6 fust-fast
7 gust-gast
8 hust-hast
9 just-jast
10 kut-kat
11 ust-last
12 bust-mast
13 cust-ast
14 dust-bast
15 esut-cast
16 fust-dast
17 gust-esat
18 hust-fast
19 just-gast
20 kut-hast
21 ust-jast
22 bust-kat
23 cust-last
24 dust-mast
25 esut-ast
26 fust-bast
27 gust-cast
28 hust-dast
29 just-esat
30 kut-fast
31 ust-gast
32 bust-hast
33 cust-jast
34 dust-kat
35 esut-last
36 fust-mast
37 gust-ast
38 hust-bast
39 just-cast
40 kut-dast
41 ust-esat
42 bust-fast

[1] 午 [2] 未 [3] 申 [4] 酉 [5] 戌 [6] 亥

43 cust-gast	49 just-ast	55 esut-gast
44 dust-hast	50 kut-bast	56 fust-hast
45 esut-jast	51 ust-cast	57 gust-jast
46 fust-kat	52 bust-dast	58 hust-kat
47 gust-last	53 cust-esat	59 just-last
48 hust-mast	54 dust-fast	60 kut-mast

[Anmerkung: Der laufende Zyklus für die Klassifizierung der Jahre hat 1924 begonnen (Jahr *ust-ast*), der folgende beginnt im Jahre 1984 (Jahr *ust-ast*), so daß wir z. B. als Himmelsstamm und Erdenzweig erhalten für das Jahr

1925: bust-bast	1945: bust-kat	1965: bust-fast
1930: gust-gast	1950: gust-cast	1970: gust-last
1935: bust-mast	1955: bust-hast	1975: bust-dast
1940: gust-esat	1960: gust-ast	1980: gust-jast.

Diese und alle Zwischenjahre lassen sich leicht aus der vorangehenden Tabelle ableiten.]

b) Gegenstand der Phasenenergetik ist, wie schon eingangs erwähnt, die medizinisch signifikante Definition makrokosmischer (d. h. meteorologischer, klimatischer, immunologischer) Einflüsse auf die Abläufe im Mikrokosmos. Dabei bezeichnet der Begriff *yün* – *circuitus*, Umlaufphase – den impliziten, nur deduzierbaren (aber nicht empirisch direkt wahrnehmbaren) mithin letztlich auslösenden, aktiven Aspekt, *ch'i* – *configuratio*, Energetische Konstellation – demgegenüber den expliziten, sinnlich wahrnehmbaren, konkreten, struktiven Aspekt der kosmischen Situation.

Der Begriff *yün* hat in nichttechnischem Zusammenhang die Bedeutungen ‚transportieren', ‚kreisen'; ‚(glückliche) Schicksalsfügung'. Das Schriftzeichen *yün* [1] zeigt im *Shuo-wen* (p. 72) einen fahrenden (geschlossenen) Wagen, bzw. die Fahrt in einem geschlossenen Wagen. – Hinsichtlich des allgemeinen Bedeutungsumfangs des Begriffs *ch'i* vgl. man *Die energetische Terminologie* . . . SS. 185 f. sowie unten die SS. 139 ff.

Diese Polarität von *yün* und *ch'i* (von *circuitus* und *configuratio*) dokumentiert sich sogleich in der Qualität der beidseitigen Zuordnungen. Unter den Fünf Umlaufphasen (*wu-yün*) – die 5 ist eine Yang-Zahl – versteht man fünf *qualitativ verschiedene*, zu einem Zyklus zusammengefügte *Zeitabschnitte*, die nicht anders als durch die Qualitäten der bereits erläuterten Fünf Wandlungsphasen definiert sind. Allerdings liegt den Umlaufphasen (*circuitus*) eine andere Zählung zu Grunde, nämlich I. Umlaufphase Erde, II. Umlaufphase Metall, III. Umlaufphase Wasser, IV. Umlaufphase Holz, V. Umlaufphase Feuer. Den Umlaufphasen werden die Himmelsstämme – der Himmel und somit die Himmelsstämme sind yang – zugeordnet, und zwar in der Weise, daß auf jede Umlaufphase zwei bestimmte, jeweils über 5 kongruente[12] Himmelsstämme als numerische Embleme treffen, also

[12] Vgl. Granet, *Chinesisches Denken*, deutsche Ausgabe S. 146 et al.

[1] 運

I. Umlaufphase Erde: ust – fust
II. Umlaufphase Metall: bust – gust
III. Umlaufphase Wasser: cust – hust
IV. Umlaufphase Holz: dust – just
V. Umlaufphase Feuer: esut – kut.

Oder, in der uns schon von den Wandlungsphasen geläufigen Sequenz 0:

esut – kut
dust just – ust – fust – bust – gust
cust – hust

(Vgl. *Su-wen* 66/592; 67/595).

Unter den Sechs Energetischen Konstellationen (*liu-ch'i, sex configurationes*) – die 6 ist eine Yin-Zahl – versteht man sechs *qualitativ verschiedene* klimatische und immunologische *Situationen*. Diese *configurationes* werden gleichfalls zu einem Zyklus zusammengefaßt und explizit sowohl auf die Qualitäten der Fünf Wandlungsphasen als auch auf jene des dreifach gegliederten Yin und Yang bezogen. [Tafel IX] Wie dieser Tafel zu entnehmen ist, wird die Normkonvention Feuer in *ignis principis* (*chün-huo*) und *ignis ministri* (*hsiang-huo*) gespalten, um auch auf der Basis der Wertkonventionen der Wandlungsphasen die Zahl von sechs Gliedern zu erzielen.

Entsprechend der struktiven Grundqualität der Energetischen Konstellationen (*configurationes*) werden ihnen die Erdenzweige – die Erde und somit die Erdenzweige sind yin – zugeordnet, und zwar in der Weise, daß auf jede Energetische Konstellation (*configuratio*) je zwei über die 6 kongruente Erdenzweige als numerische Embleme treffen, also der

I. *configuratio yin minoris ignis principis*: ast – gast
II. *configuratio yin maioris humi humidae*: bast – hast
III. *configuratio yang minoris ignis ministri*: cast – jast
IV. *configuratio splendoris yang metalli aridi*: dast – kat
V. *configuratio yang maioris aquae algidae*: esat – last
VI. *configuratio yin flectentis ligni venti*: fast – mast

[Oder, in der üblichen zyklischen Anordnung auf der Tafel X]. (Vgl. *Su-wen* 66/592 ff.).

Als Drittes ist schließlich noch eine auch außerhalb der Phasenenergetik gebräuchliche Korrelation zwischen den zwölf Erdenzweigen und den Fünf Wandlungsphasen zu erwähnen, in deren zyklischen Darstellung die Grunddynamik der Wandlungsphasen, die Sequenz I zum Ausdruck kommt – Tafel XI. Ausgangs- und Endpunkt der rechtsläufigen Drehung ist hier die Wandlungsphase Wasser (*transvectus aquae*), der darum die Erdenzweige ast – mast zugeordnet sind; allen übrigen peripheren Wandlungsphasen entsprechen dann je zwei aufeinanderfolgende Erdenzweige, die jeweils durch einen einzelnen, der zentralen Wandlungsphase zugehörenden Erdenzweig von einander getrennt sind[13]. (*Su-wen* 67/565).

[13] Vgl. auch unten die Tafel XV und die Erläuterung hierzu S. 67 f.

Erinnert man sich schließlich an die bereits oben erwähnte allgemeine Wertkonvention, daß geradzahlige Zahlembleme yin, ungeradzahlige yang sind[14], so ist klar, daß in der Zuordnung zyklicher Zeichen zu den *circuitus* und *configurationes* auch deren Grundpolarität (Yinyang) dargestellt wird: Gleichgültig, ob die beiden einer Position zugeordneten zyklischen Embleme in der Zahlenreihe unmittelbar aufeinanderfolgen (im Fall der Fünf Wandlungsphasen) oder über die 5 (im Fall der *circuitus*) oder die 6 (im Fall der *configurationes*) kongruieren, immer entspricht das eine Emblem einer geraden, das andere einer ungeraden Zahl (oder umgekehrt).

c) Um makrokosmische Wirkungsqualitäten detailliert und abgestuft beschreiben zu können, wird postuliert, daß sowohl *circuitus* als auch *configurationes* sich in mehreren Ebenen überlagern, mit anderen Worten, man definiert mehrere Arten sowohl von Umlaufphasen als auch von Energetischen Konstellationen. Bei den Umlaufphasen (*circuitus*) unterscheidet man

1. Große Umlaufphasen, *ta-yün, circuitus magni* [auch Mittlere Umlaufphasen, *chung-yün, circuitus medii* genannt] – das sind jene Umlaufphasen, die das nach dem chinesischen Mondkalender gezählte und durch ein entsprechendes zyklisches Binomen näher qualifizierte Jahr als Ganzes und im allgemeinen determinieren.

Das Jahr 1968 ist nach traditioneller zyklischer Zählung als 45. des laufenden Zyklus mit dem Binomen esut-jast gekennzeichnet. Nachdem die Umlaufphasen allein auf die Himmelsstämme bezogen sind, weist der Himmelsstamm *esut* auf die Grundqualität ‚Feuer'. Man sagt also, das Jahr 1968 hat als *circuitus magnus* das Feuer (*ta-yün wei huo*).

2. Dominante Umlaufphasen, *chu-yün, circuitus dominantes* –

Jedes Jahr wird, entsprechend der Fünfzahl der in den Wandlungsphasen und Umlaufphasen fixierten Qualitäten, u. a. auch in fünf gleiche „Umlaufphasenzeiten" (*tempora circuitum, yün-chi* [1]) genannte Abschnitte von [365: 5 =] je ca. 73 Tagen Länge unterteilt. Die in beständig gleichbleibender Zuordnung jeder Umlaufphasenzeit entsprechende Umlaufphase nennt man deren dominante Umlaufphase (*circuitus dominans*).

Ohne Rücksicht auf den nach zyklischer Zählung sich ergebenden „Himmelsstamm" wird in jedem Jahr die

1. Umlaufphasenzeit von der Umlaufphase Holz
2. Umlaufphasenzeit von der Umlaufphase Feuer
3. Umlaufphasenzeit von der Umlaufphase Erde
4. Umlaufphasenzeit von der Umlaufphase Metall
5. Umlaufphasenzeit von der Umlaufphase Wasser dominiert. –

Die Reihenfolge der *circuitus dominantes* ist also identisch mit der Sequenz I (Hervorbringungsreihenfolge) der Wandlungsphasen.

[14] Vgl. oben S. 29.

[1] 運季

3. Deversante Umlaufphasen, *k'o-yün*, *circuitus deversantes*. –

Jeder Umlaufphasenzeit (*yün-chi*) wird außer einer der soeben genannten, zu allen Zeiten gleichbleibenden *circuitus dominantes* überdies eine in Abhängigkeit vom Himmelsstamm jährlich wechselnde deversante[16] Umlaufphase (*circuitus deversans*) zugeordnet, und zwar in der Weise, daß die dem Himmelsstamm des Jahres entsprechende Umlaufphase (*circuitus*) nur während der 1. der fünf Umlaufphasenzeiten (*tempora circuitum*) deversiert („zu Gast ist"), in den folgenden vier Umlaufphasenzeiten hingegen die übrigen Umlaufphasen in ihrer charakteristischen Reihenfolge Deversanz erlangen.

Es ergibt sich also folgendes Schema:

Himmelsstamm im zyklischen Binomen des Jahres	Umlaufphasenzeiten (*tempora circuitum*)				
	erste	zweite	dritte	vierte	fünfte
ust oder fust	Erde	Metall	Wasser	Holz	Feuer
bust oder gust	Metall	Wasser	Holz	Feuer	Erde
cust oder hust	Wasser	Holz	Feuer	Erde	Metall
dust oder just	Holz	Feuer	Erde	Metall	Wasser
esut oder kut	Feuer	Erde	Metall	Wasser	Holz

circuitus deversantes während der *tempora circuitum*.

Stellt man die drei soeben besprochenen Arten von Umlaufphasen in Gestalt der für zyklische Abläufe am besten geeigneten Kreisform dar, so ergibt sich folgendes Bild [Tafel XII]: 1. Die im mittleren Feld dargestellte ‚mittlere Umlaufphase' (= Große Umlaufphase), welche die Gesamtqualität eines Jahres subsumiert, gilt für das ganze Jahr und wechselt mit diesem; 2. umschlossen wird dieses Mittelfeld von dem zu allen Zeiten unbeweglichen Ring der fünf dominanten Umlaufphasen (*circuitus dominantes*); 3. nach außen schließt sich an diesen starren Ring das bewegliche Feld der *circuitus deversantes* (Deversanten Umlaufphasen); es rückt mit jedem Jahreswechsel (= Wechsel der Mittleren Umlaufphase) um einen Schritt nach rechts.

4. Notation der Umlaufphasen (*circuitus*) unter Verwendung der Tonembleme.

Der Vollständigkeit halber ist hier die systematisch zwar nicht zwingend notwendige, wohl aus der traditionellen Kombinationsfreude der Chinesen zu erklärende und somit zu gewisser konventioneller Bedeutung[17] gelangte Notation der Umlaufphasen unter Verwendung der althergebrachten[18] Tonembleme zu erwähnen.

Die Regeln dieser Notation, wie sie Chang Ching-yüeh[19] eingehend erläutert, sind leicht zu übersehen. Nach herkömmlicher Konvention ist jeder Wand-

[16] *deversor* = Gast; *deversari* = zu Gast sein.
[17] In den Kapiteln 70 und 71 des *Su-wen* spielt diese Notation eine zentrale Rolle.
[18] Vgl. Granet, *Chinesisches Denken*, Register.
[19] Im *Lei-ching t'u-i* 2/37 f. sowie im *Lei-ching* 26/588.

lungsphase (*hsing*, *transvectus*) ein charakteristisches Tonemblem zugeordnet, nämlich

der Wandlungsphase	Holz	Feuer	Erde	Metall	Wasser
das Tonemblem	*chüeh* [1]	*chih* [2]	*kung* [3]	*shang* [4]	*yü* [5][20]

Diese gleichen Tonembleme werden nun – in abgeleiteter, weil nicht irgendwie akustisch zu transponierender Bedeutung – als metonymische Konventionalembleme für die Umlaufphasen (*circuitus*) angewandt, mit einer wichtigen Weiterung allerdings: jedes Tonemblem wird analog dem Yin und Yang in eine „junge" und eine „mächtige" Komponente gespalten, also [6], [7] (*chüeh minor, chüeh maior*) . . . usw. Nun hatten wir oben[21] festgestellt, daß der Zahlenwert der den Umlaufphasen zugeordneten Himmelsstämme (auf Grund der Entsprechung: Geradzahliges = Yin, Ungeradzahliges = Yang) eine Polarisierung der Umlaufphasen nach Yin und Yang impliziert; und wir werden unten[22] ausführen, daß diese Polarisierung *grundsätzlich* als Ausdruck von Redundanz oder Defizienz gedeutet wird. Um auch – wenn nicht, um vor allem – diese Wertinflexionen verschlüsselt doch eindeutig zu notieren, gilt: „Ist der [die Yinyang-Polarität implizierende] Himmelsstamm im Yang, so ist [das korrespondierende Tonemblem als] ‚Mächtiges' einzuordnen, ist [der Himmelsstamm] im Yin, so ist [das korrespondierende Tonemblem als] ‚Junges' einzuordnen."[23] Mit anderen Worten, alle Tonembleme, die einer mit einem geradzahligen Himmelsstamm (bust, dust, fust, hust, kut) belegten Umlaufphasen zugehören, erhalten grundsätzlich das qualifikativ *shao* [8], *minor*, alle Tonembleme, die einer mit einem ungeradzahligen Himmelsstamm (ust, cust, esut, gust, just) belegten Umlaufphase zugehören, erhalten grundsätzlich das Qualifikativ *t'ai*, [9] *maior*, also [Tafel XIII]. Es können alle drei Arten von Umlaufphasen (*circuitus magni, dominantes et deversantes*) unter Verwendung der so aufgespaltenen Tonembleme notiert werden[24].

d) Die Sechs Energetischen Konstellationen (*configurationes*) bilden, wie schon angedeutet, nicht nur das semantische[25], sondern auch das rhythmische[26] Komplement der Umlaufphasen. Dennoch müssen auch sie, wenn die Koppelung von Umlaufphasen und Energetischen Konstellationen logisch möglich sein soll, (mittelbar → sekundär) auf die Zeit bezogen werden. Dies geschieht unter Rückgriff auf die möglicherweise[27] schon seit der Chou-Zeit gebräuchliche

[20] Vgl. Needham, *Op. cit.* Vol. 2, Tafel XII, p. 262 sowie Vol. IV: 1, pp. 253 ff.

[21] Vgl. SS. 56 f. [22] Vgl. S. 64. [23] *Lei-ching t'u-i* 2/37b.

[24] Vgl. *Lei-ching t'u-i* 2/38.

[25] Die *circuitus* sind primär auf die Zeit (*t'ien* [10]), die *configurationes* primär auf die im Raum konkretisierten Qualitäten (*ti*) bezogen.

[26] Sechserrhythmus, yin, im Gegensatz zum Yang-Fünferrhythmus der Umlaufphasen. [27] Vgl. Needham *Op. cit.* Vol. 3, pp. 404 ff.

[1] 角 [2] 徵 [3] 宮 [4] 商 [5] 羽 [6] 少角
[7] 太角 [8] 少 [9] 太 [10] 天

Einteilung des Jahres in 24 Abschnitte zu durchschnittlich 15, 21 Tagen Länge, die sogenannten 24 Halbmonate[28] (‚Gliederungskonstellationen', *configurationes articulatae* [1]). Faßt man jeweils vier dieser Halbmonate zu einem „Schritt" (*gradus, pu* [2]) zusammen – man beachte die primäre Raumbezogenheit des *tt* –, so ergibt sich eine Sechsteilung des Jahres.

Tafel der *configurationes articulatae (chieh-ch'i):*

Name des Halbmonats[29]	Beginn	Schritt
1. Große Kälte	21. Januar	1. Schritt
2. Frühlingsanfang	5. Februar	
3. Der Regen	20. Februar	
4. Erwachen aus dem Winterschlaf	7. März	
5. Frühlings-Tag- und Nachtgleiche	22. März	2. Schritt
6. Klares und Helles (Wetter)	6. April	
7. Regen auf das Getreide	21. April	
8. Sommeranfang	6. Mai	
9. Kleine Vollheit (des Getreides)	22. Mai	3. Schritt
10. Körneransatz des Getreides	7. Juni	
11. Sommersonnenwende	22. Juni	
12. Kleine Hitze	8. Juli	
13. Große Hitze	24. Juli	4. Schritt
14. Herbstanfang	8. August	
15. Schluß der Hitze	24. August	
16. Weißer Tau	8. September	
17. Herbst-Tag-und-Nachtgleiche	24. September	5. Schritt
18. Kalter Tau	9. Oktober	
19. Reif	24. Oktober	
20. Winteranfang	8. November	
21. Kleiner Schnee	23. November	Letzter Schritt
22. Großer Schnee	7. Dezember	
23. Wintersonnenwende	22. Dezember	
24. Kleine Kälte	6. Januar	

Auf diese Schritte (*gradus*) werden nun die *configurationes* bezogen. Analog den *circuitus* unterscheidet man auch hier zwischen dominanten und deversanten Energiekonstellationen (*configuratiomes dominantes et deversantes*).

1. Dominante Energiekonstellationen (*chu-ch'i* [3], *configurationes dominantes*). Jedem der sechs Schritte ist ein für alle Mal eine bestimmte *configuratio* zugeordnet, die sogenannte *configuratio dominans* – und zwar unter Zugrunde-

[28] ‚fortnightly periods'; Needham, *op. et loc. cit.*

[29] Die chinesischen Namen der Halbmonate entnehme man einem Wörterbuch oder Needham, *Op. cit.* Vol. 3, Tafel XXXV, p. 405.

[1] 節氣 [2] 步 [3] 主氣

legung der Hervorbringungsreihenfolge (Sequenz I) der Wandlungsphasen. Damit ergibt sich folgende Determination:

Configuratio dominans des

1. Schritts : *configuratio yin flectentis ligni venti*
2. Schritts : *configuratio yin minoris ignis principis*
3. Schritts : *configuratio yang minoris ignis ministri*
4. Schritts : *configuratio yin maioris humi humidae*
5. Schritts : *configuratio splendoris yang metalli aridi*
6. Schritte : *configuratio yang maioris aquae algidae.*

2. Deversante Energiekonstellationen (*k'o-ch'i* [1], *configurationes deversantes*). Die Zuordnung der *configurationes deversantes* ist insofern komplizierter, als unter diesem Begriff mehrere Wertfunktionen zusammengefaßt sind. Auch gründet diese Zuordnung auf der oben dargelegten Entsprechung zwischen Erdenzweigen und *configurationes*. Die energetische Deversanz stellt sich im einzelnen folgendermaßen dar:

a) Die dem Erdenzweig des Jahres entsprechende *configuratio* wird als (*configuratio*) *imperans caelo* (*szu-t'ien chih ch'i* [2]) bezeichnet und dem 3. Schritt als *configuratio deversans* zugeordnet.

Auf das Jahr 1968 trifft, wie schon erwähnt, das zyklische Binomen esut-jast. Zum Erdenzweig jast gehört die *configuratio yang minoris*. *Yang minor* ist mithin die (*configuratio*) *imperans caelo* des Jahres 1968.

Von der deversanten *configuratio imperans caelo* geht eine dreifache Determination aus, oder, genauer gesagt, eine Determination in drei Schichten:

1. sie „reguliert" den Gesamtcharakter des Jahres[30];
2. sie charakterisiert die individuelle Qualität der ersten (= aufsteigenden) Jahreshälfte, also der Schritte 1–3;
3. sie repräsentiert den charakteristischen Deversor (*config. dev.*) des 3. Schritts [Vgl. die Tafel XIV unten].

b) Die *configurationes deversantes* der übrigen Schritte ergeben sich folgerichtig, indem man die verbleibenden configurationes entsprechend ihren zugehörigen Erdenzweigen der Reihe nach den verbleibenden Schritten zuteilt.

Gehört mit dem Erdenzweig jast *yang minor* als *imperans caelo* zum 3. Schritt, so ist (kat): *splendor yang* die *configuratio deversans* zum 4. Schritt
(last): *yang maior* die *configuratio deversans* zum 5. Schritt
(mast): *yin flectens* die *configuratio deversans* zum 6. Schritt
(gast): *yin minor* die *configuratio deversans* zum 1. Schritt
(hast): *yin maior* die *configuratio deversans* zum 2. Schritt des Jahres.

c) Die auf den 6. [letzten] Schritt fallende *configuratio deversans* hat wiederum eine zusätzliche Bedeutung, welche sich auch in einer eigenen Bezeichnung

[30] Vgl. *Su-wen* 74/776.

[1] 客氣 [2] 司天之氣

dokumentiert: *configuratio in fontibus* (*tsai-ch'üan chih ch'i* [1]). Wie im folgenden noch näher zu erläutern sein wird, weist die zweite, absteigende Hälfte des Jahres (also die Schritte 4–6) prinzipiell eine zur ersten Jahreshälfte genau entgegengesetzte individuelle Qualität auf. Im phasenenergetischen System kommt dieser Umstand folgendermaßen zum Ausdruck: Ordnet man die Sechs Energetischen Konstellationen (*configurationes*) in der numerischen Folge der ihnen zugehörenden Erdenzweige auf den sechs Strahlen einer Rose an, [Tafel X] so ist jede der drei Achsen jeweils von einer *configuratio yin* und einer *configuratio yang* besetzt, die als energetische Komplemente zu verstehen sind. (Und in jeder Kreisanordnung der deversanten *configurationes* liegt dem 3. Schritt [*imperans caelo*] der 6. Schritt [*in fontibus*] diametral gegenüber [Tafel XIV wie auch die ABB. IX und X].)

d) Energetische Zwischen-Konstellationen (*chien-ch'i, configurationes interstitiales*).

Der Vollständigkeit halber ist noch auf eine systematische Besonderheit in der Bezeichnung der (neben *configuratio imperans caelo* und *configuratio in fontibus*) verbleibenden vier *configurationes deversantes* einzugehen: sie werden *configurationes interstitiales* (*chien-ch'i* [2] ‚Energetische Zwischenkonstellationen') genannt, insofern sie zwischen den beiden dem Jahr sein charaktistisches Gepräge gebenden *configurationes* liegen. Ferner unterscheidet man rechte (*dextrae*) und linke (*laevae*), südliche und nördliche (*meridionales et septentrionales*) *configurationes interstitiales*. Damit hat es folgende Bewandtnis. Sowohl der *configuratio imperans caelo* als auch der *configuratio in fontibus* werden je zwei der *configurationes interstitiales* zugeordnet, eine zur Rechten und eine zur Linken (Rechts und Links werden bestimmt, indem man den Standpunkt der Angelkonstellation mit dem Blick auf das Zentrum einnimmt). Die *configuratio imperans caelo* erscheint in schematischer Darstellung stets am oberen Scheitel des Kreises, mithin im Süden[32], die *configuratio in fontibus* entsprechend im Imum des Kreises, mithin im Norden. [Tafel XIV]

Nachdem wir uns die Grundkonventionen der Phasenenergetik (*yün-ch'i*) analytisch vergegenwärtigt haben, können wir die synthetischen Anwendungen dieser Grundkonventionen näher betrachten. Dabei wiederholt sich eine Erfahrung, die wir bereits bei der Erörterung des Yinyang und der Fünf Wandlungsphasen machten: Nur ein kleiner Teil der logisch-kombinatorisch möglichen Inflexionen und Verbindungen wird praktisch tatsächlich ausgeführt und genutzt – und ist Gegenstand unserer Darstellung.

[32] Vgl. die grundsätzliche Lage der Himmelsrichtungen in der Sequenz O oben S. 43–45.

[1] 在泉之氣 [2] 間氣

4. *Die systematische Inflexion der phasenenergetischen Grundkonventionen; Konsequenzen.*

a) Inflexion der Umlaufphasen (*circuitus*).

Die *circuitus* entsprechen der Gesamtqualität von Zeitabschnitten, die gewissermaßen den kosmischen Hintergrund für die vordergründigen (in den wechselnden Qualitäten der Sechs *configurationes* zum Ausdruck kommenden) meteorologischen, immunologischen Situationen bilden. Innerhalb des phasenenergetischen Systems erfahren die *circuitus*, für sich genommen, nur geringfügige Inflexionen, denen jedoch universelle Wirkungen zugeschrieben werden.

Die Inflexion der *circuitus* ist damit gegeben, daß in der Regel und *a priori* eine jede Umlaufphase auf Grund der Yinyang-Qualität des ihr zugehörenden Himmelsstamms *entweder* als energetisch redundant (*t'ai-kuo* [1]) *oder* als energetisch defizient (*pu-chi*[2]) klassifiziert ist. Anders gesagt, alle durch einen ungeradzahligen Himmelsstamm charakterisierten Umlaufphasen – also ust, cust, esut, gust und just – gelten *per definitionem* als energetisch redundant, auch als *vigens* (*sheng* [3]), alle durch einen geradzahligen Himmelsstamm charakterisierten Umlaufphasen – also bust, dust, fust, hust und kut – gelten *per definitionem* als energetisch defizient auch als *dilabens* (*shuai* [4])[33].

Die Redundanz (*t'ai-kuo*) einer bestimmten Umlaufphase hat zur Folge, daß ihre spezifischen Qualitäten zeitlich und ihrer Intensität nach gegenüber jenen im Zyklus benachbarten – und auf Grund der Alternanz von Geradzahligem und Ungeradzahligem, Yin und Yang, Jungem und Mächtigem *per definitionem* defizienten – Umlaufphasen ausufern, die Dauer ihrer Wirksamkeit verkürzen, ihre Qualitäten überlagern. Im einzelnen bedeutet dies:

a) die spezifische Wirkung eines *circuitus redundans* setzt zeitlich vor seinem kalendarischen Beginn ein und dauert über sein kalendarisches Ende hinaus an.

Dieses Postulat ist logisch konsequent, fraglich nur, ob es ausgerechnet aus dem Passus [5] im *Su-wen* 69/635 herausgelesen werden muß, wie das der Kommentator Wang Shih[34] und in seinem Gefolge auch Jen Ying-ch'iu tun[35]. Mit Recht zitiert letzterer daher auch noch das *Su-wen* 71/735 (damit gleichsinnig 71/764): ‚Hat die Umlaufphase Überfluß, tritt sie vorher ein, ist sie defizient, tritt sie nachher ein." Über die durch Redundanz bedingte zeitliche Verschiebung sind in den Klassikern aus begreiflichen Gründen[36] keine verbindlichen Angaben vorhanden, während Jen-Ying-ch'iu[37] für Eintreten und Abklingen einer redundanten Großen Umlaufphase je 13 Tage vor Jahresbeginn und nach Jahresschluß rechnet.

[33] Vgl. das *Lei-ching t'u-i* 2/41 f. – Wir stützen uns hier, wie in der Folge wiederholt, auf dieses Werk, das auf klassischen Traditionen fußend eine klarere und übersichtlichere Darstellung der phasenenergetischen Lehren gibt als das *Nei-ching* und seine Kommentare. [34] *Su-wen* p. 636. [35] *Wu-yün liu-ch'i*, p. 21.
[36] Vgl. unten S. 85 *victoria* und *reversio*. [37] *Op. et loc. cit.*

[1] 太過 [2] 不及 [3] 盛 [4] 衰 [5] 太過者先天不及者後天

b) Die spezifische Qualität einer redundanten Umlaufphase (*circuitus redundans*) färbt auf die Qualität der vorausgehenden und der nachfolgenden (*per definitionem* energetisch defizienten) Umlaufphasen ab, in den Worten Chang Ching-yüeh-s: „Betrifft ‚*transformatio par*': „Allgemein gilt, daß bei der Redundanz eines Yang-Jahres[38] die Subjektposition in üppiger Entfaltung (*wang* [1]) ist. Begegne ich einer mich bändigenden *configuratio*, so vermag diese mich nicht zu bezwingen; vielmehr erweise ich mich als ihr ebenbürtig (*ch'i* [2] *par*)[39]."

Und in bezug auf die gleichgeordneten Umlaufphasen fährt er fort: „In einem Jahr der [energetischen] Redundanz [3] findet umgekehrt eine Wandlung beruhend auf Ebenbürtigkeit mit den die Subjektposition bezwingenden [Wirkungen] statt. Z. B. erweist sich die erdige Umlaufphase des Mächtigen *kung* (= *circuitus humi kung maioris*, [4]) umgekehrt ebenbürtig dem verwandelnden Einfluß (*transformatio*) der Umlaufphase Holz"[40] usw.

Aus diesen Ausführungen geht hervor, daß die Wirkung eines *circuitus redundans* auf die benachbarten *circuitus* im Grunde identisch ist mit der bei den Wandlungsphasen (*transvectus*) konventionell als *violatio* (‚Überwältigung', *wu*) definierten Beziehung[41]. Wenn man hier einen anderen Terminus wählt (*ch'i* ‚ebenbürtig' statt *wu* ‚überwältigend'), so wohl, weil hier eine konstante, dort eine paranormale Beziehung beschrieben werden soll.

Die Auswirkungen der energetischen Redundanz der Umlaufphasen (*circuitus*) auf Klima, Gesellschaft, Mikrokosmos . . . werden im *Su-wen* 69/636 f. für die *circuitus magni*, also die den Gesamtcharakter des Jahres prägenden Umlaufphasen, mit großer Ausführlichkeit dargestellt: „Wenn für das Jahr das Holz redundant ist, greift allenthalben die Wind-Energie um sich, der *humus lienalis*[42] ist heteropathischen Einflüssen unterworfen, das Volk erkrankt an Verdauungsschwäche und folgender Diarrhöe, die Nahrungsaufnahme nimmt ab, körperliche Abgeschlagenheit tritt ein[43] . . . Wenn für das Jahr das Feuer redundant ist, greifen Glut und brütende Hitze allenthalben um sich, das *metallum pulmonale*[44] ist heteropathischen Einflüssen unterworfen, das Volk erkrankt an Malaria und folgender Kraftlosigkeit, Husten mit blutigem Sputum, blutige Diarrhöe treten auf . . . Wenn für das Jahr die Erde redundant ist, nehmen allenthalben Regen und Feuchtigkeit überhand, das *aqua renalis*[45] ist

[38] D. h. eines Jahres mit ungeradzahligem = Yang-Himmelsstamm.

[39] *Lei-ching t'u-i* 2/43. [40] *Lei-ching t'u-i* 2/42. [41] S. oben S. 47.

[42] D. h. die den *Orbis lienalis* entsprechend den Wandlungsphasen charakterisierende konventionelle Qualität: Erde (*humus*).

[43] Wir bringen hier und im folgenden die einschlägigen Passus nur gekürzt und andeutungsweise. Die Wiedergabe des vollen Wortlauts würde einen weiteren pathologischen Exkurs und die unvermeidlichen terminologischen Erörterungen erfordern und damit weit über die Grenzen der vorliegenden Untersuchungen vorstoßen.

[44] Das ist die den *Orbis pulmonalis* charakterisierende Normqualität.

[45] Das ist die den *Orbis renalis* charakterisierende konventionelle Qualität.

[1] 旺 [2] 齊 [3] 太過之年 [4] 太宮土運

heteropathischen Einflüssen unterworfen, das Volk erkrankt an Leibschmerzen und Schwermut tritt auf . . . Wenn für das Jahr das Metall redundant ist, greift allenthalben Dürre um sich, das *lignum hepaticum* (w. oben) ist heteropathischen Einflüssen unterworfen, das Volk klagt über Schmerzen in den Flanken und im Leib, die Augen röten sich und schmerzen, Hordeolum und temporäre Taubheit treten auf . . . Wenn für das Jahr das Wasser redundant ist, greift die Kälte allenthalben um sich und Heteropathica schädigen den *ignis cardialis* (wie oben), das Volk erkrankt an Fiebern, an innerer Unruhe, Phobien, an rheumatischen Leiden, Kälteleiden aller Körperbereiche . . ."

Die Defizienz [1] einer bestimmten Umlaufphase (*circuitus*) ist im Prinzip die energetische Umkehrung der Redundanz, bewirkt also, daß der betreffende *circuitus* gegenüber den ihm benachbarten *circuitus* nach zeitlicher Ausdehnung und energetischer Intensität zurücktritt. Seine Qualitäten werden mehr oder minder stark durch die Qualitäten der ihm vorausgehenden und nachfolgenden *circuitus* überlagert. In den Worten Chang Ching-yüeh-s: „In einem Jahr der [energetischen] Defizienz verquickt[46] sich das (mich) Bezwingende mit [meiner eigenen] Wandlung (*hua, transformatio*). Z. B. verquickt sich mit dem verwandelnden Einfluß der erdigen Umlaufphase des Jungen *kung* ([2], *circuitus humi kung minoris*) der des Holzes, mit dem verwandelnden Einfluß der holzigen Umlaufphase des Jungen *chüeh* ([3], *circuitus ligni chüeh minoris*) der des Metalls." usw.[47]

Was hier mit dem *tt chien-hua* [4], *transformatio coalescens*' belegt wird, ist identisch mit der bei den Wandlungsphasen (*transvectus*) als „Überlagerung" (*ch'eng*) definierten Beziehung. Wieder werden für ein und dieselbe Beziehung zwei verschiedene Bezeichnungen gebraucht, je nachdem, ob man sie als zyklisch konstante Erscheinungen (bei den Umlaufphasen) oder als paranormales Phänomen (bei den Wandlungsphasen) betrachtet.

Die Auswirkungen der energetischen Defizienz der *circuitus* auf Klima, Gesellschaft, Mikrokosmos werden für die *circuitus magni* im *Su-wen* 69/642 f. eingehend beschrieben: „Wenn für das Jahr das Holz defizient ist, dann breitet sich die Dürre mächtig aus, die belebende Energie (*ch'i vitalis*) findet [ungenügende] Resonanz, die Vegetation kommt spät zur vollen Entfaltung . . . das Volk erkrankt an Erkältungen, Schmerzen der Flanken und des Bauchs, Flatulenz und wässriger Diarrhöe . . . gibt es eine *reversio*[48], dann breitet sich Glut und brütende Hitze [als Wirkung des] Feuers aus . . . Wenn für das Jahr das Feuer defizient ist, dann breitet sich die Kälte mächtig aus, das Regiment des Wachstums wirkt sich nicht aus, die Wesen setzen Blüten an und verfallen . . . das Volk leidet an Brustschmerzen, an Vollheit der Rippengegend, Schwere der Glieder, ischiatischen Schmerzen, plötzlichem Sprachverlust begleitet von Herzschmerzen . . . Wenn für das Jahr die Erde defizient ist, breitet sich der

[46] *tt chien*, [5] *coalescere*. [47] *Lei-ching t'u-i* 2/42.
[48] *tt*, den wir unten auf S. 85 erläutern.

[1] 不及 [2] 少宮土運 [3] 少角木運 [4] 兼化 [5] 兼

Wind mächtig aus und die Reifung bedingende Energiekonstellation bleibt aus[49]; zwar kommt die Vegetation zu prächtiger Entfaltung, . . . doch zeigt sie nur Pracht, keine Frucht . . . das Volk leidet an Darmkrankheiten und Cholera, Gliederschwere, Abgeschlagenheit und Leibschmerzen . . . Ist für das Jahr das Metall defizient, greifen Glut und Feuer um sich, die belebende Energie tritt in Funktion, die Wachstum bedingende Energiekonstellation überwiegt vor allem, die Wesen entfalten sich üppig . . . das Volk erkrankt an Atemnot und Abgeschlagenheit der oberen Glieder, an Schnupfen und Hämaturie . . . Ist für das Jahr das Wasser defizient, dann breitet sich Feuchtigkeit mächtig aus, die Wachstum bedingende Energie funktioniert pervertiert, die Reifung tritt beschleunigt ein . . . das Volk erkrankt an Unterleibsplethora, Abgeschlagenheit . . . Geschwüren, Gelenkerkrankungen . . ."

Es sei vermerkt, daß dieser Passus im Vergleich zu dem zur Redundanz zitierten systematisch etwas abweicht. Insbesondere sind hier die postulierten Einflüsse der jeweils herrschenden Planeten ausführlich dargestellt. Trotz des grundsätzlichen Interesses solcher Ausführungen für den Gegenstand unserer Untersuchung haben wir diese Hinweise vorerst nicht hier aufgenommen, weil das Thema in der klassischen Medizinliteratur lückenhaft, in der späteren z. T. überhaupt nicht behandelt wird.

Die vorgehende Darstellung macht deutlich, daß die Umlaufphasen der chinesischen Medizintheorie zufolge *regelmäßig* eine Inflexion aufweisen, und zwar in der Weise, daß – entsprechend dem steten Wechsel von geradzahligen und ungeradzahligen Himmelsstämmen – eine im Prinzip völlig gleichmäßige Alternanz von redundanten und defizienten Umlaufphasen (*circuitus*) stattfindet. Dennoch ist als seltener Sonderfall – nämlich im Verlauf eines Sechzigjahrczyklus achtmal – auch systematisch die Situation vorgesehen, daß die einem circuitus entsprechenden Qualitäten in ausgeglichener Weise zur Entfaltung kommen: Anläßlich des *conventus annorum* (*sui-hui* [1]), der von einer gleichverteilten Energetischen Konstellation (*configuratio aequa*, *p'ing-ch'i* [2]) begleitet ist[50].

Der *conventus annorum* (*sui-hui*)[51] ist immer gegeben, wenn 1. die Qualität des Himmelsstamms des Jahres – definiert nach der Konvention der Fünf Umlaufphasen – und die Qualität des Erdenzweigs des Jahres – definiert nach der konventionellen Korrespondenz von Erdenzweigen und Wandlungsphasen – übereinstimmen, 2. (gleichzeitig) der Erdenzweig des Jahres der Wandlungsphase Erde (*transvectus humi*) oder dem „rechten" Zweig einer der vier differenzierten Wandlungsphasen entspricht.

Werden die Erdenzweige richtungsbezogen auf einem Kreis angeordnet, welcher seinerseits durch zwei rechtwinkelig aufeinanderstehende Durchmesser in

[49] [3]. [50] *Su-wen* 68/620.

[51] Auch *sui-chih* [4], *positio recta anni*, *sui-wei* [5], id. genannt (Vgl. die Anmerkung 3 zum . . . *Su-wen I-shih* 68/446.

[1] 歲會 [2] 平氣 [3] 化氣不令 [4] 歲直 [5] 歲位

vier richtungsbezogene Segmente zerlegt ist, so entfallen auf das Segment jeder Himmelsrichtung drei Plätze (*wei*, *positiones*). Im Uhrzeigersinn, also von links nach rechts gezählt, gilt der erste Platz als „schräger" (*hsieh* [1]) oder „falscher Platz" [2] der Himmelsrichtung und der ihr entsprechenden Wandlungsphase, der zweite, mittlere, als „rechter" (*cheng* [3]) Platz der Himmelsrichtung und der entsprechenden Wandlungsphase, der dritte aber als Übergangsplatz und Platz der Erdphase [4] [Tafel XV][52]. Nach den oben definierten Kriterien erfolgt ein *conventus annorum* in den Jahren

dust-dast (4.) Holz
ust-last (11.) Erde
cust-last (13.) Wasser
bust-kat (22.) Metall
fust-bast (26.) Erde
ust-esat (41.) Erde
esut-gast (55.) Feuer
fust-hast (56.) Erde
eines jeden Zyklus.

Die Lehre, daß der *conventus annorum* eine *configuratio aequa* herbeiführt, stützt sich im *Nei-ching*, wie es scheint, ausschließlich auf den zitierten Passus des *Su-wen* 68/620 [= . . . *I-shih* p. 446]. Sie impliziert, daß die mit der Yinyang-Qualität des der Umlaufphase zugeordneten Himmelsstamms gegebene energetische Redundanz oder Defizienz durch die gegenpolige (aber nach den Wandlungsphasen qualitativ gleichgerichtete) Wirktendenz eines Erdenzweigs kompensiert oder neutralisiert wird. Demgegenüber vertreten spätere Interpreten, allen voran Chang Ching-yüeh in der Ming-Zeit[53] die der Systemregel ungleich gemäßere Theorie, daß die *configuratio aequa* (*p'ing-ch'i*) [5] stets dadurch herbeigeführt wird, daß die Umlaufphase durch die *configuratio* (*ch'i*) nach der Bezwingungsreihenfolge der Wandlungsphasen (Sequenz II) bedämpft wird, eine Beziehung, die als *caeli supplicio* [6] bezeichnet, unter den Koppelungsmodi von *circuitus* und *configurationes* unten SS. 78 ff. näher behandelt wird. Jedenfalls erscheint die *configuratio aequa*, gleichgültig von welcher zyklischen Konstellation sie hergeleitet wird, als ideale Normposition für die Beurteilung und Beschreibung der Qualitäten der Umlaufphasen. Tatsächlich wird im *Su-wen* 70/659 f. wohl aus diesem Grund den Wirkungen der *configuratio aequa* – neben jenen der Redundanz und Defizienz, Raum gewidmet, der in keinem Verhältnis zur praktischen Bedeutung dieser speziellen Inflexion steht. Wir geben von dort die sich aus den drei Inflexionen der Fünf Umlaufphasen ergebenden Hauptwirkungen in einer Zusammenfassung wieder:

[52] Vgl. S. 45 oben sowie endlich auch die Tafel X im *Huang-ti Nei-ching Su-wen I-shih*.

[53] *Lei-ching t'u-i* 2/43: „Ist die Umlaufphase redundant, so wird sie gedämpft, ist die Umlaufphase defizient, so wird sie unterstützt."

[1] 邪 [2] 非其位 [3] 正 [4] 土行 [5] 平氣
[6] 天刑

Umlaufphase *(circuitus)*	*configuratio aequa*	*circuitus deficiens*	*circuitus redundans*
Holz *(lignum)*	sich verbreitende Harmonie	kümmernde Harmonie	mächtige Entfaltung
Feuer *(ignis)*	emporsteigende Helligkeit	verdeckte Helligkeit	lodernder Schein
Erde *(humus)*	fundierte Verwandlung	niedere Beschränkung	üppige Fülle
Metall *(metallum)*	offener Ausgleich	abhängige Wandlung	feste Vollendung
Wasser *(aqua)*	stille Anpassung	karges Rinnen	Überströmen[54]

Redundanz (*t'ai-kuo*), Defizienz (*pu-chi*) und *configuratio aequa* (*p'ing-ch'i*), die drei energetischen Konstellationen (*san-ch'i* [1]) der Umlaufphasen, wie man sie mitunter auch nennt[55], sind alles, was an Inflexionen der Umlaufphasen *allein* für sich genommen in den chinesischen Medizinklassikern und der auf ihnen ausdrücklich fußenden Literatur explizit dargestellt wird. Die Deutung all der Kombinationen und Abstufungen, welche sich beständig und zwangsläufig aus der Überlagerung von Großen, Dominanten und Deversanten Umlaufphasen ergeben, ist in das Ermessen der spekulativ veranlagten Praktiker gestellt; die Texte gehen nicht näher darauf ein.

b) Inflexion der energetischen Konstellationen (*configurationes*).

Was wir deskriptiv als ‚Inflexion' der *configurationes* bezeichnen, ist vom Gegenstand her als ‚Konjugation' zu verstehen[56]. Konjugiert, „zusammengespannt" werden ebenbürtige aber gegenpolige Positionen, nämlich je eine *configuratio dominans* (*chu-ch'i*) mit einer *configuratio deversans* (*k'o-ch'i*).

Der von Jahr zu Jahr unveränderte Grundrhythmus der *configurationes dominantes* entspricht dem struktiven, konkretisierenden Einfluß der unverrückbar ruhenden Erde („irdische Konstellation", *ti-ch'i*)[57], also den struktiven Komponenten der klimatischen Situationen. Demgegenüber ist das jährlich wechselnde Kraftgefüge der *configurationes deversantes* auch hier wiederum Ausdruck und Entsprechung des unablässig bewegten und bewegenden Himmels („himmlische Konstellation", *t'ien-ch'i*), also der aktiven, dynamisierenden Komponente der jeweiligen klimatischen, immunologischen . . . Situation[58].

Mit dieser prinzipiellen Definition sind gewisse Assoziationen der Begriffe ‚*dominus*' und ‚*deversor*' abgeblendet bzw. ausgeschlossen, derart, daß der *configuratio deversans* die maßgebende, determinierende Rolle, der *configuratio*

[54] Nach der im *Su-wen I-shih* 70/481 zusammengestellten Tabelle. Man vgl. ebenda die tabellarische Übersicht über alle Entsprechungen der *configuratio aquae*.

[55] Im *Su-wen* 70/659 et al.

[56] Insofern ist der *tt chia-lin* [2] bzw. *hsiang-lin* [3] (*contactus*) als Bezeichnung dieses Zusammenspiels gerechtfertigt.

[57] *Lei-ching t'u-i* 2/47.

[58] *Lei-ching t'u-i* 2/47; Kommentar des Wang Ping zu *Su-wen* 74/807.

[1] 三氣 [2] 加臨 [3] 相臨

dominans hingegen eine abhängige, ergänzende Funktion zugewiesen wird. Indem wir uns diese spezielle Interpretation im folgenden gegenwärtig halten, können wir den systematischen Zusammenhang zwischen andernfalls widersprüchlichen Postulaten und Konventionen erkennen.

Zwischen *configurationes deversantes et dominantes* werden drei Möglichkeiten einer Beziehung unterschieden und als prognostisch bedeutsam konventionell fixiert:

1. die Übereinstimmung (*t'ung-ch'i* [1], *configurationes communes*);
2. die Sekundovektion (*shun* [2], *secundovectio*);
3. die Kontravektion (*ni* [3], *contravectio*).

Übereinstimmung (*t'ung-ch'i, configurationes communes*) von dominanter und deversanter Konstellation liegt vor, wenn bei einem bestimmten Schritt ([4], *gradus*) *configurationes deversans et dominans* sowohl hinsichtlich ihrer Wandlungsphase als auch ihrer Yinyang-Qualität übereinstimmen.

Es sind stets die *configurationes* jedes einzelnen Schritts für sich zu untersuchen. Infolge der verschiedenen Reihenfolge der Qualitäten von dominanten und deversanten Schritten[59] treten, wie die Übersichtstabelle unten zeigt, *configurationes communes* nur in der Hälfte aller Jahre auf, genauer, es wechseln drei Jahre, in welchen bei einem oder bei vier Schritten *configurationes communes* auftreten, mit drei Jahren, in welchen überhaupt keine *configurationes communes* vorkommen.

Übereinstimmung von *configuratio deversans et configuratio dominans* bedeutet die Gleichgerichtetheit von aktiver und struktiver Komponente der klimatischen Gesamtsituation und begünstigt somit die extreme Ausbildung der klimatischen und biotopen (immunologischen) Qualitäten der *configurationes*; sie bedingt mithin, insofern sie ja zwangsläufig auf die benachbarten Schritte Rückwirkungen zeitigt, Störung und Ungleichgewicht des gesamten Wetterverlaufs.

Für die Ausbildung von Sekundovektion („Gleichsinnigkeit", *shun*) oder Kontravektion („Gegensinnigkeit", *ni*) zwischen *configurationes deversans et dominans* gilt zunächst: „Treten die *configurationes* in eine regelmäßige Beziehung, so herrscht Harmonie [5], treten sie nicht in eine regelmäßige Beziehung, so herrscht eine pathogene Situation [6][60]." Ergänzend gilt: „Bezwingt der ‚*dominus*', ist dies ‚*contravectio*', bezwingt der ‚*deversor*', ist dies ‚*secundovectio*'[61]."

Erinnern wir uns, daß die *configuratio dominans* (*chu*) ‚*dominus*', der stabilen, struktiven, *abhängigen* Position, die *configuratio deversans* (*k'o*) ‚deversor', hin-

[59] Vgl. die Tabellen SS. 62 ff. oben. [60] *Su-wen* 67/597.

[61] *Su-wen* 74/806. – Das Wort *ts'ung* [7], ‚Folge', wird hier synonym für *shun*, ‚*secundovectio*' gebraucht.

[1] 同氣 [2] 順 [3] 逆 [4] 步 [5] 氣相得則和
[6] 不相得則病 [7] 從

gegen der mobilen, aktiven, *determinierenden* Position entspricht, so ist klar, daß eine Beziehung zwischen einer *configuratio dominans* und einer *configuratio deversans* nur regelkonform („regelmäßig") zu nennen ist, wenn sie 1. vom aktiven Pol, also von der *configuratio deversans* ausgeht, 2. einer normalen, „physiologischen" Reihenfolge, also der Sequenz I oder II der Wandlungsphasen[61] entspricht. (Alle Interpreten sind sich mithin einig[62], daß auch die Hervorbringungsreihenfolge zwischen *deversor* und *dominus* zu einer *secundovectio* (*shun*) führt.) Mit anderen Worten, Sekundovektion zwischen *configuratio deversans* und *configuratio dominans* und eine harmonische Gesamtsituation tritt ein, wenn sich die Dynamik der aktiven Komponente (des ‚*deversors*') erzeugend oder hemmend gegenüber der Statik der struktiven Komponente (des ‚*dominus*') durchsetzt. Das umgekehrte Verhältnis (der ‚*dominus*' erzeugt oder bezwingt den ‚*deversor*') bedingt eine klimatisch kritische Situation, deren Disharmonie auch von der Qualität der beiden konjugierten Konstellationen abhängt.

Ferner gilt: „Tritt der ‚Fürst' an den Platz des ‚Beamten', dann ist dies Sekundovektion, tritt der ‚Beamte' an den Platz des ‚Fürsten', dann ist dies Kontravektion[63]."

Diese zweite Regel bezieht sich ausschließlich auf die in *ignis principis* und *ignis ministri* geteilte Wandlungsphase Feuer und besagt: entspricht der beweglichen *configuratio deversans* das Junge Yin (*ignis principis*) und trifft dieses auf die *configuratio dominans* (= unbeweglicher Platz [1]) *ignis ministri yang minoris*, so entspricht dies einer Sekundovektion, tritt umgekehrt die *configuratio deversans ignis ministri* auf den Platz einer *configuratio dominans ignis principis*, so bedingt dies eine Kontravektion[64].

Eine Übersicht über die Inflexion der *configurationes* gibt die Tafel XVI.

Die Sekundovektion (*shun* [2]) der *configurationes* begünstigt eine ausgeglichene meteorologisch-klimatische in sich stabile und eine günstige immunologische Situation, die Kontravektion der *configurationes* führt zu einer gespannten, kritischen, labilen meteorologisch-klimatischen und zu einer unsicheren immunologischen Situation.

Die Inflexion der *configurationes*, die sich aus dem Kontakt von *configurationes deversantes* und *dominantes* ergibt, ist eindeutig das grundlegende Element der phasenenergetischen Konstellation. Deshalb wollen wir uns auch die konkreten klimatisch-immunologischen Auswirkungen dieses Kontakts, wie sie im *Su-wen* 71 beschrieben werden, kurz vor Augen führen, der Übersichtlichkeit halber in Tabellenform[65].

[61] S. oben S. 46 f.

[62] Vgl. *Nei-ching chiang-i* p. 163; *Chung-i-hsüeh kai-lun* p. 37 f.

[63] *Su-wen* 68/620.

[64] Vgl. auch *Su-wen* 67/597 sowie den Kommentar des Chang Chih-ts'ung auf p. 600.

[65] Zusammengestellt auf Grund der Resumés im *Su-wen I-shih* 71/519 ff.

[1] 位 [2] 順

1. *Yin flectens imperat caelo*

Gradus	config. devers.	config. domin.	Meteorologisches	Pathologisches
I.	spleya metar	yifle liven	Erstes Einsetzen strenger Kälte, Eintritt der „Zerstörenden Konstellation (*sha-ch'i*)"	Kälte rechts, unten
II.	yama aqual	yimi prig	Anhaltende Kälte, Reif, Frost; Entfaltung der „Zerstörenden Konstellation"; Absterben der Triebe	Hitze (Fieber) von der Körpermitte ausgehend
III.	yifle liven	yami mig	Wiederholt Windtage	Tränenfluß, Ohrenklingen, Schwindelgefühl
IV.	yimi prig	yima huhu	Feuchte Hitze	Ikterus, Schwellungen am ganzen Körper
V.	yima huhu	spleya metar	Wechsel von feuchtem und trockenem Wetter, schließlich Kühle, Regen und Wind	
VI.	yami mig	yama aqual	Rückkehr von Wärme, mächtiges Einsetzen des Yang, Schlüpfen der Insekten; Gewässer frieren nicht zu; mächtige Entfaltung auch der struktiven Kräfte; Austreiben der Vegetation, angenehme Atmosphäre	Fiebrige Erkrankungen

Immunologie: Disposition zu „Wind"-Erkrankungen in der ersten, zu „Hitze"-Erkrankungen in der zweiten Jahreshälfte; „Wind" und „Trockenheit" wechseln in der Jahresmitte immunologisch ab.

Allgemeine Indikationen: Bittere Rezeptur zur Einstimmung in der ersten, salzige in der zweiten Jahreshälfte.

2. *Yin minor imperat caelo.*

Gradus	config. devers.	config. domin.	Meteorologisches	Pathologisches
I.	yama aqual	yifle liven	Einsetzen der Kälte, Winterschlaf der Insekten und Tiere, Gefrieren der Gewässer; Wind; klirrende Kälte (Bedecktes Wetter)	Arthrosen, Arthritiden; Hexenschuß bei Wechsel zur „Hitze": innere Geschwüre und äußere Schwellungen
II.	yifle liven	yimi prig	Mit Einsetzen der Yang-Konstellation: Wind; Frühlingswetter, Erblühen und Entfalten; zwischendurch kalte Tage	Harnverhaltung, Sehtrübung, Augenentzündung fliegende Hitzen
III.	yimi prig	yami mig	Große Hitze, kräftige Entwicklung von Flora und Fauna; zwischendurch kalte Tage	Kreislaufstörung, Herzschmerzen; Wechsel von Hitze und Kälte; Atemnot, gerötete Augen
IV.	yima huhu	yima huhu	Einsetzen feuchter Hitze, starke und andauernde Regenfälle, Wechsel von Kälte und Hitze	Wechselfieber; trockener Hals; Ikterus, Schnupfen, verstopfte Nase, Nasenbluten, Verschleimung
V.	yami mig	spleya metar	Rückkehr zu trockner (mäßig feuchter) Wärme, gute Entfaltung der Vegetation; „gutes, gesundes" Wetter	(Fiebrige Erkrankungen)
VI.	spleya metar	yama aqual	Trockenheit, Abkühlung; schließlich trübes und bedecktes Wetter	Husten, Phtise (Hämoptöe) Darmerkrankungen

Immunologie: Fiebrige Erkrankungen in der ersten, „Kälteleiden" [die auch von Fieber begleitet sein können] in der zweiten Jahreshälfte. Besondere Neigung zu Atemnot, Hämoptöe, Nasenbluten, geröteten Augen, Hordeolum, Entzündung des Canthus; Gastritis; Herzschmerzen; Rückenschmerzen; Tympanie; Blutstuhl; trockenem Hals.

Allgemeine Indikationen: 1: Jahreshälfte: zur Einstimmung der *configuratio ignis*: Salziges und Kaltes, falls erforderlich, Bitteres zur Ableitung.

2. Jahreshälfte: Saures zur Sammlung, ebenfalls Bitteres zur Ableitung.

3. *Yin maior imperat caelo.*

Gradus	config. devers.	config. domin.	Meteorologisches	Pathologisches
I.	yifle liven	yifle liven	Die Kälte weicht, der Frühling setzt ein mit Wind und Erwachen der Vegetation, mildem Wetter; schließlich Wechsel von feuchtem und windigem Wetter, doch wenig Regen	Erkrankungen des *hsüeh* („Blut" – individualspezifische struktive Energie); E. der Muskeln und Gelenke; Abgeschlagenheit, Atrophien
II.	yimi prig	yimi prig	Regiment großer Hitze, mächtige Entwicklung von Flora und Fauna; Feuchtigkeit und Regen zur rechten Zeit	Epidemien verschiedener Ätiologie und Symptomatik
III.	yima huhu	yami mig	Zunächst warmes, vegetationsförderndes Wetter, Regen zur rechten Zeit, dann Abkühlung	Abgeschlagenheit; Schwellung des Leibes und Unterleibes
IV.	yami mig	yima huhu	Wechsel von schwülem, drückendem und kühlem, windigem Wetter; Tau, Nebel, Feuchtigkeit; herbstlicher Gesamtcharakter des Wetters	Hitze an der Körperoberfläche (Poren); Sickerblutungen; Malaria; Völlegefühl, Stauungen im Unterleib; Schwellungen
V.	spleya metar	spleya metar	Herbstliches Wetter: Kälte, Nebel, erster Reif; Laub fällt; frühe Kälteeinbrüche	Hautkrankheiten
VI.	yama aqual	yama aqual	Starke Kälte, viele Niederschläge, Frost; wenig Schnee	Gelenkerkrankungen (Rheuma, Ischias . . .)

Immunologie: Durch Kälte und Feuchtigkeit ausgelöste Unterleibsplethora.
Allgemeine Indikationen: Scharfes und Trockenes.

4. *Yang minor imperat caelo.*

Gradus	config. devers.	config. domin.	Meteorologisches	Pathologisches
I.	yimi prig	yifle liven	Stürmisches Wetter, die Kälte weicht; Ansetzen der Vegetation; nur mäßige Kälterückschläge	Epidemien; Blutungen aus Mund und Nase, gerötete Augen, Husten, Stauungen, Kopfschmerzen, Brustplethora; geschwürige Haut
II.	yima huhu	yimi prig	Wolkig, dunstig, Regen	Husten; Kontravektion der Energie [Kreislaufkollaps]; Erbrechen; rauher Hals; Kopfschmerzen, Hitze, Bewußtlosigkeit; eiternde Geschwüre
III.	yami mig	yami mig	Mächtige, trockene Hitze	Innere Hitze [Hitzschlag]; Taubheit; Trübsichtigkeit; Blutandrang zum Kopf; Geschwüre; Iluston, Schnupfon, Nasenbluten, verstopfte Nase
IV.	spleya metar	yima huhu	Abkühlung, zwischendurch noch heiße Tage, Tau	Plethora, Müdigkeit
V.	yama aqual	spleya metar	Weitere Abkühlung; Übergang zu regnerischem, kaltem Herbstwetter	
VI.	yifle liven	yama aqual	Stürmisch und feucht (Nebel, Tau)	Herzschmerzen; Husten

Immunologie: Widerstreit von Hitze und Kälte führt außen zu Geschwüren, innen zu Malaria, Diarrhöe; Taubheit, Erbrechen, Trübsichtigkeit.

Allgemeine Indikationen: Salziges und Bitteres; zur Ableitung: Saures.

5. *Splendor yang imperat caelo.*

Gradus	config. devers.	config. domin.	Meteorologisches	Pathologisches
I.	yima huhu	yifle liven	Erster Frost; strenge Kälte; Eis. Später Regen	fiebrige Plethora, gedunsenes Gesicht, Schlafsucht; Nasenbluten, Niesen, Urin dunkel und rot, spärlich
II.	yami mig	yimi prig	Wärme breitet sich aus, die Vegetation keimt	Epidemien und Schlaganfälle
III.	spleya metar	yami mig	Allgemein kühle Witterung, dann Trockenheit und Hitze; schließlich feuchtes Wetter	Wechsel von Hitze und Frostschauern
IV.	yama aqual	yima huhu	Naßkaltes Wetter	Epileptiforme Symptome, Zittern; Delirien; Flacher, fliegender Atem; trockener Hals, Durst, Halsschmerzen; Geschwüre und Furunkel, Malaria mit Schüttelfrost; kraftlose Extremitäten; Hämaturie
V.	yifle liven	spleya metar	Frühlingshaftes Wetter, blühende Vegetation	
VI.	yimi prig	yama aqual	Warmes Wetter, Insekten kommen wieder hervor, Gewässer frieren nicht zu	fiebrige Krankheiten

Immunologie: Husten, trockener Hals; Wechsel von Hitze (Fieber) und Frost, Schüttelfrost; Geschwüre.

Allgemeine Indikation: Salziges zur Einstimmung.

6. *Yang maior imperat caelo.*

Gradus	config. devers.	config. domin.	Meteorologisches	Pathologisches
I.	yami mig	yifle liven	Kräftige Erwärmung, frühes Austreiben der Vegetation	Epidemien; Fieber; Kopfschmerz; Aufstoßen; Schwären und Furunkel
II.	spleya metar	yimi prig	Kälterückschlag, Schädigung der Vegetation, kühles Wetter	Plethora und Stauung
III.	yama aqual	yami mig	Naßkaltes Wetter, Regen	Empfindung von äußerer Kälte und innerer Hitze; innere Geschwüre; Bewußtseinstrübung, Depressionen
IV.	yifle liven	yima huhu	Wind und Regen; Entwicklung der Vegetation	Hohes Fieber; Atemnot; Muskelschwäche; Diarrhöe
V.	yimi prig	spleya metar	*Reversio* des Yang; warmes Wetter, Reifung der Vegetation	
VI.	yima huhu	yama aqual	Naßkaltes Wetter, dann Frostwetter, Nebel, trübes Wetter; Wind	

Immunologie: Atrophie, Muskelschwäche; Diarrhöe, dunkler bis blutiger Urin.

Allgemeine Indikationen: Scharfes zur Trocknung und Erwärmung (zur Kompensation der naßkalten Gesamtkonstellation).

5. *Die Koppelung* (*contactus*) *von Umlaufphasen und Energiekonstellationen* (*yün-ch'i hsiang-lin* [1]).

Wir haben soeben die Inflexion von *circuitus* und *configuratione* aus didaktischen Gründen analytisch betrachtet; für die praktische Prognose des Klimas und für die klimaorientierte Therapie sind allerdings unmittelbar nur die aus der Verbindung (‚Koppelung') von *circuitus* und *configurationes* sich ergebenden Aussagen relevant, so wie Klima und Wetter stets aus dem Zusammenwirken von irdischen, struktiven (also topologischen, hydrologischen . . .) Bedingungen

[1] 運氣相臨

und wandelbaren makrokosmischen, aktiven Einflüssen (also zeitabhängigen Faktoren) sich ergeben. Die Koppelung von *circuitus* (*yün*) und *configurationes* (*ch'i*) ist kombinatorisch auf allen Bezugsebenen möglich. Praktisch werden indes – wie gewöhnlich – nur die Beziehungen zwischen wenigen, hervorgehobenen Elementen als prognostisch signifikant erachtet und entsprechend detailliert beschrieben. So haben wir zu betrachten die Koppelung

a) zwischen *circuitus magnus* und *configuratio imperans caelo*;
b) zwischen *circuitus magnus*, *configuratio imperans caelo* und *transvectus* des Erdenzweigs;
c) zwischen *circuitus magnus* und *configuratio in fontibus*.

a) Die Koppelung von *circuitus magnus* und *configuratio imperans caelo*.

Die Große Umlaufphase (*circuitus magnus*, *ta-yün*) subsumiert den primär zeitbezogenen, aktiven Aspekt des Gesamtcharakters des Jahres, die *configuratio imperans caelo* weist auf den primär topologisch bedingten, struktiven Aspekt des gesamten Jahres[66]. Entsprechend der umfassenden und grundlegenden Bedeutung dieser beiden Elemente ist auch ihre Beziehung als erste und wichtigste zu nennen.

Bei der sich aus der regelmäßigen kalendarischen Kombination von Himmelsstamm und Erdenzweig ergebenden Koppelung von *circuitus magnus* und *configuratio imperans caelo* treten (unter Zugrundelegung der Qualitäten und Sequenzen der Wandlungsphasen) fünferlei Wirkungen auf, nämlich

1. die *configuratio imperans caelo* bringt den *circuitus magnus* hervor [1] – es herrscht *transformatio secundovehens, shun hua* [2];
2. die *configuratio imp. caelo* bändigt den *circ. magnus* [3] – es herrscht *caeli supplicium* (*t'ien-hsing* [4]);
3. der *circ. magnus* bringt die *conf. imperans caelo* hervor [5] – es herrscht *contravectio parva, hsiao-ni* [6];
4. der *circuitus magnus* bändigt die *conf. imp. caelo* [7] – dies bedingt einen *contactus sine harmonia, pu-ho* [8];
5. *circuitus magnus* und *conf. imp. caelo* sind von gleicher Qualität [9] – es herrscht *congruentia caelestis* (*t'ien-fu* [10]).

Jede dieser fünf Beziehungen tritt im Verlauf des Sechzigjahrezyklus zwölfmal auf, wie die Tafel XVII zeigt.

Die zur Bezeichnung der fünf Koppelungsmodi gebrauchten Fachausdrücke lassen bereits Rückschlüsse auf ihre respektiven klimatischen und immunologi-

[66] Vgl. oben die S. 59 u. 62 sowie *Su-wen I-shih* 66/418 f.

[1] 氣生運 [2] 順化 [3] 氣克運 [4] 天刑
[5] 運生氣 [6] 小逆 [7] 運克氣 [8] 不和
[9] 運氣相同 [10] 天符

schen Folgen zu. Grundsätzlich ist zu bemerken, daß für die Gestaltung und Entwicklung der empirisch faßbaren Phänomene dem Einfluß der *configuratio* (*ch'i*), also der aus den irdisch topologischen Bedingungen resultierenden (meteorologisch-immunologischen-) energetischen Konstellation gegenüber den zeitabhängigen kosmischen Einflüssen (*circuitus*) die ausschlaggebende Rolle zugeschrieben wird. Erscheinen diese kosmischen Einwirkungen gewissermaßen als Reflex und Ausfluß der irdischen Bedingungen, geht also der *circuitus* aus der herrschenden Energiekonstellation (*configuratio imperans caelo*) – nach der Sequenz I der Wandlungsphasen – hervor, so begunstigt dies einen harmonischen Witterungsverlauf und eine sekundovehente Verwandlung (*shun-hua, transformatio secundovehens*). In allen anderen Fällen hingegen sind Spannungen, kritische Gegensätze, extreme Wetterlagen zu gewärtigen. Diese Spannungen und Gegensätze bleiben in engen Grenzen und können durch günstige Verhältnisse zwischen *configuratio deversans* und *configuratio dominans* oder die Inflexion der Umlaufphasen ganz ausgeglichen oder aber erst sekundär zu kritischer Wirkung gesteigert werden – wenn die Führungsrolle in der Jahreskonstellation der Umlaufphase (*circuitus*) zufällt, mithin die irdische Situation als durch die kosmischen, zeitabhängigen Einwirkungen determiniert erscheint; es ergibt sich eine nur „kleine Gegenströmigkeit" (*contravecio parva, hsiao-ni*).

Ungleich stärkere Spannungen ergeben sich bei allen – in der Bezwingungsreihenfolge (Sequenz II des Wandlungsphasen) sich auswirkenden – inhibitorischen Verhältnissen zwischen *configuratio* und *circuitus*, sei es, daß die *configuratio imperans caelo* die aktive Einwirkung des *circuitus magnus* bändigt, schmälert – was zu einer „Qual des Himmels" (*caeli supplicium, t'ien-hsing*), d. h. einer Verstümmelung der kosmischen Einwirkungen fuhrt – sei es gar, daß der *circuitus magnus* die *configuratio imperans caelo* bändigt, was zu einem höchst disharmonischen Verhältnis führt (*sine harmonia, pu-ho*).

In noch höherem Maße als das oben erwähnte Zusammentreffen gleichbewerteter *configurationes deversans et dominans*, doch aus dem gleichen Grund kritisch, wirkt sich die *congruentia caelestis* (*t'ien-fu*) genannte Koppelung einer *configuratio imperans caelo* mit einem *circuitus magnus* gleicher Qualität aus: die „Gleichschaltung" des Antagonisten fördert meteorologisch extreme Entwicklungen.

b) Die Koppelung von *circuitus magnus, configuratio imperans caelo* und *transvectus* des Erdenzweigs.

Wir waren bereits oben der als *conventus annorum* (*sui-hui*) bezeichneten Situation begegnet, die dadurch definiert ist, daß Himmelsstamm (des *circuitus magnus*) und Erdenzweig des Jahres von gleicher, nach der Wertkonvention der Wandlungsphasen bestimmter Qualität sind. Ein noch höherer Grad der Übereinstimmung ist gegeben, wenn der *conventus annorum* mit der *congruentia caelestis* zusammentrifft, mit anderen Worten, wenn die Qualitäten von *circuitus magnus, config. imperans caelo* und *transvectus* des Erdenzweigs kongruieren, ein

Ereignis, das als *t'ai-i t'ien-fu*[67] [1], *congruentia caelestis maxima* bezeichnet wird und innerhalb des Zyklus von sechzig Jahren viermal eintritt, nämlich im

		circuitus/transvectus/conf. imp. caelo
26. Jahr	fust-bast	humi
56. Jahr	fust-hast	humi
22. Jahr	bust-kat	metalli
55. Jahr	esut-gast	ignis.

Die *congruentia caelestis maxima*, wegen des qualitativen Zusammentreffens dreier Deutungselemente auch *coniunctio triplex*, (*san-ho* [2])[68], begünstigt, wohl dank der ausgleichenden Wirkung des *conventus annorum*[69], eine geordnete, harmonische Wetterentwicklung[70].

c) Die Koppelung von *circuitus magnus* und *configuratio in fontibus*.

Die *configuratio in fontibus* (*tsai-ch'üan chih ch'i*) ist nach zyklischer Position und Qualität stets komplementär zur *configuratio imperans caelo*[71]. Als Dominante der zweiten Jahreshälfte kompensiert sie die energetische Charakteristik der ersten drei *gradus*. Die kompensatorische Funktion der *configuratio in fontibus* erhält besonderes Relief, wenn eine (entsprechend den Wertkonventionen der Wandlungsphasen gegebene) qualitative Resonanz zwischen *configuratio in fontibus* und dem *per definitionem* stets energetisch redundanten oder defizienten *circuitus magnus* auftritt. Entsprechend dieser Inflexion unterscheidet man zwei Arten der qualitativen Kongruenz zwischen *configuratio in fontibus* und *circuitus magnus*. Entspricht dem Jahr ein ungeradzahliger (= yang) Himmelsstamm, kompensiert die *configuratio in fontibus* mithin eine energetische Redundanz des *circuitus magnus*, so nennt man die qualitative Übereinstimmung *congruentia caelestis communis* (*t'ung t'ien-fu* [3]), entspricht dem Jahr ein geradzahliger (= yin) Himmelsstamm, kompensiert die *configuratio in fontibus* folglich eine energetische Defizienz des *circuitus magnus*, so bezeichnet man die qualitative Übereinstimmung als *conventus annorum communis* (*t'ung sui-hui* [4])[72].

Eine *congruentia caelestis communis* (*t'ung t'ien-fu* [5]) findet statt in den Jahren

	transvectus sive circuitus		*transvectus sive circuitus*
11. ust-last	humi	9. just-jast	ligni
41. ust-esat	humi	39. just-cast	ligni; [73]
7. gust-gast	metalli		
37. gust-ast	metalli		

[67] Wörtlich ‚*tessera congruens caelestis Uni maioris*' – wobei das ‚*Unum maior*' auf den Himmelspol hinweist. [68] *Su-wen* 66/588. [69] S. oben S. 67 f.

[70] *Su-wen* 66/588 und Kommentare auf p. 589.

[71] Siehe oben S. 62 f. sowie die Tafel XIV. [72] *Lei-ching t'u-i* 2/53 et al.

[73] Wobei zu bemerken ist, daß die Jahre 41 und 11 auch schon als gewöhnliche *conventus annorum* aufgeführt wurden.

[1] 太乙天符 [2] 三合 [3] 同天符 [4] 同歲會
[5] 同天符

Ein *conventus annorum communis* (*t'ung sui-hui*) findet statt in den Jahren

	circuitas suive transvectus
8. hust-hast	aquae
38. hust-bast	aquae
10. kut-kat	ignis principis
40. kut-dast	ignis principis
30. kut-fast	ignis ministri
60. kut-mast	ignis ministri.

Nachdem unter Verwendung der Tonembleme (vgl. oben S. 59) die Yang-Himmelsstämme stets das Qualifikativum *t'ai* [1] (*maior*), die Yin-Himmelsstämme das Qualifikativum *shao* [2] (*minor*) bedingen, nennt man die Jahre der *congruentia caelestis communis* auch die *tres maiores* (*san-t'ai* [3]), die Jahre des conventus annorum communis die *tres minores* (*san-shao* [4]), unbeschadet des Umstands, daß insgesamt 12 Jahre unter diese Bezeichnungen fallen[74].

Entsprechend der eingangs erwähnten kompensatorischen Funktion der *configuratio in fontibus* begünstigt ihre qualitative Resonanz mit dem *circuitus magnus* eine im ganzen eher ausgeglichene Wetterentwicklung.

d) Tabellarische Übersicht der Koppelungen und Inflexionen von Umlaufphasen und Energiekonstellationen im Verlauf des gesamten Sechzig-Jahre-Zyklus[75]

Verzeichnis der in der Tabelle und a. O. gebrauchten Abkürzungen:

Yin flectens	yifle	transformatio secundovehens	tra. sec.
Yin minor	yimi	caeli supplicium	c. suppl.
Yin maior	yima	contravectio parva	contra. par.
Yang minor	yami	sine harmonia	sine harm.
Splendor yang	spleya	congruentia cealestis	congr. c.
Yang maior	yama	congruentia caelestis communis	congr. c. com.
lignum, ventus	liven	conventus annorum	cov. ann.
ignis principis	prig	conventus annorum communis	cov. ann. com.
ignis ministri	mig	circuitus	circ.
humus humida (humiditas)	huhu	configuratio	config.
metallum ar., (ariditas)	metar	configuratio imperans caelo	c. imp. c.
aqua algida, (algor)	aqual	configuratio in fontibus	c. in f.
		deficiens	devf.
		redundans	red.

[74] *Lei-ching t'u-i* 2/53.

[75] Unter Benutzung der Tafel 28 im *Su-wen I-shih* p. 559.

[1] 太 [2] 少 [3] 三太 [4] 三少

(1)	(2) Hst. Ezwg.	(3) c. imp. caelo	(4) circ. magnus	(5) c. in fontibus	(6) contactus sive inflexio	transformationes (7) vic.	(8) rev.	(9) c. imp. c.	(10) circ. m.	(11) c. in f.
1.	ust-ast	yimi, prig	humus red.	spleya, metar	tra. sec	–	–	calor	pluvia	ariditas
2.	bust-bast	yima, huhu	metal. def.	yama, aqual	transformatio secundoveh.	calor	algor	humor	limpid.	algor
3.	cust-cast	yami, mig	aqua red.	yifle, liven	sine harmonia	–	–	ardor	algor	ventus
4.	dust-dast	spleya, metar	lign. def.	yimi, prig	c. suppl.; cov. ann. com.	limp.	calor	aridit.	ventus	calor
5.	esut-esat	yama, aqual	ignis red.	yima, huhu	c. suppl.	–	–	algor	calor	humor
6.	fust-fast	yifle, liven	humus def.	yami, mig	c. suppl.	ventus	limp.	ventus	humor	ardor
7.	gust-gast	yimi, prig	metal. red.	spleya, metar	c. suppl.; congr. c.	–	–	calor	limpid.	ariditas
8.	hust-hast	yima, huhu	aqua def.	yama, aqual	c. suppl.; cov. ann. com.	pluvia	ventus	pluvia	algor	algor
9.	just-jast	yami, mig	lignum red.	yifle, liven	contra. par.; congr. c. com.	–	–	ardor	ventus	ventus
10.	kut-kat	spleya, metar	ignis def.	yimi, prig	sine harm; cov. ann. com.	algor	pluvia	aridi.	calor	calor
11.	ust-last	yama, aqual	humus red.	yima, huhu	sine harm.; cov. ann.; congr. c. com.	–	–	algor	humor	humor
12.	bust-mast	yifle, liven	metal. def.	yami, mig	sine harm.	calor	algor	ventus	limpid.	ardor
13.	cust-ast	yimi, prig	aqua red.	spleya, metar	sine harm.; cov. ann.	–	–	calor	algor	limpid.
14.	dust-bast	yima, huhu	lignum def.	yama, aqual	sine harm.	limp.	calor	pluvia	ventus	algor
15.	esut-cast	yami, mig	ignis red.	yifle, liven	congr. c.	–	–	ardor	ardor	ventus
16.	fust-dast	spleya-metar	humus def.	yimi, prig	contra. par.	ventus	limp.	limp.	pluvia	calor
17.	gust-esat	yama-aqual	metal. red.	yima, huhu	contra. par.	–	–	algor	limp.	pluvia
18.	hust-fast	yifle-liven	aqua def.	yami, mig	contra. par.	pluvia	ventus	ventus	algor	ardor
19.	just-gast	yimi, prig	lignum red.	spleya, metar	contra. par.	–	–	calor	ventus	limpid.
20.	kut-hast	yima, huhu	ignis def.	yama, aqual	contra. par.	algor	pluvia	pluvia	ardor	algor
21.	ust-jast	yami, mig	humus red.	yifle, liven	transformatio secundovehens	–	–	ardor	pluvia	ventus

(1)	(2) Hst. Ezwg.	(3) c. imp. caelo	(4) circ. magnus	(5) c. in fontibus	(6) contactus sive inflexio	transformationes (7) vic.	(8) rev.	(9) c. imp. c.	(10) circ. m.	(11) c. in f.
22.	bust-kat	spleya, metar	metal. def.	yimi, prig	congr. c. max.; cov. ann.	calor	algor	aridit.	limpid.	calor
23.	cust-last	yama, aqual	aqua red.	yima, huhu	congr. c.	–	–	algor	algor	pluvia
24.	dust-mast	yifle, liven	lignum def.	yami, mig	congr. c.	limp.	calor	ventus	ventus	ardor
25.	esut-ast	yimi, prig	ignis red.	spleya, metar	congr. c.	–	–	calor	calor	limpid.
26.	fust-bast	yima, huhu	humus def.	yama, aqual	congr. c. max.; cov. ann.	ventus	limpid.	pluvia	pluvia	algor
27.	gust-cast	yami, mig	metal. red.	yifle, liven	c. suppl.	–	–	ardor	limpid.	ventus
28.	hust-dast	spleya, metar	aqua def.	yimi, prig	transformatio secundov.	pluvia	ventus	limpid.	algor	calor
29.	just-esat	yama, aqual	lignum red.	yima, huhu	transformatio secundov.	–	–	algor	ventus	humor
30.	kut-fast	yifle, liven	ignis def.	yami, mig	transfor. sec.; cov. ann. c.	algor	pluvia	ventus	ardor	ardor
31.	ust-gast	yimi, prig	humus red.	spleya, metar	transformatio secundove.	–	–	calor	pluvia	ariditas
32.	bust-hast	yima, huhu	metal. def.	yama, aqual	transformatio sec.	calor	algor	humor	limpid.	algor
33.	cust-jast	yami, mig	aqua red.	yifle, liven	sine harm.	–	–	ardor	algor	ventus
34.	dust-kat	spleya, metar	lignum def.	yimi, prig	c. suppl.	limpid.	calor	arid.	ventus	calor
35.	esut-last	yama, aqual	ignis red.	yima, huhu	c. suppl.	–	–	algor	calor	humor
36.	fust-mast	yifle, liven	humus def.	yami, mig	c. suppl.	ventus	limpid.	ventus	humor	ardor
37.	gust-ast	yimi, prig	metal. red.	spleya, metar	c. suppl.; congr. c. com.	–	–	calor	limpid.	ariditas
38.	hust-bast	yima, huhu	aqua def.	yama, aqual	c. suppl.; cov. ann. c.	pluvia	ventus	pluvia	algor	algor
39.	just-cast	yami, mig	lignum red.	yifle, liven	contra. par.; congr. c. com.	–	–	ardor	ventus	ventus
40.	kut-dast	spleya, metar	ignis def.	yimi, prig	sine harm.; cov. ann. c.	algor	pluvia	arid.	calor	calor

(1)	(2) Hst. Ezwg.	(3) c. imp. caelo	(4) circ. magnus	(5) c. in fontibus	(6) contactus sive inflexio	transformationes (7) vic.	(8) rev.	(9) c. imp. c.	(10) circ. m.	(11) c. in f.
41.	ust-esat	yama, aqual	humus red.	yima, huhu	sine harm.; cov. ann.; congr. c. com.	–	–	algor	humor	humor
42.	bust-fast	yifle, liven	metal. def.	yami, mig	sine harm.	calor	algor	ventus	limpid.	ardor
43.	cust-gast	yimi, prig	aqua red.	spleya, metar	sine harm.	–	–	calor	algor	limpid.
44.	dust-hast	yima, huhu	lignum def.	yama, aqual	sine harm.	limpid.	calor	pluvia	ventus	algor
45.	esut-jast	yami, mig	ignis red.	yifle, liven	congr. c.	–	–	ardor	ardor	ventus
46.	fust-kat	spleya, metar	humus def.	yimi, prig	contravectio parva	ventus	limpid.	limpid.	pluvia	calor
47.	gust-last	yama, aqual	metal. red.	yima, huhu	contravectio parva	–	–	algor	limpid.	pluvia
48.	hust-mast	yifle, liven	aqua def.	yami, mig	contravectio parva	pluvia	ventus	ventus	algor	ardor
49.	just-ast	yimi, prig	lignum red.	spleya, metar	contravectio parva	–	–	calor	ventus	limpid.
50.	kut-bast	yima, huhu	ignis def.	yama, aqual	contravectio parva	algor	pluvia	pluvia	ardor	algor
51.	ust-cast	yami, mig	humus red.	yifle, liven	transformatio secundove.	–	–	ardor	pluvia	ventus
52.	bust-dast	spleya, metar	metal. def.	yimi, prig	congruentia caelestis	calor	algor	arid.	limpid.	calor
53.	cust-esat	yama, aqual	aqua red.	yima, huhu	congruentia caelestis	–	–	algor	algor	pluvia
54.	dust-fast	yifle, liven	lignum, def.	yami, mig	congruentia caelestis	limpid.	calor	ventus	ventus	ardor
55.	esut-gast	yimi, prig	ignis red.	spleya, metar	cov. ann.; congr. c. max.	–	–	calor	calor	limpid.
56.	fust-hast	yima, huhu	humus def.	yama, aqual	cov. ann.; congr. c. max.	ventus	limpid.	pluvia	pluvia	algor
57.	gust-jast	yami, mig	metal. red.	yifle, liven	caeli supplicium	–	–	ardor	limpid.	ventus
58.	hust-kat	spleya-metar	aqua def.	yimi, prig	transformation secundov.	pluvia	ventus	limpid.	algor	calor
59.	just-last	yama-aqual	lignum red.	yima, huhu	transformatio secundove.	–	–	algor	ventus	humor
60.	kut-mast	yifle-liven	ignis def.	yami, mig	transformatio secundov. cov. ann. com.	algor	pluvia	ventus	ardor	ardor

6. *Empirische Inflexionen der Phasenenergetik.*

Alle bisher betrachteten Inflexionen, Kombinationen, Resonanzen von energetischen Konstellationen (*configurationes*) und Umlaufphasen (*circuitus*) ergeben sich rein rechnerisch stereotyp und zwangsläufig auf Grund des einmal konventionell fixierten Systems. Wenngleich wir einräumen, daß dieses System nicht reine Spekulation ist, sondern auf zeitlich ausgedehnten empirischen Beobachtungen fußt, so kann es aus sogleich zu resümierenden Gründen nicht annähernd alle tatsächlich zu konstatierenden klimatisch-meteorologischen Wechselfälle exakt erfassen. Deshalb kommt es zu *empirischen* Inflexionen der Phasenenergetik. Darunter sind simple „Wenn . . . dann"-Regeln zu verstehen, die an den empirisch konstatierten Wetterverlauf anknüpfen und durch welche man ihn *post festum* im Sinne der Systemregel zu erklären versucht. Diese empirischen Inflexionen sind daher ohne prognostische Verbindlichkeit. Der Vollständigkeit halber seien sie dennoch kurz umrissen.

a) Die Variabilität von Bezwingung (*victoria*) [durch die *configuratio imperans caelo*] und Rückkehr (*reversio*) [unter der *configuratio in fontibus*].

Nach der oben[76] dargestellten phasenenergetischen Regel verleiht die den Gesamtcharakter des Jahres bestimmende *configuratio imperans caelo* überdies den ersten drei *gradus* (= der ersten Hälfte des Jahres) ihre besondere klimatische Prägung. Die konkrete Ausprägung dieses Charakters in den empirisch registrierten Wettererscheinungen nennt man *sheng* [1], *victoria* [*configurationis imperantis caelo*]. Demgegenüber verleiht der systematische Antagonist der *configuratio imperans caelo*, die *configuratio in fontibus*, den letzten drei *gradus* (= der zweiten Hälfte des Jahres) ihre spezifische energetische Prägung. Die durch die *configuratio in fontibus* verliehene Prägung ist komplementär, kompensatorisch; gegenläufig zur Prägung durch die *configuratio imperans caelo*; daher wird ihre empirische Manifestation als *fu* [2], *reversio* [*configurationis in fontibus*] bezeichnet.

Während man nun postuliert, daß das Eintreten der *configurationes* mit astronomischer Genauigkeit erfolgt, bleiben *victoria* und *reversio*, mithin die konkreten Manifestationen der theoretisch postulierten Wirkungen unberechenbar[77].

Mit dieser Scheidung von Theorie und empirischer Wirklichkeit droht allerdings das phasenenergetische System alle wissenschaftliche Verbindlichkeit zu verlieren, denn eine Theorie, die nicht an der Wirklichkeit stringent erprobt werden kann, ist leere Spekulation. Die für die Beurteilung von *victoria* und *reversio* geltenden Regeln verbinden Theorie und empirische Daten nur locker. Sie lassen sich folgendermaßen zusammenfassen:

[76] S. oben S. 62. [77] Vgl. *Su-wen* 74/804 sowie *Su-wen I-shih* p. 600.

[1] 勝 [2] 復

1. In einem der theoretischen Konvention entsprechenden Jahr folgt auf die der Vorherrschaft (*victoria, sheng*) der *configuratio imperans caelo* entsprechenden klimatisch-immunologischen Konstellation der ersten Jahreshälfte ein komplementäres Regime, die *reversio* (*fu*) der *configuratio in fontibus* während der zweiten Jahreshälfte.

2. War der Charakter der *configuratio imperans caelo* während der ersten Jahreshälfte in keiner Weise ausgeprägt, hat also keine *victoria* dieser Konstellation stattgefunden, dann sollte auch keine *reversio* erfolgen.

3. Folgt auf eine *victoria* der *configuratio imperans caelo* keine *reversio* der *configuratio in fontibus*, so ist mit Naturkatastrophen und Epidemien zu rechnen.

b) Die empirische Verzögerung des theoretischen Eintritts der *configurationes*.

Eine allein im ergänzten Kapitel 72 des *Su-wen*[78] dargelegte Lehre trägt – mit anderer Terminologie und anderer theoretischer Begründung – dem gleichen Tatbestand Rechnung, daß phasenenergetische Theorie und tatsächlicher Wetterverlauf oft nicht übereinstimmen. Auch diese Lehre knüpft ausschließlich an den Zyklus der Sechs Energiekonstellationen (*configurationes*) an. Sie unterstellt, daß zu Zeiten klimatisch-immunologische Anomalien dadurch auftreten, daß die *configuratio imperans caelo* oder die *configuratio in fontibus* zur gegebenen Zeit ihren Platz nicht einnimmt (*loco non considit, pu ch'ien-cheng* [1]) oder nicht freimacht (*pu t'ui wei* [2], *locum non dat*). Ähnlich wird angenommen, daß – bei zyklischer Anordnung der *configurationes* bzw. *gradus*)[79] – also beispielsweise die *configuratio deversans yang maioris* aus dem *interstitium dextrum* [*configurationis in fontibus*] nicht zur rechten Zeit in das *interstitium laevum* [*configurationis imperantis caelo*] aufsteigt (*sheng pu ch'ien* [3]); die *configuratio yin maioris* aus dem *interstitium dextrum configurationis imperantis caelo* nicht zur rechten Zeit absteigt (*chiang pu hsia* [4]) in das *interstitium laevum configurationis in fontibus*.

7. *Die wissenschaftliche Problematik der phasenenergetischen Theorie.*

Die Phasenenergetik ist, wir deuteten es schon an, bislang das in vieler Hinsicht schwächste Glied im Gefüge des Beziehungssystems der chinesischen Medizin. Die Mängel der Phasenenergetik sind sowohl theoretischer als auch

[78] Vgl. pp. 881 ff. – Die Kapitel 72 und 73 des *Su-wen* waren bereits zur Zeit von Wang Ping's *Su-wen*-Edition des Jahres 762 nicht mehr auffindbar. Dennoch bringen die heutigen *Su-wen*-Ausgaben die vorgeblich in späterer Zeit wiedergefundenen Texte dieser Kapitel, zumeist als Anhang. Der Text des hier erwähnten Kapitels 72 wurde von Liu Wen-shu (vgl. oben S. 52, Anm. 6) in der Sung-Zeit „wieder aufgefunden" und als Anhang zu seinem *Su-wen ju-shih yün-ch'i lun-ao* veröffentlicht. Vieles spricht dafür, daß dieses „wiederentdeckte" Kapitel von Liu Wen-shu verfaßt oder umschrieben wurde. Vgl. *Szu-pu tsung-lu* p. 334.

[79] Vgl. oben die Tafel XIV.

[1] 不遷正　[2] 不退位　[3] 升不前　[4] 降不下

praktischer Art und gehen fast ausschließlich auf das Konto der für den Untersuchungsgegenstand unzulänglichen technischen Hilfsmittel. Der Gegenstand der Phasenenergetik, energetische Abläufe von weltweiter Dimension, erfordert zu seiner umfassenden und eindeutigen Beschreibung außer den Instrumenten für die Himmelsbeobachtung ein weitverzweigtes Netz miteinander präzis koordinierter Observatorien, eine einheitliche und genaue Zeitmessung, geeichte Meßinstrumente – Voraussetzungen, die überwiegend erst in unserem Jahrhundert geschaffen wurden. Anders gesagt, die vor mehr als 1500 Jahren lebenden Autoren der chinesischen phasenenergetischen Lehre mußten sich auf ein sehr fragmentarisches und unvollkommenes Erfahrungsgut stützen – und die Anwendung und Überprüfung ihrer systematischen Spekulationen unterlagen den gleichen Beschränkungen. Daraus ergaben sich die beiden Hauptdefekte des Systems.

1. Es ist an den Mond-Sonnenrhythmus gekoppelt und läßt keine sicheren und präzisen Aussagen über Phänomene zu, deren zeitliche Dimension die Spanne von 60 Jahren überschreitet.

2. Es sieht vollkommen ab von der Bestimmung geographischer Koordinaten und erlaubt daher nicht, die meteorologische Situation für einen bestimmten Ort zu definieren und zu prognostizieren.

Da aber alles meteorologische Geschehen an definierte Orte gebunden ist, möchte man angesichts des zweitgenannten Defekts den wissenschaftlichen Wert der chinesischen Phasenenergetik überhaupt in Frage stellen. Eine solche kategorische Ablehnung ist indes gleichfalls abwegig angesichts der Leistungen der Phasenenergetik, die in keiner anderen wissenschaftlichen Disziplin (oder Teildisziplin) eine Parallele haben:

1. Es bietet einen – in Anbetracht der Kompliziertheit der beschriebenen Phänomene – einfachen, übersichtlichen und (weitgehend) in sich konsequenten Erklärungsmodus für die physiologisch relevanten makrokosmischen Wirkungen.

2. Es beschreibt systematische, eindeutige, empirisch verifizierbare Beziehungen zwischen makrokosmischem Geschehen einerseits, physiologischen, immunologischen und pathologischen Bedingungen andererseits.

Das Facit aus diesen Überlegungen liegt klar zutage. Das, woran es dem phasenenergetischen System gebricht – laufende präzise und weitgestreute meteorologische Beobachtungsdaten –, kann die moderne westliche Wissenschaft leicht bereitstellen; umgekehrt sind für diese die systematischen Bezüge zwischen Klima und Immunologie weitgehend ein unerschlossener Bereich. Durch Verbindung von chinesischen und europäischen Erkenntnisdaten sind daher spürbare Impulse für eine Erweiterung der rationalen Therapien zu erwarten.

3. KAPITEL

WERTKONVENTIONEN MIKROKOSMISCHER DIMENSION I: ORBISIKONOGRAPHIE (*tsang-hsiang*) [1].

1. *Allgemeine Vorbemerkungen.*

Alle Heilkunde ist auf den Körper und seine Lebensäußerungen zentriert. Ganz natürlich bilden daher die Aussagen über das körperliche Substrat und dessen Funktionen gewissermaßen Fleisch und Corpus jeder Medizintheorie. Selbstverständlich haben diese Aussagen – wie auch in jeder anderen Disziplin – ihre charakteristische Färbung: Dort, wo die kausalanalytische europäische Medizin als Anatomie primär ein Aggregat von Wirkungsträgern (Substraten) beschreibt, liegt im Blickfeld der induktivsynthetischen chinesischen Medizin primär das Gewebe *funktionaler Äußerungen* der verschiedenen Körperbereiche, das von der Orbisikonographie (*tsang-hsiang*) systematisch beschrieben wird. Der *terminus technicus* ,Orbis' deckt mit seiner gewollten Doppeldeutigkeit ziemlich genau die mit dem chinesischen Ausdruck *tsang* [2] verknüpfte Vorstellung, nämlich einerseits ein räumlich, stofflich nur unscharf umrissenes körperliches Substrat, andererseits die auf dieses bezogene zeitlich, qualitativ scharf und subtil definierte Funktion. An einem Beispiel veranschaulicht: Das chinesische Wort *fei* [3] ,,Lunge", evoziert nicht primär, ausschließlich oder erschöpfend, sondern nur akzidentell und ungefähr die Vorstellungen, welche der europäisch gebildete Laie oder gar Anatom mit dem Begriff ,*pulmo*' verbindet; *fei* bezeichnet vielmehr und in erster Linie einen logisch systematisch eindeutig umschriebenen ,,*Kreis von Funktionen*", eben den ,*Orbis pulmonalis*'. Mit anderen Worten, auch die Qualifikative der Orbisikonographie (also *pulmonalis*, *cardialis*, *hepaticus* etc. . . .) sind vor allem konventionell fixierte Definitionen von Wirkbeziehungen (= Funktionen) und nicht lediglich die Umschreibung rudimentär anatomischer Erkenntnisse. Deshalb können Aussagen über einen bestimmten Orbis (z. B. den *Orbis pulmonalis*) mit den Aussagen über das (dem europäischen Begriffssystem nach) korrespondierende Organ (z. B. *pulmo*) niemals völlig zur Deckung gebracht werden, auch oder gerade wenn sie sich – hier wie dort – auf empirisch positive, logisch stringent verknüpfte Daten stützen. Diese Divergenz geht mitunter so weit, daß einem Orbis der traditionellen chinesischen Medizin (z. B. dem *Orbis tricalorii* [4]) in der westlichen Medizin kein präzises Substrat entspricht oder umgekehrt für ein von der westlichen Medizin definiertes Substrat (z. B. Pankreas) von der chinesischen Medizin kein selbständiger Orbis postuliert wird.

[1] 臟象 [2] 臟 [3] 肺 [4] 三焦

An dieser Stelle ist auf einige wichtige, sich aus diesen Überlegungen ergebenden Konsequenzen hinzuweisen.

1. Die chinesische Orbisikonographie (*tsang-hsiang*) ist das diametrale Gegenstück der westlichen Anatomie, *nicht* ihre gleichsinnige Entsprechung. Es ist daher sachlich falsch und irreführend, von der Orbisikonographie als von der „chinesischen Anatomie" zu sprechen[1].

2. Illustrationen der Orbisikonographie sind grundsätzlich als *Funktionsdiagramme*, nicht als Darstellungen von anatomischem Substrat gedacht und zu verstehen. Sie als „anatomische Tafeln" interpretieren zu wollen, führt zwangsläufig zu Fehldeutungen.

2. *Historisches, Bibliographisches.*

Entsprechend der eingangs erwähnten allgemeinen Bedeutung der Orbisikonographie für die gesamte chinesische Heilkunde nehmen die ihr gewidmeten Abschnitte (Ausführungen) bereits in den Medizinklassikern (*Huang-ti Nei-ching*) *Su-wen* und *Ling-shu* breiten Raum ein.

Als *locus classicus* für die Bezeichnung der Zweigdisziplin kann die Stelle im 9. Kapitel des *Su-wen*[2] gelten, in welcher der Gelbe Fürst fragt: „Wie verhält es sich mit der Orbisikonographie?" [1]. Zu ihr bemerkt Wang Ping: „‚*hsiang*' [2] (‚Bilder', ‚Erscheinungen') nennt man, was außen erscheint und betrachtet werden kann." Dis Grundzüge der Orbisikonographie werden im übrigen in den Kapiteln 8–11 des *Su-wen* und im 2. Kapitel des *Ling-shu* entwickelt, doch finden sich eine Fülle ergänzender oder paralleler Details in vielen anderen Kapiteln dieser Werke, nämlich in den Kapiteln 1, 4, 5, 19, 21, 23, 24, 29, 38, 44, 61, 67 und 81 des *Su-wen* und in den Kapiteln 4, 6, 8, 17, 18, 29–33, 35, 36, 40, 47, 50, 53, 54, 56, 59, 60, 64, 65, 71, 72 des *Ling-shu*. Wir werden von Fall zu Fall auf diese Texte verweisen.

Die Frage nach dem Alter der orbisikonographischen Lehren ist zwar – wie auch sonst – nicht kategorisch zu beantworten, doch darf als so gut wie sicher angenommen werden, daß sie überwiegend vor die Sui-Zeit und zumindest bis auf die Han-Zeit zurückgehen. Dafür sprechen mehrere Indizien.

1. Die Schriften Chang Chung-ching-s (Das *Shang-han lun* und das *Chin-kuei yao-lüeh*) implizieren wiederholt orbisikonographische Details analog jenen im *Nei-ching*; im *Chia-i-ching* (Kapitel 1, 6, 8 und 9) finden sich ausführliche Zitate einschlägiger Passus des *Nei-ching*.

[1] Die Mehrzahl der europäischen Autoren ist bis in die jüngste Gegenwart in diesem Irrtum befangen (Hübotter, *Die chinesische Medizin . . .*; Henri Maspéro, *Les Méthodes de „nourrir le principe vital" dans la religion taoïste ancienne* [Journal Asiatique, 1937]; Pierre Huard/Ming Wong, *Chinesische Medizin . . .*). Demgegenüber nehmen die Verfasser des *Chung-i hsüeh kai-lun*, p. 53, eine treffende, wenngleich apodiktische Einordnung der Orbisikonographie vor.

[2] *Su-wen* 9/109 = *Lei-ching* 3/46.

[1] 臟象何如 [2] 象

2. Im Inhaltsverzeichnis von Ch'üan Yüan-ch'i-s *Su-wen*-Ausgabe vom Anfang des 6. Jahrhunderts unserer Zeitrechnung kommen alle orbisikonographischen Kapitel mit Ausnahme des 8. und des 67. vor.

3. Das Fragment des *Nei-ching T'ai-su* liefert uns in seinem 6. Kapitel[3] philologisch oft sehr interessante Parallelen für die orbisikonographischen Passagen von *Su-wen* und *Ling-shu*. Abgesehen von diesen medizinklassischen Zeugnissen stützen aber auch der gesamte Tenor der nachklassischen Medizintexte und die Erwähnung orbisikonographischer Theorien in anderen wissenschaftlichen und philosophischen Werken der Han-Zeit die Annahme, daß die Orbisikonographie von allem Anfang[4] an der Systematisierung von Erkenntnisdaten beteiligt war. Angefangen beim *Nan-ching* über das *Mo-ching* und *Chia-i-ching* bis zum Opus des *Sun Szu-mo* in der T'ang-Zeit, nicht zu reden von den Werken späterer Epochen, fehlt nirgends der Bezug auf die Orbisikonographie. *Li-chi* (*Yüeh-ling*), *Huai-nan-tzu* (vor allem die Kapitel 4 und 7), *Po-hu t'ung*[5], um nur einige der wichtigeren und zugleich am sichersten datierten Texte zu nennen, enthalten alle explizite Hinweise auf das orbisikonographische System, das auch im *Nei-ching* Verbindlichkeit hatte[6].

3. *Die Elemente der Orbisikonographie*; *Terminologie.*

Die Orbisikonographie (*tsang-hsiang*) ist die *allgemeine*, systematische Beschreibung der im Mikrokosmos (d. h. in einem individuellen Organismus) ablaufenden energetischen Vorgänge und der auf Grund ihrer empirischen Beobachtung definier- oder postulierbaren Wirkungsgefüge. Ihr Gegenstand ist darum ein zweifacher: 1. die spezifischen Kreise syndromer Wirkungen (Orbes), 2. die in diesen Orbes auftretenden, qualitativ verschiedenen Formen von Energie (Energetik).

a) Qualitative Gliederung der Orbes.

Die chinesische Bezeichnung für ‚Orbis' ist *tsang* [1] (technische Schreibung) bzw. [2] (*tsang*, alte, besonders in philosophischen Texten angewandte Schreibung)[7]. Außerdem ist – in technischen wie in umgangssprachlichen Texten – mit völlig gleicher Bedeutung das Binomen *tsang-fu* [3] gebräuchlich, ein Antonymkompositum, wie wir sogleich sehen werden.

Die wichtigsten Orbes werden in eine Yin- und eine Yang-Gruppe geschieden, wobei in eingeengt technischer Bedeutung *tsang* einen Yin-Orbis (lateinische Bezeichnung: *Orbis horrealis*[8]), *fu* einen Yang-Orbis (lateinische Bezeichnung:

[3] SS. 27–35. [4] D. h. etwa seit Beginn der ersten Han-Zeit. [5] 8/321 ff.

[6] Vgl. Granet, *Chinesisches Denken*, deutsche Ausgabe, SS. 283–292.

[7] Vgl. *Su-wen* 8/94 bzw. *Lei-ching* 3/44 K.

[8] *Tsang*, etymologisch verwandt mit *ts'ang* ‚speichern', bedeutet auch ‚Speicher', lat. *horreum*.

[1] 臟 [2] 藏 [3] 臟腑

Orbis aulicus[9]) bezeichnet. Im *Su-wen* 11/127 f. ist dieser Unterschied folgendermaßen erläutert: „Die sogenannten Fünf *Orbes horreales* speichern Struktivpotential[10], ohne etwas abfließen zu lassen, sind darum ‚voll' (*pleni*), nicht ‚angefüllt' (*repleti*). Demgegenüber befördern und assimilieren die Sechs *Orbes aulici*, speichern aber nicht, sind deshalb ‚angefüllt' (*repleti*), ohne je ‚voll' sein zu können."[11] ‚Voll', *man* [1], *plenus* und ‚angefüllt', *shih* [2], *repletus*, sind wichtige *tt* mit den Antonymen ‚leer', *k'ung* [3], *vacuus* und ‚erschöpft', *hsü* [4], *inanis*. Diese Textstelle besagt daher mit anderen Worten: Vollheit (*k'ung-man* [5]) der *Orbes horreales* ist eine Aussage über physiologische (also normale) Schwankungen des Energiepegels dieser Orbes, „Fülle", (d. h. *inanitas* : *repletio*, *hsü-shih* [6]) hingegen bezieht sich auf pathologische Entgleisungen des Energieniveaus im ganzen Individuum oder in einem bestimmten Orbis.

Noch präziser ist der Passus im *Ling-shu* 47/1204: „Durch die Fünf *Orbes horreales* wird Struktivpotential (*ching* [7]) und konstellierende Kraft (*shen* [8]), *hsüeh* [9] und *ch'i* [10] (polare, individualcharakteristische Energien), *hun* [11] und *p'o* [12] (individualcharakteristische, polarisierte, konstellierte Kraft) gespeichert. Durch die Sechs *Orbes aulici* werden flüssige und feste Nahrung assimiliert, werden die aktiven und struktiven Säfte bewegt."

In den zitierten Passus ist, wie auch in nichtmedizinischen Texten der gleichen oder früheren Epoche[12] von den Fünf *Orbes horreales* (yin) und den Sechs *Orbes aulici* (yang) die Rede. Diese Zählung ist ursprünglich und primär durch emblematische Rücksichten bedingt und weist auf eine vom Austausch der Attribute begleitete Hierogamie hin[13]. Empirische Daten und systematische Überlegungen haben diese archaische Ordnung indes schon im *Nei-ching* überlagert bzw. gesprengt. Dies geschah durch die im *Su-wen* 8/94, *Ling-shu* 10/1014, 35/1161 und 71/1315 schon implizite, mit der Entwicklung der Sinarteriologie explizit vollzogene Aufwertung des *Orbis pericardialis* als Komplement des *Orbis tricalorii* zu einem eigenständigen *Orbis horrealis* (vgl. *Nan-ching* 25), ferner mit der Beschreibung einer Anzahl von *Para-Orbes* (*ch'i-heng chih fu*)[14].

[9] *fu* bezeichnet Wohnung und Amtssitz eines höheren Beamten und ein Gebäude, in dem öffentliche Angelegenheiten erledigt werden, lateinisch *aula*.

[10] Vgl. den Kommentar des Ma Shih zu *Su-wen* 11/128 sowie *Die energetische Terminologie* . . . S. 201.

[11] [13] – Die Parallele dieses Passus im *T'ai-su* 6/34 hat *ching-shen* (Vgl. *Die energetische Terminologie* . . . S. 203 f.), was hier widersinnig ist. Möglicherweise liegt eine Kontamination durch *Ling-shu* 47/1204 vor, das wir gleich anschließend zitieren.

[12] So z. B. im *Lü-shih ch'un-ch'iu* 20/964.

[13] Vgl. Granet, *Chinesisches Denken*, deutsche Ausgabe, p. 144 et al.

[14] Vgl. *Su-wen shih* 2/65, wo Kao Shih-shih *ch'i-heng* [14] mit ‚verschieden von den gewöhnlichen Orbes (*aulici*)' erklärt.

[1] 滿 [2] 實 [3] 空 [4] 虛 [5] 空滿 [6] 虛實
[7] 精 [8] 神 [9] 血 [10] 氣 [11] 魂 [12] 魄
[13] 所謂五臟者藏精氣而不瀉也故滿而不實六腑者傳化物而不藏，故實而不能滿也 [14] 奇恆之腑

Die qualitative Determination der Orbes nach Yin und Yang wird ergänzt durch die nach den Fünf Wandlungsphasen, so daß sich folgende Übersicht ergibt (nach *Su-wen* 5/55 ff. und *Su-wen* 67/254 ff.):

Orbis horrealis ligni	:	Orbis hepaticus	
Orbis horrealis ignis	:	Orbis cardialis	
Orbis horrealis humi	:	Orbis lienalis	yin
Orbis horrealis metalli	:	Orbis pulmonalis	
Orbis horrealis aquae	:	Orbis renalis	

Die entsprechende Zuordnung von fünf der Sechs *Orbes aulici* ist im *Nei-ching* (*Ling-shu* 2/926) nur mittelbar, wenngleich eindeutig gegeben, explizit wird sie erst sehr viel später, z. B. im *I-kuan* des Chao Hsien-k'o in der Ming-Zeit[15] vollzogen:

Orbis aulicus ligni	:	Orbis felleus	
Orbis aulicus ignis	:	Orbis intestini tenuis	
Orbis aulicus humi	:	Orbis stomachi	yang
Orbis aulicus metalli	:	Orbis intestini crassi	
Orbis aulicus aquae	:	Orbis vesicalis	

Nicht, oder zumindest nicht in konventionsbildender Weise, nach Yin und Yang und den Fünf Wandlungsphasen gegliedert werden hingegen die Para-Orbes (*ch'i-heng chih fu*) [1], zu denen nach *Su-wen* 11/126 zählen: 1. Gehirn (*nao* [2], *cerebrum*), 2. Rückenmark (*sui* [3], *medulla*), 3. Knochen (*ku* [4], *ossa*), 4. Sinarteriae (*mo* [5]), 5. Galle (*tan* [6], *para-orbis felleus*), 6. Uterus (*nü-tzu pao* [7], *para-orbis uteri*). Über sie erfahren wir nur (*loc. cit.*), daß „diese sechs aus einer *configuratio terrestris*, *ti-ch'i* [wir dürfen wohl interpretieren, einer eine struktive Polung bedingenden Energetischen Konstellation] entstanden sind, sämtlich[16] Struktives speichern und in ihrer Erscheinung terrestrisch geprägt sind. Darum speichern sie und lassen nichts abfließen."

b) Allgemeines Paradigma für die Beschreibung des einzelnen Orbis – Terminologie.

Was die chinesische Medizin unter *tsang-(fu)* versteht, was wir als ‚Orbis' bezeichnen, konstituiert sich primär als Kreis von *Beziehungen* (Funktionen). Diese Beziehungen werden unter Verwendung qualitativer Normkonventionen bewertet, definiert. Die Beschreibung eines Orbis, ein „Orbisbild", unterscheidet sich deshalb in Form und Inhalt völlig von den parallelen anatomischen Abhandlungen der europäischen Medizin. Aus diesem Grund und auch

[15] Zitiert nach *I-pu ch'üan-lu* IV/50.

[16] Eine Behauptung, die allerdings schon von Wang Ping (*Su-wen* p. 127) nuanciert wird. Im übrigen vgl. man die Erörterung der einzelnen Para-Orbes unten SS. 134 ff.

[1] 奇恆之腑 [2] 腦 [3] 髓 [4] 骨 [5] 脈
[6] 膽 [7] 女子胞

weil in der chinesischen Medizinliteratur nicht alle Orbes nach den gleichen Gesichtspunkten systematisch erschöpfend gewürdigt werden, ist es im Interesse der Durchsichtigkeit der nachfolgenden Orbisbilder nützlich, zunächst *alle theoretisch möglichen* Beziehungen, Korrespondenzen, Definitionen eines Orbis paradigmatisch zusammenzufassen und die zugehörige Terminologie, soweit erforderlich, zu erläutern. – Ein Orbisbild umfaßt

I. die qualitative Definition des Orbis nach Yin und Yang und den Fünf Wandlungsphasen

1. Allgemeine Determination: *Orbis horrealis* oder *Orbis aulicus* (Yang: Yin;
2. Abgestufte Determination (Yin im Yin, Yin im Yang etc.);
3. Bewertung nach seiner Stellung im Zyklus der Fünf Wandlungsphasen; unmittelbare Konsequenzen dieser elementaren Einordnung sind die Bestimmung von
4. Geschlecht (*genus*: weiblich *oder* männlich [*p'in* [1]: *mu* [2]]),
5. Grundcharakteristik (Wesensnatur, *hsing* [3]),
6. qualitativ korrespondierendem Geschmack (*sapor*) (*wei* [4]),
7. zu ihm antagonistischen Wirkungen (*chu* [5]).

Der *tt chu* [6] ist einer der ganz seltenen Fachausdrücke, für den wir in europäischem Kontext außer einem norminativen Äquivalent (: ‚*dominus*', ‚*dominans*', ‚dominant', ‚dominierend') mehrere Gruppen sinngemäßer Übersetzungen verwenden, nämlich 1. ‚dominante Funktion', ‚beherrschen', ‚regulieren' → 2. ‚Antagonist', ‚antagonistischer Orbis'; 3. ‚sich verhalten wie'. . .

8. verletzenden, schädigenden Einflüssen und Wirkungen (*shang* [7]),
9. empirischer Qualität seiner Energetischen Konstellation (*ch'i* [8]),
10. ihm qualitativ entsprechendem Ton(Emblem) (*yin* [9]),
11. ihm emotional korrespondierender stimmlicher Manifestation (*sheng* [10]),
12. qualitativ charakteristischer Farbe (*sêh* [11]),
13. qualitativ korrespondierendem Cereal (*ku* [12]),
14. qualitativ korrespondierendem Haustier (*ch'u* [13])
15. qualitativ korrespondierender Tiergattung (*ch'ung* [14])[17].

Die Positionen 8 sowie 10–15 finden sich zwar in jeder einigermaßen vollständigen Liste von Entsprechungen der Fünf Wandlungsphasen[18]. Daß wir sie dort nicht, hier aber ausdrücklich aufführen, ist darin begründet, daß sie ihre praktische Bedeutung erst hier in den vielfältigen konkreten Bezügen erweisen.

[17] Dieses im engen Sinn die Insekten bezeichnende Wort bedeutet im weiten Sinn jede Art von Tier („*bestia*").

[18] Vgl. Granet, *Chinesisches Denken*, deutsche Ausgabe S. 283 ff.

[1] 牝 [2] 牡 [3] 性 [4] 味 [5] 主 [6] 主
[7] 傷 [8] 氣 [9] 音 [10] 聲 [11] 色 [12] 穀
[13] 畜 [14] 蟲

II. Verschränkungen mit dem Makrokosmos, insbesondere
1. Die Abhängigkeit vom Stand von Sonne und Mond (Tageszeit),
2. die Korrespondenz mit einem Planeten,
3. die Beziehung zu einer bestimmten Jahreszeit,
4. die Zuordnung spezifischer Zeitembleme (Himmelsstämme und Erdenzweige).

III. Verschränkungen mit dem Mikrokosmos und zwar

1. Komplementärorbis (*piao* [1] / *species* oder *li* [2] *intima*). – Jeder Orbis bildet mit einem gegenpoligen Orbis ein funktionelles Gespann, in dem jeweils der Yang-Orbis (*Orbis aulicus, fu* [3]) die Außenseite (*species*), der Yin-Orbis (*Orbis horrealis, tsang* [4]) die Innenseite (*intima*) repräsentiert. Der *tt* für die Verbindung zum Komplementärorbis lautet *luo* [5], ‚*nectere*', ‚anknüpfen'.

2. Sinarterien (*ching-luo* [6]). – Jedem Orbis entspricht eine bestimmte Leitbahn (*sinarteria cardinalis, ching-mo* [7]), ferner eine zugehörige Netzbahn (*sinarteria reticularia, luo-mo* [8]) . . . eine *cutis regio, p'i-pu* [9], mit welchen wir uns im Kapitel ‚Sinarteriologie' eingehend befassen.

3. Funktionelle Darstellung (*ch'ung* [10], *perfectio*). – Jeder Orbis hat in bestimmten, mit ihm funktionell verbundenen (*tt*: *ho* [11], ‚*coniungere*') Teilen bzw. deren Lebensäußerungen seine erweiterte Darstellung. Nach der Sprachregelung der Medizinsystematiker *bringt* der Orbis seine ‚funktionelle Darstellung' *hervor* (*effecit, sheng* [12]).

4. Antagonistischer Orbis. – Jeder Orbis erfährt von einem anderen Orbis (*chu* [13]) nach der Bezwingungsreihenfolge (Sequenz II) der Wandlungsphasen die erforderliche physiologische Gegensteuerung [wie Pos. I, 7 oben]. Dieser Antagonist ist *per definitionem* niemals mit dem gegenpoligen Komplementärorbis [Pos. III, 1] identisch.

5. Spezifischer Radialispuls. – Zu jedem Orbis gehören verschiedene Pulsstellen, vor allem ein bestimmter Radialispuls, an dem seine augenblickliche Funktionslage diagnostisch bestimmt werden kann. – Diese Position ließe sich ebensogut in die folgenden Rubriken einordnen:

IV. Sinnliche und substrative Projektion des Orbis.

1. Äußere Entfaltung (gleichwertige *tt hua* [14] und *jung* [15], lateinisch: *flos*). Jeder Orbis, in der Literatur explizit nur die *Orbes horreales*, hat in einem bestimmten äußeren Körperteil seine jederzeit sichtbare Darstellung.

2. Spezifisches Sinnesorgan (*kuan* [16] ‚*organum*'). – Oft, aber nicht immer mit der folgenden Position identisch ist das jedem *Orbis horrealis* direkt, jedem *Orbis aulicus* indirekt zugeordnete Sinnesorgan (*kuan* [17])[19].

[19] Bei gleichem lateinischen Äquivalent – *organum* – ist der Terminus je nach Kontext mit ‚Organ' oder mit ‚Sinnesorgan' wiederzugeben (Vgl. unten die Pos. V, 1).

[1] 表 [2] 裏 [3] 腑 [4] 臓 [5] 絡 [6] 經絡
[7] 經脈 [8] 絡脈 [9] 皮部 [10] 充 [11] 合
[12] 生 [13] 主 [14] 華 [15] 榮 [16] 官 [17] 官

3. Spezifische Körperöffnung (*k'ai-ch'iao* [1]). – Auf jeden *Orbis horrealis* ist direkt (auf jeden *Orbis aulicus* indirekt) eine bestimmte „Körperöffnung" bezogen, deren Reaktionslage diagnostische Rückschlüsse auf die Funktion des Orbis zuläßt.

4. Psychische Reaktion (*chih* [2], *emotio*). – Der Terminus *chih*, der in der Alltagssprache mit ,Willen' übersetzt werden kann, bezeichnet als *tt* mit *,emotio'* wiedergegeben, eine qualitativ umschriebene Gefühlsregung bzw. „psychische Reaktion". Im übrigen wird, was hier orbisikonographisch als *,emotio'*, *chih* bezeichnet wird, pathologisch als *ch'ing* [3] benannt, ohne daß sich an dem definierten Phänomen irgendetwas änderte.

5. Spezifische Verhaltensweise (*pien-tung* [4]). Im Prinzip wird jedem Orbis die induktive Beteiligung an einem bestimmten Verhaltensmodus zugeschrieben.

6. Traummotive. – Die dysharmonische Funktion eines Orbis bewirkt, daß er aus dem Konzert des Gesamtorganismus hervorklingt, nach Auskunft des *Nei-ching* u. U. auch durch Traumbilder, welche verraten, welcher Orbis wie gestört ist.

7. Anatomischer Befund. – Schließlich gehören in diese Rubrik wohl auch noch die proto-wissenschaftlichen und rudimentären anatomischen Theorien über die funktionsabhängige Beschaffenheit des Orbissubstrats, also von der körperlichen Entsprechung des Orbis.

V. Charakteristische Funktionen des Orbis.

(Dieser abschließende Abschnitt enthält die aus der Gegenwartsperspektive interessantesten – weil nämlich zu den Daten der europäischen Medizin sehr häufig komplementären – Aufschlüsse der Orbisikonographie.)

1. Spezifische („typische") Funktion. („Organ (= Instanz) des ..." *chih kuan* [5]).

2. Dominante Funktion (*so-chu* [6]). – Im *Su-wen* 8 wird jedem Orbis eine metaphorisch charakterisierte *typische Funktion* zugeschrieben, die als Hauptfunktion des Orbis im Verband des Gesamtorganismus aufzufassen ist. Mitunter, aber nicht grundsätzlich damit identisch ist die *dominante Funktion* (*chu*) des Orbis, mit der im Unterschied zur erstgenannten in der Regel die Wirkung seiner „funktionellen Darstellung (*ch'ung, perfectio*)" [vgl. oben Pos. III, 3] gemeint ist.

3. Fundamentale Funktion (*pen* [7]). – Manchem Orbis wird in bestimmter Weise eine umfassende Rolle für die Erhaltung des zeitlichen Bestands eines Individuums zugeschrieben: Der Orbis begründet („fundiert", *pen*) auf die näher definierte Weise die Existens des Individuums. – Die fundamentale Funktion ist niemals mit der spezifischen oder der dominanten Funktion identisch.

4. Speicherfunktion (*ts'ang* [8]). – Jeder *Orbis horrealis* (*tsang* [9]) – *tsang* bedeutet ,Speicher', *,horreum'* – speichert nach chinesischer Medizintheorie eine ganz spezifische Form der physiologischen Energie.

[1] 開竅 [2] 志 [3] 情 [4] 變動 [5] 之官
[6] 所主 [7] 本 [8] 藏 [9] 臟, 藏

5. Polyvalente Funktionen. – Schließlich werden vielen Orbes, wohl in dem Bemühen, bestimmte empirische Daten in das Beziehungssystem einzubauen, über die aufgezählten Funktionen hinaus noch weitere Wirkungen zugeschrieben.

Für die praktische Anwendung des orbisikonographischen Paradigmas gilt, was auch bei grammatikalischen Paradigmata zutrifft: Bei einzelnen Positionen sind logische Überschneidungen unvermeidlich.

Ferner wird sich zeigen, daß im *Nei-ching* zwar die Grundlagen für die dem Paradigma konforme systematische Beschreibung aller Orbes gelegt, jedoch in diesem Klassiker nur für einige Orbes voll ausgefüllt wurden. Viele Daten finden sich explizit erst bei Autoren zwischen der Han- und T'ang-Zeit, manche noch später. Für die als äußere Komplemente der struktiven *Orbes horreales* aufgefaßten *Orbes aulici* sind viele Positionen mit jenen der korrespondierenden Innenorbes (*intimae, li*) identisch und werden daher grundsätzlich nicht ausdrücklich behandelt.

4. *Ikonographie der Orbes horreales.*

a) Der Orbis hepaticus (*kan*[1]).

(I.) Der *Orbis hepaticus* ist zwar als *Orbis horrealis* primär Yin, entspricht aber im Zyklus der Fünf Wandlungsphasen der Wandlungsphase Holz (*transvectus ligni*) und kann unter diesem Aspekt als Junges Yang *oder* – was auf das gleiche hinausläuft – als Yang im Yin [2] bezeichnet werden. Letztere Wertung belegt Ma Shih in seinem Kommentar zum *Ling-shu* 44/1196, erstere kann aus dem *Su-wen* 9/109 herausgelesen werden, wo es pleonastisch und mißverständlich heißt: „Der *Orbis hepaticus* ist das Junge Yang im Yang."

Der Passus im *Su-wen* 9/109 ist ein extremes Beispiel dafür, zu welch grotesken Verdrehungen früh aufgetretene Korruptelen, die in der Folge mit blinder Pietät als „klassischer Text" tradiert wurden, geführt haben. Der heutige *textus receptus* gibt folgende Bewertung der Orbes:

Orbis hepaticus	– Yang minor im Yang
Orbis cardialis	– Yang maior im Yang
Orbis lienalis	– Yin extremum [3]
Orbis pulmonalis	– Yin maior im Yang
Orbis renalis	– Yin minor im Yin
Orbis intestinui tenuis Orbis stomachi Orbis intestinui crassi Orbis vesicalis Orbis tricalorii	} – Yin extremum

Überblickt man das im *Nei-ching* im wesentlichen begründete Entsprechungssystem als Ganzes, so ist klar, daß und in welcher Weise die hier gegebene Werttabelle zu den zu logisch widerspruchslosen Konventionen erhobenen Korrespon-

[1] 肝 [2] 陰中之陽 [3] 至陰

denzen – und damit auch zu anderen Passus des *Nei-ching* in Widerspruch steht. Wie wir bereits im 2. Kapitel sahen, standen vom historischen Beginn der wissenschaftlichen Systembildung an zwei Systeme von Wertkonventionen miteinander in Konkurrenz: das von Yinyang abgeleitete, grundsätzlich zu geradzahligen Zyklen führende, und das auf dem Zyklus der Fünf Wandlungsphasen beruhende System. Vom Yinyang-Zyklus sind überdies durch Überlagerung mit kalendarisch-chronologischen Emblemen (Himmelsstämmen und Erdenzweigen) und physiologischen Erfahrungsdaten (Reizpunkte, *foramina inductoria*) nur innerhalb enger Regeln kompatible Varianten – wie sie der Phasenenergetik oder der Sinarteriologie zu Grunde liegen – entstanden.

Der Abschreiber des Passus im *Su-wen* 9/109 hat bei der qualitativen Determination der Orbes folgende Kriterien vermengt:

1. Yinyang: *Orbes horreales* zu *orbes aulici*, 2. Yinyang: ‚über dem Zwerchfell' zu ‚unter dem Zwerchfell', 3. Yinyang: energetische Polarität nach der Sequenz 0 der Fünf Wandlungsphasen, 4. Yinyang: spezielle sinarteriologische Topologie.

Die wichtigsten Kommentatoren (Wang Ping, Ma Shih, Chang Chih-ts'ung) korrigieren den Text nicht, sondern vermeiden eine Stellungnahme oder suchen die absurden Zuordnungen mit gewundenen Argumenten zu begründen. Im *Su-wen shih* 2/57 wird der Text nur in bezug auf den *Orbis renalis* richtiggestellt. Eine sichere Emendation oder, noch besser, die Wiederherstellung des ursprünglichen, sinnvollen Textes ist, zumindest für die *wu-tsang* (die Fünf [Haupt-] Orbes horreales) auf Grund des Parallelsatzes im *Nei-ching T'ai-su* 5/21 möglich:

Orbis hepaticus	–	Yang minor im Yin
Orbis cardialis	–	Yang maior im Yang (die einzige im *Su-wen* 9/109 richtig wiedergegebene Entsprechung)
Orbis lienalis	–	Yin extremum im Yin
Orbis pulmonalis	–	Yin minor im Yang
Orbis renalis	–	Yin maior im Yin.

Mit diesen Zuordnungen stimmen die Bewertungen im *Ling-shu* 44/1195 (Text und Kommentar des Ma Shih) vollkommen überein. Aus dem korrekten Text lassen sich auch die ursprünglich für die Einordnung maßgebenden Gesichtspunkte mit Sicherheit ableiten: Der Qualifikationsteil („im Yin, im Yang") bezieht sich auf die topologische Yinyang-Polarität ‚Über dem Zwerchfell': ‚Unter dem Zwerchfell'; die Prädikate *yang minor*, *yang maior* etc. gründen ausschließlich auf der energetischen Polarität nach den Fünf Wandlungsphasen. – Als Interferenzfaktor, welcher die Korruptelen verursacht hat, muß hingegen die in der Sinarteriologie vorherrschende Yinyang-Polarität angenommen werden.

Der *Orbis hepaticus* wird wegen seiner überwiegend aktiven Polung metonymisch als ‚männlicher' *Orbis horrealis* (*mu-tsang* [1]) bezeichnet[20]. Aus der Bewertung des *Orbis hepaticus* als Entsprechung der Wandlungsphase Holz ergeben sich eine Reihe von Wirkbeziehungen, von welchen hier zunächst zu nennen sind:

[20] *Ling-shu* 44/1195.

[1] 牡臟

Der dem *Orbis hepaticus* gemäße Charakter energetischer Wirkungen (*hsing* [1]) ist die sanfte, ansteigende Wärme (*hsüan* [2][21]); die ihm entsprechende Geschmacksrichtung ist das Saure (*suan* [3])[22], die ihm entsprechende Farbe ist das Grüne (*ts'ang* [4] bzw. *ch'ing* [5])[23], der ihm entsprechende Ton (*yin* [6]) ist der Ton *chüeh* [7][24]; die durch den *O. hepaticus* geprägte Gemütsverfassung manifestiert sich stimmlich [8] als Schreien (*hu* [9])[25]. Unter den Haustieren wird den Hühnern, unter den Getreidearten dem Weizen, von den Tierarten den behaarten (*mao* [10]) eine besondere Affinität zum *O. hepaticus* zugeschrieben[26]. Von den Gerüchen weist der nach Urin und saurem Schweiß (*sao* [11]) auf den *O. hepaticus*[27]. Der *O. hepaticus* erfährt seine physiologische Gegensteuerung (*chu*) durch den *O. pulmonalis*[28].

Um zu beurteilen, welche Einflüsse die Funktion des *O. hepaticus* (*shang*) schädigen, gilt grundsätzlich: Alle dem Orbis verwandten Einflüsse sind in mäßiger Dosierung seiner Funktion förderlich, in starker schädlich. So fordert die normale Funktion des *Orbis hepaticus* den Genuß von Nahrung saurer Geschmacksrichtung[29]; andererseits leitet Saures die Energie des *Orbis hepaticus* ab, erschöpft sie[30]. Ähnliches gilt klimatisch für den Wind (*feng*) und den Frühling, die einerseits die Energien des *O. hepaticus* wecken, andererseits (in Gestalt jahreszeitlich-klimatischer Exzesse *yin* [12]) die Funktion des *Orbis hepaticus* überreizen, schädigen[31]. Eindeutig gilt dies für den Zorn (*ira*, *nu* [13]), die dem *O. hepaticus* zugeordnete *emotio*[32].

(II.) Im Makrokosmos entspricht dem *Orbis hepaticus* der Planet Jupiter (*sui-hsing* [14])[33], ferner der 1. und 2. chinesische Monat (ca. Februar – März)[34]. Im übrigen betrachtet man im *Su-wen* die Abhängigkeit des *O. hepaticus* von Einflüssen dieser Dimension vornehmlich im Hinblick auf funktionelle Störungen. Dem Kapitel 22/234 entnehmen wir: „Herrscht die Krankheit im *Orbis hepaticus*, so heilt sie im Sommer. Heilt sie im Sommer nicht, verschlimmert sie sich im Herbst. Stirbt [der Patient] dennoch nicht, so hält er sich im Winter und erhebt sich im Frühling. Er hüte sich vor „Winden!" „Wer im *Orbis hepaticus* erkrankt, erfährt am Morgen eine Remission, am Nachmittag eine Verschlim-

21 *Su-wen* 67/604 *et al.* 22 *Su-wen* 5/55, 23/244 *et al.*

23 *Su-wen* 5/55, 67/604, 22/234; *Ling-shu* 44/1165.

24 *Su-wen* 5/55; *Ling-shu* 44/1165; im *Ch'ien-chin yao-fang*, zitiert nach *I-pu ch'üan-lu* IV/p. 83, wird yin als ‚Instrumentenklang' gedeutet und dem *O. hepaticus* der Klang der Laute (*ch'in* [15]) zugeordnet. 25 *Su-wen* 5, loc. cit.

26 *Su-wen* 4/40, 67/604. 27 *Su-wen* 4/40. 28 *Su-wen* 10/114.

29 *Su-wen* 10/116. 30 *Su-wen* 22/234.

31 *Su-wen* 3/30, 3/33, 4/36, 5/55 und 67, 22/234.

32 *Su-wen* 5/55. 33 *Su-wen* 4/40. 34 *Su-wen* 16/149.

[1] 性 [2] 暄 [3] 酸 [4] 蒼 [5] 青 [6] 音
[7] 角 [8] 聲 [9] 呼 [10] 毛 [11] 臊 [12] 淫
[13] 怒 [14] 歲星 [15] 琴

merung und um Mitternacht Beruhigung." – Diese von Jahres- und Tageszeit abhängige Periodizität ist empirisch verhältnismäßig leicht faßbar. Hingegen wird man hier der schematischen Anwendung der Himmelsstämme mit den gleichen Vorbehalten begegnen wie in der Sinarteriologie, wenn es heißt:

„Wer im *O. hepaticus* erkrankt, genest an [einem Tag] cust oder dust; wer an [einem Tag] cust oder dust nicht genest, bei dem nimmt [die Krankheit] zu an den Tagen gust und hust. Stirbt er dann nicht, so hält er sich unter just und kut und erhebt sich unter ust-bust." (ibid.)

(III.) Der *Orbis hepaticus* bildet mit dem *Orbis felleus* ein funktionelles Gespann, in dem er als Innenseite (*intima, li*), der *Orbis aulicus felleus* als Außenseite (*piao, species*) wirkt[36].

Die dem *Orbis hepaticus* entsprechende *Sinarteria cardinalis* ist die *Cardinalis yin flectentis pedis*[37].

Seine funktionelle Darstellung (*ch'ung, perfectio*) findet der *O. hepaticus* in den *nervus* (*chin* [1]), d. h. in den Sehnen und Muskeln[38].

Der Orbis hepaticus manifestiert sich am Radius im *Pulsus clusalis manus sinistrae* [2][39].

(IV.) Die „äußere Entfaltung" (*flos*) des *Orbis hepaticus* ist in den Nägeln (*chao* [3]) gegeben[40], die ihm entsprechende Körperöffnung (*k'ai-ch'iao* [4]), zugleich die ihm korrespondierenden Sinnesorgane (*kuan* [5]) sind die Augen[41]. Von den intermittierend sezernierten Säften (*yeh* [6]) wird damit im Zusammenhang die Tränenflüssigkeit dem *O. hepaticus* zugeordnet[42]. Aussehen und Festigkeit der Nägel und die Sehschärfe der Augen lassen Rückschlüsse auf die Funktionslage des *O. hepaticus* zu[43].

Von den psychischen Reaktionen (*chih* [7]) entspricht der Zorn (*nu* [8], *ira*) dem *O. hepaticus*[44]. Unter den Handlungen und spezifischen Verhaltensweisen (*pien-tung* [9]) wird das Kneten, Ziehen mit dem *O. hepaticus* in Verbindung gebracht[45].

36 *Chung-ts'ang-ching*, shang p. 11.
37 *Ling-shu* 10/1023 f. Nähere Einzelheiten findet man jeweils im Kapitel Sinarteriologie.
38 *Su-wen* 9/109, 4/40 = *Lei-ching* 3/46–48.
39 *Mo-ching* 2/19; *Chung-i-hsüeh kai-lun* p. 199.
40 *Su-wen* 9/109, 10/114 *et al.*
41 *Su-wen* 4/40, 5/55.
42 *Su-wen* 23/247.
43 *Nei-ching T'ai-su* 6/32; *Ling-shu* 17/1074.
44 *Su-wen* 5/55 f., 67/604.
45 *Su-wen* 67/604.

[1] 筋 [2] 左手關脈 [3] 爪 [4] 開竅 [5] 官
[6] 液 [7] 志 [8] 怒 [9] 變動

Die Traummotive, die auf eine Dysfunktion des *Orbis hepaticus* schließen lassen, stimmen zumindest nach Auffassung der Autoren des *Nei-ching* mit den allgemeinen Grundqualifikationen des Orbis („Holz", „Frühling", „Zorn") weitgehend überein: „Ist die Energie des *O. hepaticus* erschöpft, dann erblickt man im Traum Champignons [1] (*Cortinellus shiitake*); zur rechten Zeit träumt man, man liege unter einem Baum, wage aber nicht, sich zu erheben[46]." „Ist die Energie des *Orbis hepaticus* üppig, so erzürnt man im Traum[47]." „Deversiert ein Flexus im *O. hepaticus* [d. h. wird die Energie im *O. hepaticus* defizient und in ihrer Umlaufrichtung abgelenkt], dann träumt man von Bergwäldern und Gehölz[48]."

Als rudimentäre anatomische Beschreibung der Leber finden wir im *Nan-ching* 42: „Leber wiegt vier *chin*, 4 *liang*, weist links drei, rechts vier „Blätter" (Lappen), also insgesamt sieben Blätter auf."[49] Hingegen verdient als Beispiel für die Verbindung von experimenteller Beobachtung und Spekulation der Passus des *Nan-ching* (zitiert nach *I-pu ch'üan-lu*, Band IV, p. 87) Erwähnung: kommt Leber ins Wasser, sinkt sie unter, kommt [hingegen] Holz ins Wasser, treibt es an der Oberfläche. Kommt Lunge ins Wasser, treibt sie an der Oberfläche, kommt [hingegen] Metall ins Wasser, sinkt es unter. Was bedeutet das? Leber entspricht nicht reinem Holz, denn indem bust und gust sich verbinden, nimmt sie [die Leber] eine schwache Yin-Energie auf, derart, daß ihre Adhäsivität [wörtl. ihr „Sinnen"] dem Metall zuneigt [wörtlich: „sich freut des Metalls"]. Dies bewirkt, daß Leber, kommt sie ins Wasser, untersinkt. Lunge entspricht nicht reinem Metall, denn weil hust und cust im Verein dem Feuer folgen, neigt ihre Adhäsivität dem Feuer zu. Dies bewirkt, daß Lunge, kommt sie ins Wasser, an der Oberfläche treibt. Was bedeutet nun, daß Lunge gesotten im Gegenteil untersinkt, daß Leber gesotten aber an der Oberfläche treibt? Eben daß hust [*aqua yin*] und gust [*metallum yang*] einerseits, bust [*metallum yin*] und ust [*humus yang*] andererseits zusammentreffen."

(V.) Der *Orbis hepaticus* ist im Gesamtverband der Orbes vergleichbar dem „Heerführer" (*chiang-chün* [2]), von dem die Pläne und Überlegungen ausgehen[50]. Oder, anders betrachtet, er ist der Sitz der ‚individualcharakteristisch aktiv konstellierenden Kraft' (*hun* [3])[51], mithin der Fähigkeit, die Qualität einer Gesamtpersönlichkeit aktiv zu projizieren. Diese Fähigkeit ist eigentlich mittelbar an den *Orbis hepaticus* geknüpft, nachdem seine Speicherfunktion im *Ling-*

[46] *Su-wen* 80/871. [47] *Ling-shu* 43/1191. [48] *Ling-shu* 43/1192.

[49] *Nan-ching* 4/108. 1 *chin* [4] entspricht etwa einem Pfund, 1 *liang* [5] etwa einer Unze. Zu den mit dem anatomischen Befund in Verbindung gebrachten Funktionsveränderungen vgl. das *Ling-shu* 47/1206. [50] *Su-wen* 8/94.

[51] *Su-wen* 9/109, *Nei-ching T'ai-su* 6/33 (Speicherfunktion); zu *hun* [6] vgl. unten S. 145 sowie *Die energetische Terminologie* . . . S. 198; endlich *Su-wen-shih* 2/59.

[1] 菌香 [2] 將軍 [3] 魂 [4] 斤 [5] 兩 [6] 魂

shu 8/968[52] sich auf das *hsüeh* [1][53], die struktive individualspezifische Energie, die vornehmlich, aber nicht ausschließlich, als Blut konkret in Erscheinung tritt, bezieht. *Hsüeh* [2] seinerseits ist das Domizil des *hun* (*ibid.*). „Ist die konstellierende Energie des *O. hepaticus* erschöpft, so verspürt man Furcht, ist sie angefüllt, Zorn."

Wird der *Orbis hepaticus* im klassischen Text des *Nei-ching* lediglich als Speicher des *hsüeh* bezeichnet, findet sich bereits in Wang Ping-s Kommentar zu diesem Text, erst recht bei späteren Autoren, eine präzisere Deutung dieser Funktion. Wang Ping[54] erläutert: „Der *Orbis hepaticus* speichert (*ts'ang* [3]) *hsüeh* [4], der *Orbis cardialis* bewegt es. ‚Wenn sich der Mensch bewegt, zirkuliert das *hsüeh* in den Sinarterien, wenn der Mensch ruht, kehrt das *hsüeh* in den *Orbis horrealis hepaticus* zurück', was heißt das? Die dominante Funktion (*chu* [5]) des *O. hepaticus* ist die eines Ausgleichsreservoirs (*hai* [6], *mare*) für das *hsüeh.*" *Mare,* chinesisch *hai* [7], ist ein *tt,* dessen Bedeutung durch die eigens diesen Bereichen gewidmete Abhandlung des *Ling-shu*[53] präzise als Ausgleichs- bzw. Regulierreservoir für bestimmte Energieformen festgelegt ist. (In dieser Abhandlung[56] wird indes bemerkenswerterweise nicht der *Orbis hepaticus,* sondern die Gesamtheit der zwölf *sinarteriae cardinales* als *mare hsüeh* (*hsüeh-hai* [8]) bezeichnet, eine u. U. späte Theorie. Wang Ping in der T'ang-Zeit jedenfalls erwähnt ausdrücklich die bis heute als verbindlich erachtete[57] Charakteristik des *Orbis hepaticus*).

Wang Ping-s soeben zitierter Kommentar knüpft an einen klassischen Satz[58], der lautet: „Wenn daher der Mensch liegt, kehrt das *hsüeh* in den *Orbis hepaticus* zurück." Halten wir dagegen, was in der Ming-Zeit Li Ch'an in seinem *I-hsüeh ju-men*[59] zu sagen hat: „Der *Orbis hepaticus* speichert *hsüeh,* wird deshalb *hsüeh-hai* [9], *mare xue* [Reservoir der struktiven, individualspezifischen Energie] genannt. Herrscht im *mare xue* Überfluß, so meint man stets, daß der Körper (*shen* [10][60]) groß, herrscht Mangel, daß der Körper klein sei. Tagsüber zirkuliert [das *hsüeh*]. Wenn die Augen hsüeh empfangen, können sie sehen[61], wenn die

[52] Im *Ling-shu* findet sich sehr häufig eine „modernere", differenziertere Sicht der klassischen Lehren und Postulate.

[53] Vgl. *Die energetische Terminologie* . . . S. 194 sowie unten SS. 145 f.

[54] Kommentar zu *Su-wen* 10/119.

[55] Kap. 33 mit dem Titel *hai-lun* [11], ‚Abhandlung über die „Meere" [= Ausgleichsreservoire, *maria*].

[56] *Ling-shu* 33/1156 ff.

[57] Vgl. z. B. das Ming-zeitliche Werk *I-hsüeh ju-men*, zitiert nach *I-pu ch'üan-lu* Band IV, p. 87.

[58] *Su-wen* 10/119.

[59] Zitiert nach *I-pu ch'üan-lu* IV/87.

[60] Gemeint ist hier wahrscheinlich das Corpus des Organs, also der Leber.

[61] Ein Echo klassischer Sätze im *Su-wen* 10/119.

[1] 血 [2] 血 [3] 藏 [4] 血 [5] 主 [6] 海
[7] 海 [8] 血海 [9] 血海 [10] 身 [11] 海論

Füße *hsüeh* empfangen, können sie schreiten . . ." „Liegt man nachts, so kehrt das *hsüeh* in den *O. hepaticus* zurück. Ist man in seinen Planungen unentschlossen, überträgt der *O. hepaticus* infolge Erschöpfung auf andere *Orbes* Hitze; und fließen Mund und Nase unkontrolliert oder tritt Urininkontinenz ein, dann [bedeutet dies], daß der *O. hepaticus* kein *hsüeh* speichert."

Der *Orbis hepaticus* reguliert die Funktion der *nervus* (Sehnen und Muskeln), ist mithin entscheidend für die physische Kraftentfaltung und die Grundlage (*pen*) der Ermüdungserscheinungen[62].

b) Der Orbis cardialis (*hsin* [1]).

(I.) Der *Orbis cardialis* gehört zu den *Orbes horreales* und ist daher primär yin; doch im Zyklus der Fünf Wandlungsphasen entspricht er dem Feuer (*transvectus ignis*) und erscheint unter diesem Aspekt als Mächtiges Yang oder als Yang im Yang – oder gar pleonastisch als Mächtiges Yang im Yang[63].

Wegen dieser ganz überwiegend aktiven Polung wird der *Orbis cardialis* auch als männlicher *Orbis horrealis* (*mu-tsang* [2]) bezeichnet[64]. Von den sich aus der Bewertung des *Orbis cardialis* als Entsprechung der Wandlungsphase Feuer ergebenden Wirkbeziehungen sind zunächst zu nennen: Der dem *Orbis cardialis* gemäße Charakter energetischer Wirkungen (*hsing*) ist die heftige, feuchte Hitze (*shu* [3])[65], die ihm entsprechende Geschmacksrichtung ist das Bittere (*k'u* [4])[66], die ihm entsprechende Farbe das Scharlachrote (*ch'ih* [5])[67], der ihm entsprechende Ton (*yin*) der Ton *chih* [6])[68]; im *Ch'ien-chin yao-fang*[69] wird *yin* [7] als Instrumentenklang gedeutet und dem *Orbis cardialis* die sechsunddreißigpfeifige Mundorgel (*yü* [8]) zugeordnet. Die durch den *Orbis cardialis* geprägte Gemütsverfassung manifestiert sich stimmlich (*sheng* [9]) im Lachen (*hsiao* [10])[70].

Von den Haustieren wird dem Schaf, von den Getreidearten der kleberhaltigen Hirse (*shu* [11]), von den Tierarten den gefiederten (*yü* [12]) eine besondere Affinität zum *Orbis cardialis* zugeschrieben[71].

[62] *Su-wen* 9/109, wozu man die Anmerkungen im *Su-wen i-shih* auf p. 79 sowie die Vergleichstexte und Kommentare im *Lei-ching* 3/49 und *Nei-ching T'ai-su* 6/33 vergleiche. – Man beachte, daß diese Beziehungen vor mehr als 2000 Jahren definiert wurden, während die Rolle der Leber für die Regulierung des Blutzuckerspiegels und als Glycogenspeicher von der europäischen Medizin erst in der Neuzeit umrissen wurde.

[63] *Su-wen* 9/109 und K. zu *Ling-shu* 44/1196, vor allem aber die Parenthese auf den SS. 166 ff. oben. [64] *Ling-shu* 44/1195. [65] *Su-wen* 67/604.

[66] *Su-wen* 5/57, 67/604. [67] *Ibidem*.

[68] *Su-wen* 5/57; *Ling-shu* 44/1195.

[69] Zitiert nach *I-pu ch'üan-lu* Bd. IV, p. 121.

[70] *Su-wen* 5/57. [71] *Su-wen* 4/41, 67/604.

[1] 心 [2] 牡臓 [3] 暑 [4] 苦 [5] 赤 [6] 徵
[7] 音 [8] 竽 [9] 聲 [10] 笑 [11] 黍 [12] 羽

Von den Gerüchen weist der verbrannte (*chiao* [1]) auf den *Orbis cardialis*[72]. Der *O. cardialis* erfährt seine physiologische Gegensteuerung (*chu* [2]) = er wird „gebändigt" durch den *Orbis renalis*[73].

Hinsichtlich der schädlichen Einflüsse (*shang*) [3] gilt zwar grundsätzlich das gleiche wie bei allen anderen Orbes: verwandte Wirkungen in mäßiger Stärke fördern, in übermäßiger Stärke schädigen die normale Funktion des *Orbis cardialis*. Doch ist für den *O. cardialis* – wie unten auch für den *Orbis lienalis* – im Einklang mit der Empirie zu berücksichtigen, daß aus ihm überschüssige Energie nicht durch gleichsinnige Geschmacksqualität, Bitteres, das zugleich tonusmindernd und betäubend, paralysierend, wirkt, sondern durch Süßes abgeleitet wird[74]. Die feuchte Hitze (*shu* [4]) oder die Hitze allgemein (*joh* [5], *calor*), der Sommer, facht einerseits die Energie des *O. cardialis* an, überfordert sie andererseits in Gestalt jahreszeitlich-klimatischer Exzesse (*yin* [6]). Ähnliches gilt für die Lust (*hsi* [7], *voluptas*), die dem *O. cardialis* zugeordnete *emotio*[75].

(II.) Im Makrokosmos entspricht dem *Orbis cardialis* der Planet Mars (*ying-huo hsing* [8])[76]. Im Jahreslauf fließt die Energie des Menschen (*jen-ch'i* [9]) im 9. und 10. chinesischen Monat (ca. Oktober – November), wenn „die struktive Energie das erste Eis bringt und die Erde ihre Kraft zu verschließen beginnt, [vornehmlich] durch den *Orbis cardialis*[77]."

Über die Abhängigkeit der Störungen des *Orbis cardialis* von der Tages- und Jahreszeit erfahren wir aus dem *Su-wen* 22/235: „Herrscht die Krankheit im *O. cardialis*, so heilt sie im Nachsommer (*ch'ang-hsia* [10]). Heilt sie im Nachsommer nicht, so verschlimmert sie sich im Winter. Stirbt [der Patient dennoch] im Winter nicht, so hält er sich im Frühling und steht im Sommer auf. Er hüte sich vor warmem Essen und zu warmer Kleidung!" „Wer im *Orbis cardialis* erkrankt ist, erfährt eine Remission in der Tagesmitte und die Verschlimmerung um Mitternacht. Beruhigung tritt am Morgen ein."

Auch hier sind die Periodizitäten empirisch allgemein bestätigt. Wiederum mit Vorbehalt wird man hingegen die postulierten Zuordnungen von Himmelsstämmen zu den Krankheitsphasen aufnehmen: „Wer im *O. cardialis* erkrankt, genest [an einem Tag] esut oder fust. Wer an [einem Tag] esut oder fust nicht genest, [dessen Krankheit] verschlimmert sich unter just und kut. Wer [an Tagen] just und kut nicht stirbt, hält sich unter ust und bust und erhebt sich an cust oder dust. (ibid.)."

(III.) Der *Orbis cardialis* bildet im funktionellen Gespann mit dem *Orbis intestini tenuis* als *Orbis horrealis* die Innenseite (*li*, *intima*)[78]. Die dem *Orbis cardialis* entsprechende Sinarterie ist die *Cardinalis yin minoris manus*[79].

72 *Su-wen* 4/41. 73 *Su-wen* 10/114.
74 *Su-wen* 22/235; Kommentar des Ma Shih auf p. 236; ferner unten die SS. 123 ff.
75 *Su-wen* 5/57. 76 *Su-wen* 4/41. 77 *Su-wen* 16/149.
78 *Ling-shu* 47/1209; *Chung-tsang-ching*, *shang*, p. 13. 79 *Ling-shu* 10/1030.

[1] 焦 [2] 主 [3] 傷 [4] 暑 [5] 熱 [6] 淫
[7] 喜 [8] 熒惑星 [9] 人氣 [10] 長夏

Seine funktionelle Darstellung (*ch'ung*, *perfectio*) findet der *Orbis cardialis* in den das *hsüeh*[80] leitenden Sinarterien (*hsüeh-mo* [1])[81], also jenen Leitbahnen, durch welche der überwiegende Teil der individualspezifischen struktiven Energie auf den gesamten Organismus verteilt wird. (Eine direkte Gleichsetzung von *hsüeh-mo* und dem von der europäischen Anatomie beschriebenen Gefäßsystem ist sowohl sachlich als wegen prinzipieller theoretischer Divergenzen als endlich auch wegen der ihrer historischen Entstehung nach weit auseinanderliegenden wissenschaftlichen Bezugssysteme ausgeschlossen[82]. Dennoch sind prinzipielle Anklänge zwischen beiden Lehren nicht zu leugnen.)

Der zum *Orbis cardialis* gehörende Radialispuls ist der *Pulsus pollicaris manus sinistrae* [2][83].

(IV.) Der *Orbis cardialis* hat seine äußere Entfaltung (*flos*) im Gesicht (*mien* [3] *bzw. seh* [4])[84], seine spezifische Körperöffnung sind die Ohren[85], das ihm zugeordnete Sinnesorgan ist die Zunge[86].

Im *Su-wen* besteht ein gewisser Widerspruch hinsichtlich der Zuordnung der dem *Orbis cardialis* entsprechenden „Körperöffnung" – oder er wird, zumindest von den Kommentatoren (Wang Ping, Ma Shih, Chang ching-yüeh) konstatiert und hingenommen. Im *Su-wen* 5/57 nämlich rechnet man die Zunge zu den „Körperöffnungen" (*ch'iao* [5]), was nicht nur eine deskriptive Vergewaltigung des Begriffs und der Wirklichkeit darstellt, sondern auch zur Aussage des zitierten Kapitels 4/41 in Widerspruch steht. Dieser Widerspruch löst sich, wenn man, wie wir es tun, zwischen „Körperöffnung (*ch'iao* [6])" und Sinnesorgan (*kuan*) [7] unterscheidet. Daß die Zunge unter den sensiblen Teilen („Sinnesorganen") bevorzugt dem *Orbis cardialis* zugehört – der teilweise einschließt, was die europäische Medizin als Funktion von Herz und Kreislauf beschreibt –, wird jedem Arzt einleuchten, der weiß, daß viele anomale Belastungen dieses Bereichs von einer Veränderung des Zungenbildes begleitet sind. Die Ohren als Öffnung des *O. cardialis* zu klassifizieren, ist nicht nur deskriptiv korrekt, sondern auch systematisch zu rechtfertigen. Denn nicht nur ließe sich – was die Kommentatoren des *Nei-ching* unterlassen – ein gewisser funktioneller Konnex zwischen akustischen Reizen und dem Tonus im *O. cardialis* nachweisen; für den systematischen (und das heißt hier zugleich historischen) Zusammenhang noch wichtiger ist, daß *O. cardialis* und *O. renalis*, welch letzterem die Ohren wohl mit Recht primär zugewiesen wurden – auf der gleichen polaren Achse im Zyklus der Fünf Wandlungsphasen liegen, was eine gewisse Interferenz der zugehörigen Phänomene bedingt und erklärt.

Es versteht sich hier von selbst, daß die chinesische Medizin aus Gesichtsfarbe, Aussehen der Zunge, Schärfe von Geschmacks- und Gehörsinn Rück-

[80] Vgl. die SS. 101 ff. oben, und Anm. 56.
[81] *Su-wen* 9/109 und *Lei-ching* 3/46.
[82] Vgl. unten im Kapitel Sinarteriologie die SS. 150 ff.
[83] *Mo-ching* 2/18; *Chung-i-hsüeh kai-lun*, p. 199.
[84] *Su-wen* 9/109, 10/114.
[85] *Su-wen* 4/41 und *Lei-ching* 3/48.
[86] *Ling-shu* 17/1074.

[1] 血脈 [2] 左手寸脈 [3] 面 [4] 色 [5] 竅
[6] 竅 [7] 官

schlüsse auf die funktionelle Verfassung des *O. cardinalis* zieht. Von den intermittierend sezernierten Flüssigkeiten (*yeh* [1]) wird dem *O. cardialis* der Schweiß (*han* [2]) zugeordnet[87].

Unter den psychischen Regungen (*emotiones*, *chih* [3]) entspricht dem *Orbis cardialis* die Lust (*hsi* [4], *voluptas*)[88], von den Handlungen und spezifischen Verhaltensweisen ([*pien*-]*tung* [5]) das Lodern und Flammen[89].

An Traummotiven, die Störungen des *Orbis cardialis* anzeigen sollen, nennt das *Nei-ching*: „Ist die Energie des *O. cardialis* erschöpft, dann strebt man im Traum nach Feuer und Yang-Dingen; zur rechten Zeit träumt man von Feuer und Flammen[90]." „Ist die Energie des *O. cardialis* üppig, dann träumt man leicht, daß man lacht oder sich fürchtet[91]." „Deversiert ein Flexus im *O. cardialis* [mit anderen Worten, herrscht akute Dysenergie], so erblickt man im Traum Hügel und Berge oder loderndes Feuer[92]."

Vom „Herz" geben die Verfasser des *Nan-ching* 42[93] eine Beschreibung, die offenkundig von den dem *O. cardialis* zugeschriebenen Funktionen tingiert ist: „Das Herz ist zwölf *liang* (Unzen) schwer, weist sieben Öffnungen und drei Haare (Borsten) auf und ist in der Lage, drei *ho* klare Flüssigkeit aufzunehmen."

(V.) Der *Orbis cardialis* hat unter allen Orbes die Rolle des „Fürsten" (*chün-chu* [6]) inne, von dem richtungsweisender Einfluß (wörtlich: *shen'* [7], konstellierende Kraft) und klare Einsicht (*ming* [8]) ausgehen[94]. Mit anderen Worten, der *Orbis cardialis* ist der Sitz und Speicher der konstellierenden Kraft schlechthin[95], mithin jenes Einflusses, der der Persönlichkeit (*shen* [9]) Gepräge und Zusammenhalt verleiht[96]. Deshalb kann man in ihm auch die Basis der Lebensfunktionen insgesamt sehen[97].

Daß der *Orbis cardialis* die Funktion der Sinarterien und Pulse beherrscht (*chu* [10], dominante Funktion), wurde bereits oben erläutert.

Nur beiläufig sei daran erinnert, daß die soeben erwähnte Wertung des *Orbis cardialis* als integrativer Faktor des Organismus und der Persönlichkeit selbstverständlich mit paramedizinischen oder außermedizinischen Bedeutungen des Wortes *hsin* [11] (Herz", *Orbis cardialis*) in Osmose steht. Dies kommt in Passus

[87] *Su-wen* 23/247. [88] *Su-wen* 5/57, 67/604. [89] *Su-wen* 67/604.
[90] *Su-wen* 80/871. [91] *Ling-shu* 43/1191. [92] *Ling-shu* 43/1192.
[93] *Nan-ching* 4/108; 1 *ho* entspricht ca. einem Deziliter. [94] *Su-wen* 8/94.
[95] *Su-wen* 23/250 und gleichsinnig *Nei-ching T'ai-su* 6/33; ferner *Ling-shu* 71/1315. Zu dem dort vorkommenden Ausdruck *ching-shen* vgl. *Die energetische Terminologie* . . . S. 203 f. Endlich ist noch auf das *Su-wen* 9/109 hier zu verweisen, wobei wir die Emendation nach *Su-wen-shih* 2/57 1. Zeile: „Ist die Wohnung (*ch'u* [12]) des *shen*." voll unterschreiben.
[96] . . . und ihr ermöglicht, ihre Integrität gegenüber Fremden zu behaupten: „Das, wodurch man sich [anderen] Wesen gewachsen zeigt, nennt man *hsin*" (*Ling-shu* 8/965). [97] *Su-wen* 9/109.

[1] 液 [2] 汗 [3] 志 [4] 喜 [5] 變動 [6] 君主
[7] 神 [8] 明 [9] 身 [10] 主 [11] 心 [12] 處

wie *Su-wen* 1/3 zum Ausdruck, wo es heißt: „Die heutigen Menschen setzen ohne Unterlaß ihre konstellierende Kraft (*shen*) ein und trachten ihr *hsin* [1] (ihre „bewußte Individualität", ihr „Individualbewußtsein") zu befriedigen. Sie handeln damit gegen die Entstehung [wahrer] Freude." Auch Ma Shih-s Kommentar zu *Ling-shu* 8/965 weist von einer engen technischen auf eine weitere philosophische Interpretation des Wortes *hsin*: „Was man *hsin* [2] (‚*Orbis cardialis*'), *i* [3] (‚Imagination'), *chih* [4] (‚psychische Regungen'), *szu* [5] (‚Denken'), *chih* [6] (‚Wissen'), *lü* [7] (‚Überlegung'), nennt, geht wohl insgesamt nicht über das hinaus, was man mit dem einen Begriff *hsin* [ausdrückt]." An der zweiten Stelle wird man *hsin* wohl am treffendsten mit „zentriertes Bewußtsein" bzw. „Inhalte des Bewußtseins" umschreiben.

c) Der Orbis lienalis (*p'i* [8]).

(I.) Der *Orbis lienalis* ist einer der *Orbes horreales* und damit primär yin. Aus dem Kreis der Fünf Wandlungsphasen entspricht ihm die Wandlungsphase Erde (*transvectus humi*), welche als zentrale Durchgangs- und Ausgleichsposition keine eigene Polung aufweist, sondern zu jeder der peripheren Wandlungsphasen als Gegenpol wirken kann. Diese unbegrenzte Ausgleichs-, Anpassungs- und Integrationsfähigkeit, die in der Wertkonvention Erde implizit ist, kann, soll sie unbedingt in die Werte der Yinyang-Polarität übersetzt werden, als extreme Struktionsbereitschaft (Struktivität) gedeutet werden – woraus sich die (wie die Wandlungsphase Erde aus dem Zyklus der peripheren Wandlungsphasen) völlig aus der Reihe (der abgestuften Yinyang-Werte) fallende Qualifikation des *Orbis lienalis* als Äußerstes Yin (*chih yin* [9], *yin ultimum sive extremum*) erklärt[98]; oder, wenn wir noch das topologische Kriterium einbeziehen, als äußerstes Yin im Yin (*Yin chung chih chih-yin*)[99]. Dieser Yin-Polung wegen kann der Orbis lienalis metaphorisch auch als weiblicher *Orbis horrealis* (*p'in-tsang*) bezeichnet werden[100].

Aus der Bewertung des *Orbis lienalis* als Entsprechung der Wandlungsphase Erde ergeben sich u. a. folgende Wirkbeziehungen:

Der dem *O. lienalis* gemäße Einfluß auf energetische Vorgänge ist universell ausgleichend und neutralisierend (*chien-ching*)[101].

Der chinesische Ausdruck *chien-ching* [10] ist an dieser Stelle mehrdeutig und darum verschiedener Auslegung unterworfen. *Chien* [11] bedeutet gemeinhin ‚zusammen(fassen)', ‚zusammenwachsen (*coalescere*)', ‚vereint', ‚insgesamt' – und als philosophischer *tt* der Mohisten ‚universell'[102]. *Ching* [12] bedeutet ‚still', ‚in

[98] *Su-wen* 9/109. [99] Kommentar zu *Ling-shu* 44/1196.
[100] *Ling-shu* 44/1195.
[101] *Su-wen* 67/604, damit gleichsinnig *Lei-ching* 3/53 und *Su-wen i-shih* 67/437.
[102] *Chien-ai* [13], „universelle Liebe".

[1] 心 [2] 心 [3] 意 [4] 志 [5] 思 [6] 智
[7] 慮 [8] 脾 [9] 至陰 [10] 兼靜 [11] 兼
[12] 靜 [13] 兼愛

Ruhe' und als taoistischer *tt* mitunter die ‚Ataraxie des Adepten'. Die alten technischen Sinngebungen scheinen den neueren Kommentatoren (Chang Ching-yüeh im *Lei-ching loc. cit.*) und den Autoren des *Su-wen i-shih* (*loc. cit.*) vor Augen geschwebt zu haben, erweisen sich aber als weither geholt und abwegig, wenn man den systematischen Hintergrund[103] und den Kommentar des Wang Ping betrachtet[104]. Wang Ping erklärt: „'*Chien*' besagt ‚die konstellierenden Kräfte von Kälte und Hitze, Wärme und Kühle zusammenfassen' (*chien*) [1] [man vgl. *Su-wen* p. 607]", zusammenfassen in der Weise, wie es der Qualität der Wandlungsphase Erde, des neutralen Durchgangspunkts, entspricht. Wenn alle Gegensätze vereint und damit integriert, ausgeglichen sind, herrscht Ruhe, *ching*. So wird verständlich, daß die beiden Worte *chien-ching* ursprünglich als Synonymkompositum aufgefaßt wurden – und somit auch von uns als solches aufzufassen sind.

Die dem *Orbis lienalis* zugehörende Geschmacksrichtung ist das Süße, (*kan*)[105], die ihm entsprechende Farbe das Gelbe (*huang*)[106], der ihm entsprechende Ton der Ton *kung* [2][107] – im T'ang-zeitlichen *Ch'ien-chin yao-fang*[108] wird *yin* als Instrumentenklang gedeutet und dem *Orbis lienalis* die Trommel (*ku* [3]) zugeordnet.

Stimmlicher Ausdruck (*sheng* [4]) der durch den *Orbis lienalis* geprägten Gemütsverfassung ist das Singen, der Gesang (*ko* [5])[109].

Von den Haustieren wird dem Büffel (‚Rind', *niu* [6]), von den Getreidearten der kleberfreien gelben Hirse (*chi* [7]), unter den Tierarten den nackten (*luo* [8]), d. h. dem Menschengeschlecht eine besondere Affinität zum *O. lienalis* zugeschrieben[110]. Unter den Gerüchen weisen die aromatischen (*hsiang* [9], wohlriechenden) auf den *O. lienalis*[111].

Der *Orbis lienalis* erfährt seine physiologische Gegensteuerung (*chu*) – er wird „gebändigt" – durch den *Orbis hepaticus*[112].

Hinsichtlich der für den *O. lienalis* schädlichen Einflüsse (*shang* [10]) gilt zwar auch, daß Verwandtes, mäßig dosiert förderlich, im Übermaß schädigend wirkt; doch erfährt diese Grundregel eine ähnliche Einschränkung wie beim *Orbis cardialis*: überschüssige Energie wird nicht durch Gleichsinniges (also Süßes, das erwärmend, zugleich aber tonussteigernd wirkt), sondern durch Bitteres abgeleitet, während durch Süßes im Gegenteil eine Ergänzung der Energie des *O. lienalis* erzielt wird[113]. Feuchtigkeit (*shih* [11]) verhindert einerseits große

103 S. oben die S. 44.

104 Wang Ping's ja keineswegs unfehlbare Stellungnahme erhält zusätzliches Gewicht durch den Umstand, daß diese Teile des *Su-wen* mit großer Wahrscheinlichkeit, wie oben S. 51 dargelegt, erst von ihm in das *Nei-ching* einbezogen wurden.

105 *Su-wen* 5/58, 23/244. 106 *Ibid.* 80/106.

107 *Su-wen* 5/58; *Ling-shu* 44/1195 *et al.*

108 Zitiert nach dem *I-pu ch'üan-lu* IV, p. 158.

109 *Su-wen* 5/58. 110 *Su-wen* 4/41 und 67/604. 111 *Su-wen* 4/42.

112 *Su-wen* 10/114. 113 *Su-wen* 22/236.

[1] 兼 [2] 宮 [3] 鼓 [4] 聲 [5] 歌 [6] 牛
[7] 稷 [8] 倮 [9] 香 [10] 傷 [11] 濕

klimatische Gegensätze, schädigt aber – ebenso wie der zu üppige Genuß von Süßem – bei zu großer Stärke oder langer Dauer den *O. lienalis* und seine Unterfunktionen. Gleiches gilt für übermäßiges Nachdenken, insofern *szu*, die *cogitatio*, die charakteristische *emotio* des *O. lienalis* ist[114].

(II.) Im Makrokosmos entspricht dem *Orbis lienalis* der Planet Saturn (*chen-hsing* [1])[115]. Im Laufe des Jahres entfaltet sich die physiologische Energie des Menschen (*jen-ch'i*) im 3. und 4. chinesischen Monat (ca. April – Mai), „wenn die energetische Konstellation der Erde (*ti-ch'i* [2]) stabilisiert ist und sich entfaltet, vornehmlich im *O. lienalis*[116].'' Über die Abhängigkeit der Störungen des *O. lienalis* von der Jahres- und Tageszeit erfahren wir aus dem *Su-wen* 22/236: „Herrscht die Krankheit im *O. linealis*, so heilt sie im Herbst. Heilt sie im Herbst nicht, verschlimmert sie sich im Frühling. Stirbt [der Patient] im Frühling nicht, so erhält er sich im Sommer und erhebt sich im Nachsommer. Er hüte sich vor zu warmem, zu üppigem Essen, feuchtem Boden, feuchter Kleidung!'' „Wer im *Orbis lienalis* erkrankt, erfährt eine Remission bei Sonnenuntergang und die Verschlimmerung bei Sonnenaufgang. Beruhigung tritt am Nachmittag ein.''

Während die übrigen vier *Orbes horreales* über ihre Determination durch eine periphere Wandlungsphase auch eindeutig mit einer der Vier Jahreszeiten korreliert sind[117], trifft dies für den auf die zentrale Wandlungsphase Erde (*transvectus humi*) bezogenen *Orbis lienalis* nicht zu. Vielmehr ist anzunehmen, daß, wie im *transvectus humi* die differenzierten Energieformen der peripheren Wandlungsphasen integriert und subsumiert werden, so sich im *O. lienalis* die polaren Funktionen der übrigen *Orbes horreales* ausgleichen und integrieren. Diesem Umstand wird in der systematischen Beschreibung dadurch Rechnung getragen, daß der 3. jeder Himmelsrichtung zugehörige Erdenzweig als Zweig der Erdphase (*ramus transvectus humi*) betrachtet und behandelt wird[118]. Der rechnerischen Konsequenz, daß damit auch die 18 letzten Tage jeder Jahreszeit als Entsprechung der Wandlungsphase Erde aufgefaßt werden, sollte mehr symbolische als konkrete Bedeutung beigemessen werden[119]. Die mit den erwähnten Vorbehalten aufzunehmenden Beziehungen zwischen Krankheitsphasen und Himmelsstämmen lauten: Wer im *Orbis lienalis* erkrankt, genest [an einem Tag] gust oder hust. Wer an [einem Tag] gust oder hust nicht genest, [dessen Krankheit] verschlimmert sich unter ust und bust. Wer unter ust und bust nicht stirbt, hält sich unter cust und dust und erhebt sich unter esut oder fust[120].''

114 *Su-wen* 5/58. 115 *Su-wen* 4/41. 116 *Su-wen* 16/149.

117 Vgl. oben die SS. 42 f.

118 Vgl. die Tafel XV und den Text S. 68 oben.

119 *Su-wen* 29/294 und *Lei-ching* 3/54. – Die hierzu gegensätzliche, im *Ling-shu* 44/1195 vertretene Lehre, der *O. lienalis* habe seine jahreszeitliche Entsprechung im Nachsommer, entspricht einer parallelen, systematisch weniger schlüssigen und theoretisch weniger einflußreichen Interpretation. 120 *Su-wen* 22/236.

[1] 鎭星 [2] 地氣

(III.) Der *Orbis lienalis* bildet im funktionellen Gespann mit dem *Orbis stomachi* als *Orbis horrealis* die Innenseite (*intima, li*)[121]. Die dem *Orbis lienalis* entsprechende Sinarterie ist die *Cardinalis yin maioris pedis*[122].

Seine funktionelle Darstellung (*ch'ung, perfectio*) hat der *Orbis lienalis* im Fleisch (*chi-jou* [1])[123].

Chi-jou oder einfach *jou* [2] bezeichnet das ‚Muskelfleisch', weniger unter dem Aspekt seiner mechanischen Funktion als vielmehr als somatisches Element, das die charakteristische Gestalt des Körpers bedingt und durch sein Aussehen Rückschlüsse auf Ernährungszustand und Leistungsreserven des Individuums zuläßt (demgegenüber deutet der beim *O. hepaticus* erwähnte *tt chin* [3] [‚*nervus*'] ‚Sehnen und Muskeln' auf die u. U. diskreten mechanischen Antriebselemente des Bewegungsapparats).

Der dem *Orbis lienalis* zugeordnete Radialispuls ist der *Pulsus clusalis manus dextrae* [4][124].

(IV.) Der *Orbis lienalis* hat seine äußere Entfaltung (*flos*) in den Lippen (*ch'un* [5][125]; seine spezifische Körperöffnung (*ch'iao*) ist der Mund[126]. (Nachdem der Mund *ohne* Zunge, die ja bereits als Sinnesorgan dem *Orbis cardialis*[127] zugeordnet ist, nicht recht als selbständiges Sinnesorgan bezeichnet werden kann, wird man wohl die Lippen in den sensitiven Bereich des *O. lienalis* einbeziehen dürfen. Aber selbst den, wie wir positiv wissen, in der Zunge ansässigen Geschmackssinn[128] wird man stillschweigend den Funktionen des *O. lienalis* zuschlagen müssen. Die subtile Unterscheidung ,,ist der *O. cardialis* in Harmonie, dann vermag die Zunge die Fünf Geschmacksrichtungen unterscheidend zu erkennen . . ., ist der *O. lienalis* in Harmonie, dann vermag der Mund die Fünf Getreidearten unterscheidend zu erkennen''[129], wird man nur als Verlegenheitsterminologie für eine systematisch wie empirisch gleichermaßen unscharfe Situation werten können.) – Von den intermittierend sezernierten Körperflüssigkeiten (*yeh* [6]) wird dem *O. lienalis* die *saliva lienalis, hsien* [7] zugeordnet[130].

Von den psychischen Regungen (*chih* [8], *emotiones*) entspricht dem *O. lienalis* das (Nach)denken (*szu* [9], *contemplatio*)[131], von den Handlungen und spezifischen Verhaltensweisen das Benetzen [10][132].

121 *Ling-shu* 47/1209; *Chung-ts'ang-ching shang* p. 15.
122 *Ling-shu* 10/997.
123 *Su-wen* 9/109, 10/114 sowie auch 5/58 *et al.*
124 *Mo-ching* 2/21; *Chung-i-hsüeh kai-lun* p. 199.
125 *Su-wen* 9/109, 10/114.
126 *Su-wen* 4/41; *Ling-shu* 17/1074.
127 Vgl. oben die S. 104.
128 Nicht aber den Tastsinn und die Beteiligung der Zunge an der sprachlichen Artikulation.
129 *Ling-shu* 17/1074.
130 *Su-wen* 23/247 und gleichsinnig *Ling-shu* 78/1368.
131 *Su-wen* 5/58, 67/604.
132 *Su-wen* 67/604. Das chinesische Wort *chu* [11] bedeutet ‚eingießen', ‚begießen'; unsere Übersetzung ist aus dem Kontext sowie durch den Kommentar des Wang Ping (p. 607) begründet.

[1] 肌肉 [2] 肉 [3] 筋 [4] 右手關脈 [5] 脣
[6] 液 [7] 涎 [8] 志 [9] 思 [10] 注 [11] 注

An Traummotiven, die Störungen des *O. lienalis* anzeigen sollen, werden im *Nei-ching* erwähnt: „Ist die Energie des *O. lienalis* erschöpft, dann träumt man, daß es einem an Speise und Trank gebricht. Zur rechten Zeit träumt man, daß man Mauern und Gebäude errichtet[133]." Ist die Energie im *Orbis lienalis* üppig, dann singt und musiziert man im Traum; doch ist der Körper schwer, und man ist unfähig, sich zu erheben[134]." „Deversiert ein Flexus im *O. lienalis*, dann erscheinen einem im Traum Hügel und große Moore, verfallene Gebäude, Wind und Regen[135]."

Als anatomisches Substrat des *O. lienalis* wird im *Nan-ching* 42[136] ein Organ von „2 *chin* (ca. Pfund), 3 *liang* (Unzen) Gewicht, von flacher breiter Form, 3 Zoll breit, 5 Zoll lang, mit einem halben *liang* fettigen Adnexen" beschrieben[137].

(V.) Der *Orbis lienalis* hat im Gesamtorganismus – im Verein mit seiner Außenseite (*species*), dem *Orbis stomachi* – die Rolle des Vorratsorgans und Zwischenspeichers (*ts'ang-lin chih kuan* [1]) inne, aus dem die Nahrung der Fünf (= aller) Geschmacksrichtungen hervorgeht und verteilt wird[138] (Spezifische Funktion). Er ist die Grundlage der Speicherung und Zuteilung (Fundamentale Funktion) und der Sitz der Bauenergie (*ch'i constructivum*) (Speicherfunktion)[139]. – Diese klassischen Definitionen erfordern sogleich eine mehrfache Erläuterung und Ergänzung; eine Erläuterung, weil Definition und klassischer Kontext mißverständlich – wenn nicht suspekt – sind; eine Ergänzung, weil kaum ein Orbis im Verlauf der schon zur Han-Zeit einsetzenden Interpretation und systematischen Weiterentwicklung der orbisikonographischen Lehren so viele neue Aspekte hinzugewonnen hat.

Wir hatten oben (S. 91) als funktionelles Unterscheidungskriterium zwischen *Orbes horreales* (*tsang*) und *Orbes aulici* (*fu*) den Umstand kennengelernt, daß erstere „Struktivpotential (*ching-ch'i* [2]) speichern, ohne etwas abfließen zu lassen", letztere hingegen „[Stoffe] befördern und assimilieren, aber nicht speichern". In dem uns hier interessierenden Textteil des *Su-wen* 9/109, dessen besondere Unzuverlässigkeit bereits notorisch ist (siehe SS. 96 ff. oben), wird der *O. lienalis* in einem Atem mit fünf[140] der Sechs *Orbes aulici* als Grundlage (*pen* [3]) der Vorratshaltung und Zwischenspeicherung bezeichnet. Zunächst wird man auch hier an eine Korrumpierung des Textes denken, doch müßte sich ein solcher Verdacht auf mehr als den bloßen Anschein stützen; die Tatsache, daß von der hier postulierten Funktionskongruenz des *Orbis lienalis* mit fünf *Orbes aulici* in der späteren Medizinliteratur kein Aufhebens gemacht wird, ist

[133] *Su-wen* 80/871. [134] *Ling shu* 43/1191. [135] *Ling-shu* 43/1192.

[136] *Nan-ching* 4/108.

[137] Die europäische Anatomie, z. B. Braus, *Anatomie des Menschen*, Bd. II, S. 560, gibt als Durchschnittsmaße und Gewichte der Milz: Länge 12 cm, Breite: 7 cm, Dicke: 4 cm; Gewicht: ca. 150 g. [138] *Su-wen* 8/94.

[139] *Su-wen* 9/109 und gleichlautend *Lei-ching* 3/46 f. und *Nei-ching T'ai-su* 6/28.

[140] *Orbes stomachi, intestini crassi et tenuis, tricalorii et vesicalis.*

[1] 倉稟之官 [2] 精氣 [3] 本

kein hinlänglicher Beweis. Eine Klärung des Problems ergibt sich, wenn wir den Wortlaut genauer prüfen und mit dem, was wir als darauf bezüglichen wissenschaftlichen Konsensus (innerhalb der chinesischen Heilkunde) kennen, vergleichen. Philologisch ist bemerkenswert, daß die zur Charakterisierung der Fundamentalfunktion (*pen* [1]) benützten Ausdrücke sich phonetischer Ähnlichkeit zum Trotz semantisch, etymologisch und erst recht graphisch klar von dem Wort abheben, das die Speicherfunktion (*tsang* [2], Radikal 131) oder das als Wesensmerkmal aller *Orbes horreales* betrachtete Speichern (*ts'ang*) bezeichnet. *Ts'ang* (Rad. 9), das wir mit ‚Vorratshaltung' wiedergeben, bedeutet primär einen ‚Getreidespeicher' oder ein ‚Silo', in welchem Vorräte zwischen den Ernten, also mehr oder minder kurzfristig und jedenfalls auf begrenzte Zeit gespeichert werden. *Lin* [3] bedeutet einen ‚Speicher', in dem zur Verteilung bestimmte Vorräte vorübergehend untergebracht werden; im übertragenen Sinn bedeutet das Wort die aus solchen Speichern gewährten ‚Nahrungsstipendien'. *Ts'ang* [4] (Rad. 9) und *lin* suggerieren also unmißverständlich eine befristete, kurzfristige Speicherung von zum Konsum bestimmter Nahrung – was *mutatis mutandis* auch die Aufgabe der *Orbes aulici* ist. Anders das Wort *ts'ang* (*tsang* [5]) (Rad. 131), das auf einen Speicher hinweist, in welchem nicht Nahrung, sondern kostbare Güter oder Reserven auf unbegrenzte oder zumindest unbestimmte Zeit aufbewahrt werden.

Die *Orbes horreales* (*tsang* [6]) speichern (*ts'ang* [7], gleiches Zeichen, doch andere Aussprache) bestimmte qualitativ determinierte Formen der Energie, eben konstellierte Energie (*ch'i*), auf bestimmte Zeit, theoretisch während der gesamten Lebensspanne des Individuums. Nur unter außergewöhnlichen Bedingungen werden diese Vorräte angegriffen; sind sie erschöpft, tritt der Tod ein. Ebenso soll im *Tao-tsang*, im „Taoistischen Kanon", oder im *Fo-tsang*, im „Buddhistischen Kanon" (mit dem gleichen chinesischen Wort *tsang* [8] geschrieben) die Quintessenz der Lehren auf ewige Zeiten konserviert werden.

Der *Orbis lienalis* speichert in seiner Eigenschaft eines *Orbis horrealis* (*tsang*) eine bestimmte Form konstellierter Energie, nämlich die sogenannte Bauenergie (*ying-ch'i* [9], *ch'i constructivum*)[141]. *Zugleich* korrespondiert er dem *transvectus humi* und ist damit als Bereich des fortwährenden Durchgangs und Austauschs charakterisiert, mithin als Bereich einer Funktion, die in differenzierter Weise den *Orbes aulici* zukommt. Damit ist der scheinbare Widerspruch im betrachteten Satz des *Su-wen* 9/109 gelöst. –

Die zentrale Position des *Orbis lienalis* und die damit verbundene funktionelle Polyvalenz und Flexibilität hat schon früh dazu geführt, daß ihm Funktionen zugeschrieben wurden, die weit über die im *Nei-ching* genannten hinausgehen. Die meisten dieser später postulierten Funktionen haben sich im Einklang mit

[141] S. unten S. 146.

[1] 本 [2] 藏 [3] 稟 [4] 倉 [5] 藏 [6] 臟, 藏
[7] 藏 [8] 藏 [9] 營氣

den empirischen Daten sehr rasch als feste Bestandteile der konventionellen Gesamtikonographie des *O. lienalis* etabliert und bis heute behauptet. – Im *Nan-ching* 42[142] wird hinsichtlich der dominanten Funktion des Orbis lienalis behauptet, er sei die Umhüllung des *hsüeh* [1], oder, wie man auch übersetzen kann, er konstituiere ein „*hsüeh*-Paket". Auch sei er für die Speicherung (*ts'ang* [2]) der Ideen maßgebend und durchwärme alle *Orbes* (*horreales*). Noch weiter in dieser Richtung gehen die Autoren des *Chung-tsang-ching*[143], die den *Orbis lienalis* als „Organ der Kritik und Überlegung" bezeichnen, welches für die ‚Imagination' und ‚Einsicht' ebenso maßgebend sei, wie für die Verdauung der Fünf Cerealien (= aller Nahrung). Diese Ansicht bestätigt zur T'ang-Zeit prinzipiell Sun Szu-mo: „Der *Orbis lienalis* dominiert die Imagination. Der Orbis lienalis ist das Haus der Imagination (der Ideen)[144]."

Entscheidende Impulse hat die Ikonographie des *Orbis lienalis* (*et stomachi*) zur Sung-Zeit durch Li Tung-yüan erhalten, auf den die bald als *pu-t'u-p'ai* [3] („Stärkung-der-Erdphase-Schule") bekannte Richtung der chinesischen Medizin zurückgeht. Aus soeben dargelegten Gründen schrieb Li Tung-yüan der harmonischen Funktion der Repräsentanten der zentralen Wandlungsphase Erde – also den *Orbes lienalis et stomachi* – die entscheidende Rolle für die Gesundheit des Gesamtorganismus zu und entwickelte therapeutische Richtlinien, die dieser These Rechnung tragen. Wohl aus diesem Vorstellungskreis stammt offenkundig auch die seit der Ming-Zeit explizit formulierte, heute zum allgemeinen Lehrgut der chinesischen Medizin zählende Definition: „Die Wurzel der erworbenen Konstitution ist im *Orbis lienalis* . . ., [die Wandlungsphase] Erde ist die Mutter der Zehntausend Wesen[145]." Und der uns als Autor des *Lei-ching* bekannte Chang Ching-yüeh schreibt im Aufsatz „Über die *Orbes lienalis et stomachi*"[146]: „Der Hüter des [angeborenen] Struktivpotentials ist die *porta fortunae*[147], der Hüter der Nahrung sind die *Orbes lienalis et stomachi*. Deshalb nehmen die *porta fortunae* (*ming-men*) die konstellierte Energie der angeborenen Konstitution (*ch'i nativum*), die *Orbes lienalis et stomachi* die konstellierte Energie der erworbenen Konstitution (*ch'i ascitum*) auf." Und weiter, im Abschnitt „Über die Behandlung von *O. lienalis et stomachi*" (ibid.): „Erkrankt der *Orbis lienalis* oder *stomachi*, so ist selbstverständlich der *Orbis lienalis* zu behandeln. Denn der *O. lienalis* ist der dem *transvectus humi* [entsprechende] *Orbis horrealis*,

[142] *Nan-ching* 4/108. – Im Anschluß an die rudimentäre anatomische Beschreibung der Milz.

[143] „Schatzhaus-Klassiker", ein – zumindest in seiner heutigen Form – zu Unrecht dem berühmten Arzt der Han-Zeit Hua T'uo zugeschriebenes medizintheoretisches Werk von bemerkenswerter stilistischer Klarheit (vgl. *I-chi-k'ao*, p. 629). – *Chung-tsang-ching*, *shang*, p. 15 f.

[144] Zitiert nach *I-pu ch'üan-u* Bd. IV, p. 157.

[145] *I-tsung pi-tu*, ein Werk des Li Chung-tzu, zitiert nach *I-pu ch'üan-lu*, Bd. IV, p. 176.

[146] In den Gesammelten Schriften (*Ching-yüeh ch'üan-shu* zitiert nach *I-pu ch'üan-lu* IV/187).

[147] Vgl. hierzu unten die S. 121 des *O. renalis*.

[1] 裹血 [2] 藏 [3] 補土派

[der mit seiner Energie] die Vier Seiten benetzt und bewässert. Wenn alle Orbes von der konstellierten Energie des *O. lienalis* enthalten und dieser seinerseits von den konstellierten Energien aller Orbes enthält, so deshalb, weil sie sich gegenseitig fördern . . . Wer sich auf die Behandlung des *O. lienalis* versteht, vermag alle Orbes einzustimmen."

Der soeben gewonnene Überblick über die dem *O. lienalis* zugeschriebenen Funktionen läßt den Sinn des zu Beginn des Kapitels formulierten und für alle Orbes gültigen Satzes besonders deutlich hervortreten, nämlich, daß der von der chinesischen Medizin beschriebene Orbis (*tsang*) niemals mit der Beschreibung eines bestimmten, der europäischen Medizin vertrauten Organs und seiner Funktionen voll zur Deckung gebracht werden kann.

d) Der Orbis pulmonalis (*fei* [1]).

(I.) Der *Orbis pulmonalis* ist einer der *Orbes horreales* und damit primär yin. Aus dem Zyklus der Fünf Wandlungsphasen entspricht ihm die Wandlungsphase Metall (*transvectus metalli*); von dieser Wertung her kann er auch als Junges Yin oder als Yin im Yang (oder gar als Junges Yin im Yang) bezeichnet werden[148].

Wegen dieser überwiegend struktiven Polung wird der *Orbis pulmonalis* zu den weiblichen *Orbes horreales* (*p'in-tsang* [2]) gezählt[149].

Von den vielfältigen Wirkbeziehungen, die dadurch geprägt werden, daß der *Orbis pulmonalis* der Wandlungsphase Metall entspricht, sind zunächst zu nennen:

Der dem *Orbis pulmonalis* gemäße Charakter energetischer Wirkungen (*hsing* [3]) ist die Kühle (*liang*[150], die ihm entsprechende Geschmacksrichtung ist das Scharfe (*hsin*)[151], die ihm entsprechende Farbe das Weiße[152], der ihm entsprechende Ton der Ton *shang* [4][153]; im T'ang-zeitlichen *Ch'ien-chin yao-fang*[154], wo *yin* [5] als Instrumentenklang verstanden wird, ordnet man dem *O. pulmonalis* das *ch'ing* [6], d. h. die Klangsteine zu. Die durch den *O. pulmonalis* geprägte Gemütsverfassung äußert sich stimmlich (*sheng*) im Weinen (*k'u* [7])[155]. Von den Haustieren (*ch'u* [8]) wird dem Pferd, von den Getreidearten dem Reis, von den Tierarten den Gepanzerten (= Schalentieren, *chieh* [9]) eine besondere Affinität zum *O. pulmonalis* zugeschrieben[156]. Von den Gerüchen weist der nach rohem Fleisch (oder Fisch) (*hsing* [10]) auf den *O. pulmonalis*[157].

148 *Su-wen* 9/109 und K. zu *Ling-shu* 44/1196, insbesondere aber die Parenthese auf den SS. 96 ff. oben. 149 *Ling-shu* 44/1195. 150 *Su-wen* 67/605.
151 *Su-wen* 5/59, 23/244 *et al.* 152 *Ibid.*
153 *Su-wen* 5/59; *Ling-shu* 44/1195 et al. 154 *Ch'ien-chin yao-fang* 17/304.
155 *Su-wen* 5/59. 156 *Su-wen* 4/42, 47/605. 157 *Su-wen* 4/42.

[1] 肺 [2] 牝臟 [3] 情 [4] 商 [5] 音 [6] 磬
[7] 哭 [8] 畜 [9] 介 [10] 腥

Der *Orbis pulmonalis* erfährt seine physiologische Gegensteuerung (*chu* [1]) – er wird „gebändigt" – durch den *Orbis cardialis*[158].

Hinsichtlich der für den *Orbis pulmonalis* schädlichen Einflüsse (*shang*) gilt uneingeschränkt die Grundregel, daß Verwandtes in mäßiger Stärke förderlich, in übermäßiger schädigend wirkt. So wird überschüssige Energie aus dem *O. pulmonalis* durch Gleichsinniges, nämlich Scharfes, abgeleitet, während durch Gegensinniges, nämlich Saures, seine Energie ergänzt wird[159]. Trockenheit begünstigt zur rechten Zeit den *O. pulmonalis*, schädigt ihn – und vor allem seine funktionelle Darstellung, die Haut – aber bei zu großer Stärke oder zu langer Dauer. Die charakteristische *emotio* des *O. pulmonalis*, der Kummer (*yu* [2], *aegrimonia*), stimmt den Funktionstonus des Orbis herab[160].

(II.) Im Makrokosmos entspricht dem *Orbis pulmonalis* der Planet Venus (*T'ai-pai-hsing* [3])[161]. Vornehmlich im *O. pulmonalis* entfaltet sich die physiologische Energie des Menschen (*jen-ch'i*) im 7. und 8. chinesischen Monat (ca. August – September), „wenn die struktive Energie mit ihrem Zerstörungswerk beginnt[162]."

Über die Abhängigkeit der Störungen des *O. pulmonalis* von der Jahres- und Tageszeit erfahren wir aus dem *Su-wen* 22/237: „Herrscht die Krankheit im *Orbis pulmonalis*, so heilt sie im Winter; heilt sie im Winter nicht, so verschlimmert sie sich im Sommer. Stirbt [der Patient] im Sommer nicht, so hält er sich im Nachsommer und erhebt sich im Herbst. Er hüte sich vor kaltem Essen und Trinken und zu kalter Kleidung!" „Wer im *Orbis pulmonalis* erkrankt ist, erfährt eine Remission am Nachmittag und die Verschlimmerung am Mittag. Beruhigung tritt um Mitternacht ein."

Der Vollständigkeit halber sei noch die am gleichen Ort postulierte Beziehung zwischen Krankheitsphasen des *O. pulmonalis* und den Himmelsstämmen angeführt: „Wer im *O. pulmonalis* erkrankt, genest [an einem Tag] just oder kut. Wer an [einem Tag] just oder kut nicht genest, [dessen Krankheit] verschlimmert sich an cust und dust. Wer unter cust und dust nicht stirbt, hält sich unter esut und fust und erhebt sich unter gust oder hust."

(III.) Der *Orbis pulmonalis* bildet im funktionellen Gespann mit dem *Orbis intestini crassi* als *Orbis horrealis* die Innenseite (*li*, *intima*)[163]. Die dem *Orbis pulmonalis* entsprechende Sinarterie ist die *Cardinalis yin maioris manus*[164].

Seine funktionelle Darstellung (*ch'ung*, *perfectio*) findet der *Orbis pulmonalis* in Haut (*p'i* [4]) und Körperhaar (*mao* [5])[165]. – Deren Aussehen läßt einen unmittelbaren Schluß auf die Allgemeinverfassung des *Orbis pulmonalis* zu.

---

158 *Su-wen* 10/114. 159 *Su-wen* 22/237.

160 Im übrigen vergleiche man die ergänzende Übersicht auf der S. 123 ff. unten.

161 *Su-wen* 4/42.

162 *Su-wen* 16/149. – Daß struktive Energie zerstörend wirken kann, haben wir oben S. 27 erläutert. 163 *Ling-shu* 47/1209. 164 *Ling-shu* 10/984.

165 *Su-wen* 5/59, 9/109.

[1] 主 [2] 憂 [3] 太白星 [4] 皮 [5] 毛

Der dem *O. pulmonalis* zugehörende Radialispuls ist der *Pulsus pollicaris manus dextrae* [1][166].

(IV.) Der *Orbis pulmonalis* hat seine äußere Entfaltung (*flos*) im Haar (*mao* [2]), d. h. in der Behaarung im allgemeinen; im Körperhaar und im Haupthaar, heißt es in den Klassikern[167], im Haupthaar, (*fa* [3]) heißt es im Werk des T'ang-Autors Sun Szu-mo[168]. Seine spezifische Körperöffnung (*ch'iao* [4]) und zugleich das ihm zugeordnete Sinnesorgan (*kuan* [5]) ist die Nase[169]. Entsprechend wird dem *O. pulmonalis* von den intermittierend sezernierten Flüssigkeiten das Nasensekret (*t'i* [6]) zugeordnet[170]. Von den psychischen Regungen (*emotiones*) entspricht dem *O. pulmonalis* der Kummer (*yu* [7], *aegrimonia*)[171], von den Handlungen und spezifischen Verhaltensweisen (*pien-tung* [8]) das durch Herbheit und Härte Zerstörende (*su-sha* [9])[172].

An Traummotiven, die Störungen des *Orbis pulmonalis* anzeigen sollen, nennt das *Nei-ching*: „Ist die Energie des *O. pulmonalis* erschöpft, dann läßt dies einem im Traum weiße Gegenstände sehen[173], oder wie Menschen auf blutrünstige Weise zu Tode kommen[174]." „Ist die Energie im *Orbis pulmonalis* üppig, dann fürchtet man sich im Traum oder man weint oder schwebt durch die Lüfte[175]." „Deversiert ein Flexus im *O. pulmonalis*, dann träumt man, man schwebe durch die Luft oder man erblickt seltsame Gegenstände aus Metall oder Eisen[176]."

Das anatomische Substrat des *O. pulmonalis*, die Lunge, wird im *Nan-ching* 42 folgendermaßen definiert: „Die Lunge wiegt drei *chin* (Pfund) und drei *Liang* (Unzen), hat sechs Blätter (*yeh*) und zwei Ohren, also insgesamt 8 Blätter [= Lappen][177]."

(V.) Der *Orbis pulmonalis* fungiert unter allen Orbes als „Minister" (*hsiang-fu* [10]), von dem die rhythmische Ordnung [wörtlich, ‚die Ordnung des Rhythmus'] ausgeht[178] (Spezifische Funktion). Der *O. pulmonalis* ist der Träger und Bereich dessen, was die westliche Medizin im wesentlichen als Atemfunktion erfaßt. Wir wissen heute, daß physiologische, gymnastische oder defektive Atemführung den Rhythmus nicht nur von Lunge und Kreislauf, sondern aller energetischen Abläufe im Organismus beeinflußt und steuert. Die

166 *Mo-ching* 2/20; *Chung-i-hsüeh kai-lun* p. 199. 167 *Su-wen* 9/109, 10/114.

168 *Ch'ien-chin yao-fang* zitiert nach dem *I-pu ch'üan-lu* Bd. IV, p. 223. – Das Haupthaar entspricht indes nach klassischer Lehre dem *O. renalis* (vgl. unten S. 119). 169 *Su-wen* 4/42, 5/59; *Ling-shu* 17/1074 et al.

170 *Su-wen* 23/247 und gleichsinnig *Ling-shu* 78/1368.

171 *Su-wen* 5/59 und 67/605. 172 *Su-wen* 67/605.

173 Weiß ist einerseits Farbemblem des Westens, des „Metalls", und deutet auf Waffen, zugleich in China die Farbe der Trauer, entsprechend dem Schwarz im Abendland. 174 *Su-wen* 80/871. 175 *Ling-shu* 43/1191.

176 *Ling-shu* 43/1192. 177 *Nan-ching* 4/108. 178 *Su-wen* 8/94.

[1] 右手寸脈 [2] 毛 [3] 髮 [4] 竅 [5] 官
[6] 涕 [7] 憂 [8] 變動 [9] 肅殺 [10] 相傅

chinesische Terminologie, in der *ch'i* (‚konstellierte Energie') nur beiläufig auch den Atem bezeichnet, trägt dieser Tatsache Rechnung. Chang Ching-yüeh erklärt: „Der *O. pulmonalis* ist maßgebend für das *ch'i* (für die auch in der Atmung sich manifestierende energetische Konstellation). Ist das *ch'i* rhythmisch eingestimmt, dann gibt es hinsichtlich der Bau- und Wehrenergie und der Orbes nichts, das nicht in Ordnung wäre[179]."

Der *Orbis pulmonalis* beherrscht [die Funktion] der Haut (dominante Funktion), die wie Wang Ping in der T'ang-Zeit kommentiert, „Sehnen und Muskelfleisch einhüllt und alle Heteropathica abhält[180]." Er ist die Grundlage der aktiven individual-spezifischen Energie (*ch'i* [1]) (fundamentale Funktion, *pen*)[181]. Er speichert die individualcharakteristisch struktiv konstellierenden Kräfte (*p'o* [2])[182], mit anderen Worten, die struktiven Komponenten der das charakteristische Gepräge eines Individuums gewährleistenden Kräfte (Speicherfunktion).

e) Der Orbis renalis (*shen* [3]).

(I.) Der *Orbis renalis* ist einer der *Orbes horreales* und damit primär yin. Überdies entspricht er der Wandlungsphase Wasser (*transvectus aquae*) und erfährt auf Grund von deren Wertung abermals die Qualifikation yin, und zwar eines Mächtigen Yin oder Yin im Yin[183]. Dieser ausschließlich struktiven Polung wegen zählt der *Orbis renalis* zu den weiblichen *Orbes horreales* (*p'in-tsang*)[184].

Aus der Bewertung des *Orbis renalis* als Entsprechung der Wandlungsphase Wasser ergeben sich u. a. folgende Zuordnungen:

Der dem *Orbis renalis* entsprechende Charakter energetischer (insbesondere klimatischer) Vorgänge (*hsing*[4]) ist die eisige Kälte (*lin* [5])[185], die entsprechende Geschmacksrichtung ist das Salzige (*hsien* [6])[186], die ihm entsprechende Farbe das Schwarze (*hei*)[187], der ihm zugeordnete Ton der Ton *yü* [7][188]; im *Ch'ien-chin yao-fang* der T'ang-Zeit, wo *yin* als Instrumentenklang verstanden wird, ordnet man dem *O. renalis* die große 25-saitige Laute (*sêh* [8]) zu[189].

Die durch den *Orbis renalis* geprägte Gemütsverfassung äußert sich stimmlich (*sheng*) im Stöhnen (*shen* [9])[190]. Von den Haustieren (*ch'u* [10]) wird dem Schwein, von den Nahrungspflanzen der Soja-Bohne, von den Tierarten den

[179] [11] Kommentar zum *Lei-ching* 3/44. [180] *Su-wen* 23/251.
[181] *Su-wen* 9/109.
[182] *Su-wen* 23/250, ferner 9/109 und *Die energetische Terminologie* . . . S. 199.
[183] Vgl. oben die S. 31 sowie den K. zum *Ling-shu* 44/1196, endlich die Parenthese der SS. 96 ff. oben. [184] *Ling-shu* 44/1195. [185] *Su-wen* 67/605.
[186] *Su-wen* 5/60, 23/244; 4/42 et al. [187] *Su-wen ibid.*
[188] *Su-wen* 5/60 und *Ling-shu* 44/1195 *et al.* [189] *Ch'ien-chin yao-fang* 19/341.
[190] *Su-wen* 5/60.

[1] 氣 [2] 魄 [3] 腎 [4] 性 [5] 凜 [6] 鹹咸
[7] 羽 [8] 瑟 [9] 呻 [10] 畜 [11] 無所不治

Geschuppten (*lin* [1]), d. h. den Fischen eine besondere Affinität zum *O. renalis* zugeschrieben[191]. Von den Gerüchen weist der faulige (*fu* [2]) auf den *Orbis renalis*[192].

Der *Orbis renalis* erfährt seine physiologische Gegensteuerung (*chu* [3]) – er wird „gebändigt" – durch den *Orbis lienalis*[193].

Hinsichtlich der für den *O. renalis* schädigenden Einflüsse (*shang*) gilt uneingeschränkt die Grundregel, daß Verwandtes in mäßiger Stärke förderlich, in übermäßiger schädigend wirkt. Überschüssige Energie wird daher aus dem *O. renalis* auch durch Gleichsinniges – nämlich Salziges, *hsien* – abgeleitet, während Gegensinniges, nämlich Bitteres (*k'u*), seine Energie ergänzt, seine Reserven auffüllt[194]. Allerdings darf man auch darin nicht zu weit gehen, denn Bitteres (*k'u*) schädigt die funktionelle Darstellung des *O. renalis*, Knochen und Mark, während die dem *O. renalis* entsprechende Kälte das *hsüeh* schädigt[195]. Schädigend ist selbstverständlich für den *O. renalis* die ihm zugeordnete *emotio*, die Furcht[196].

(II.) Im Makrokosmos entspricht dem *Orbis renalis* der Planet Merkur (*ch'en-hsing* [4])[197]. Vornehmlich im *Orbis renalis* entfaltet sich die physiologische Energie des Menschen (*jen-ch'i*) während des 10. und 11. chinesischen Monats (ca. November – Dezember), „wenn Eis die Erde bedeckt und die energetischen Konstellationen (*ch'i*) [von Yin und Yang] sich verbinden[198]."

Über die Abhängigkeit von Störungen des *Orbis renalis* von der Jahres- und Tageszeit erfahren wir aus dem *Su-wen* 22/237: „Herrscht die Krankheit im *Orbis renalis*, so heilt sie im Frühling. Heilt sie im Frühling nicht, so verschlimmert sie sich im Nachsommer. Stirbt [der Patient] im Nachsommer nicht, so hält er sich im Herbst und erhebt sich im Winter. Er hüte sich vor siedend heißem Essen und vor angewärmter Kleidung!" „Wer im *O. renalis* erkrankt ist, erfährt um Mitternacht eine Remission, zu den Erdphasenstunden[199] [d. h. von 1–3 und von 7–9, sowohl vor- als auch nachmittags] Verschlimmerungen; Beruhigung tritt am Nachmittag ein."

Erwähnen wir der Vollständigkeit halber noch die am gleichen Ort postulierten Beziehungen zwischen Krankheitsphasen des *O. renalis* und den Himmelsstämmen: „Wer im *O. renalis* erkrankt, genest [an einem Tag] ust oder bust. Wer [an einem Tag] ust oder bust nicht genest, [dessen Krankheit] verschlimmert sich unter esut und fust. Wer unter esut und fust nicht stirbt, hält sich unter gust und hust und erhebt sich unter just und kut."

191 *Su-wen* 4/42, 67/605. 192 *Su-wen* 4/42. 193 *Su-wen* 10/114.

194 *Su-wen* 22/237.

195 *Su-wen* 23/248, 5/60. – Im übrigen vgl. man die Ergänzung auf den SS. 123 ff. unten. 196 *Su-wen* 5/60. 197 *Su-wen* 4/42.

198 *Su-wen* 16/149.

199 Vgl. die Anmerkung im *Su-wen i-shih* p. 170 sowie die S. 68 oben.

[1] 鱗 [2] 腐 [3] 主 [4] 辰星

(III.) Der *Orbis renalis* bildet im funktionellen Gespann mit dem *Orbis vesicalis* als *Orbis horrealis* die Innenseite (*li, intima*)[200].

Im *Nei-ching* herrscht die Interferenz zweier teilweise sich widersprechender Theorien hinsichtlich Umfang und substrativer Grundlage des *Orbis renalis.* Die westliche Anatomie beschreibt die Nieren als ein paariges Organ. In einer Schicht des *Nei-ching*[201], vermutlich der älteren, wird ähnlich implizit oder explizit die Auffassung vertreten, daß beide Nieren das Organ des einen *O. renalis* darstellen – oder umgekehrt betrachtet, daß die als *O. renalis* beschriebenen Funktionen von beiden Nieren gleichmäßig getragen werden (holistische Theorie). In einer anderen, vermutlich etwas jüngeren Schicht des *Nei-ching* und insbesondere auch im *Nan-ching* hingegen[202] wird nur dem linken Organ die Bezeichnung und Funktion ‚Niere', ‚*Orbis renalis*' zuerkannt, während das rechte als *Porta fortunae* (*ming-men* [1]) eine relative Eigenständigkeit und einen Teil der nach der holistischen Theorie dem ganzen *O. renalis* zugeschriebenen Funktionen zugeteilt erhält (dualistische Theorie). Beide Theorien haben in der Folge Verfechter gefunden, die holistische zwar viel zahlreichere und einflußreiche, doch hat sich auch die dualistische in bestimmten Verzweigungen bis an die Schwelle der Gegenwart behaupten können. – Nach der dualistischen Theorie scheint man mitunter einen regelrechten Doppel-*orbis horrealis renalis et portae fortunae* zu postulieren. So ist verständlich, daß man im *Ling-shu* 47/1209 dem *O. renalis* zwei vollgültige *Oo. aulici* als Komplementärorbes zuordnet, nämlich den *Orbis vesicalis* und den *Orbis tricalorii*[203].

Die dem *Orbis renalis* zugeordnete Sinarterie ist die *Cardinalis yin minoris pedis*[204].

Seine funktionelle Darstellung (*ch'ung, perfectio* [2]) findet der *O. renalis* in den Knochen (*ku*) und im Knochenmark (*suei* [3])[205]. Der dem Orbis renalis zugeordnete Radialispuls ist der *Pulsus pedalis manus sinistrae* [4][206]. Mehrere Autoren (Wang Shu-ho, Li Tung-yüan, Li Shih-chen, Yü Hsia-yen, Li Shih-ts'ai und Chang Ching-yüeh) sprechen auch dem *pulsus pedalis mersus manus dextrae* eine Beziehung zum *O. renalis* oder zumindest zur *Porta fortunae* (*ming-men*) zu.

Für eine Entscheidung darüber, ob diese doppelte Korrespondenz positiv begründbar ist, wird man auch hinreichend präzise empirische Daten[207] berücksichtigen müssen. Vom rein logisch-systematischen Gesichtspunkt her läßt sie sich in gewisser Hinsicht rechtfertigen. Der *Pulsus pedalis* der rechten Hand erscheint gewissermaßen als Reserveposition (um nicht zu sagen Verlegenheitsposition) für

[200] *Chung-tsang-ching, chung,* p. 21.
[201] Vgl. z. B. *Su-wen* 5/60 et al.
[202] *Nan* 36: *Nan-ching* 3/100.
[203] Vgl. auch unten die Behandlung dieser Orbes.
[204] *Ling-shu* 10/1010.
[205] *Su-wen* 5/60, 18/185; 9/109, 10/114.
[206] *Mo-ching* 2/19; *Chung-i-hsüeh kai-lun* p. 199.
[207] . . . die anscheinend bis heute nicht mit der wünschenswerten Genauigkeit vorliegen.

[1] 命門 [2] 充 [3] 髓 [4] 左手尺脈

nicht recht scharf umrissene oder qualitativ widersprüchlich definierte Korrespondenzen. So belegen[208] drei Autoren den *Pulsus mersus* mit der *Porta fortunae*, drei Autoren mit dem *O. renalis*, zwei mit dem *Tricalorium* und einer gar mit dem *O. intestini crassi*. Noch bunter sind die Korrespondenzen des *Pulsus superficialis* der gleichen Position, der dreimal mit dem *Orbis tricalorii*, zweimal mit dem *O. intestini tenuis*, zweimal mit dem *O. intestini crassi*, je einmal mit dem *O. vesicalis, pericardialis* und *renalis* belegt wird. – Der *O. renalis* umfaßt, wie wir im übernächsten Absatz sehen werden, zwei deutlich unterscheidbare Funktionsbereiche, weshalb prinzipiell nicht nur die Untersuchung von *O. renalis* und *Porta fortunae*, sondern auch die Belegung zweier Pulsstellen (also eben etwa der beiden *pedalis-mersus*-Pulse) gerechtfertigt erscheint. – In dem von der Lehrbuchkommission der Chinesischen Medizinakademie 1963 gebilligten Fassung des Lehrbuchs für Diagnostik (*Chung-i Chen-tuan-hsüeh chiang-i*), deren Verfasser eine überwiegend pragmatische Einstellung einnehmen, werden auf der p. 68 f. beide *Pulsus pedales mersi* dem *O. renalis*, die beiden *Pulsus pedales superficiales* dem Abdomen (*hsiao-fu* [1]), mithin gleichzeitig den *Oo. intestinorum tenuis et crassi* zugewiesen.

IV. Der *Orbis renalis* hat seine äußere Entfaltung (*flos*) im Haupthaar (*fa* [2])[209], seine spezifischen Körperöffnungen sind jene für Urin und Kot (*liang-yin* [3])[210], seine Sinnesorgane sind die Ohren[211]. (Wir hatten oben[212] schon erwähnt, daß die Ohren als Körperöffnung auch dem *Orbis cardialis* zugeordnet werden. Wie Chang Ching-yüeh konstatiert[213], „sind die Ohren den *Oo. cardialis et renalis* gemeinsam [zugeordnet]".) Von den intermittierend sezernierten Flüssigkeiten bezieht man den an der Zungenwurzel austretenden Speichel (*saliva renalis, t'uo* [4]) auf den *O. renalis*[214]. (Die klassischen Texte unterscheiden, wie man sieht, nach postuliertem funktionellem und organischem Ursprung, zwei Arten von Speichel, *hsien* [5], den lienalen, der nach Wang Ping und Ma Shih[215] im Mund und an den Lippen austritt und *t'uo* [6], den renalen, der nach den gleichen Kommentatoren an den Zähnen entsteht – denn die Zähne gelten als den Knochen verwandte knochige Substanz.)

Von den psychischen Regungen (*chih, emotiones*) entspricht dem *O. renalis* die Furcht (*k'ung* [7], *pavor*)[216], von den Handlungen und spezifischen Verhaltensweisen (*pien-tung*) das Zittern, Beben (*li* [8])[217]. An Traummotiven, die Störungen des *Orbis renalis* anzeigen, nennt das *Nei-ching*: „Ist die Energie des *O.*

208 Vgl. die Tabelle im *Chung-i-hsüeh kai-lun* p. 199.

209 *Su-wen* 9/109, 10/114.

210 *Su-wen* 4/42; vgl. auch das *Ch'ien-chin yao-fang* zitiert nach dem *I-pu ch'üan-lu* Bd. IV, p. 263.

211 *Su-wen* 5/60. – Hier werden die Ohren auch als „Öffnungen" (*ch'iao* [9]) des *O. renalis* bezeichnet; Text und Kommentar im *Lei-ching* 3/51; *Ling-shu* 17/1074 *et al.*

212 Vgl. die S. 104

213 Kommentar zu *Lei-ching* 3/48.

214 *Su-wen* 23/247; Text und K. von *Ling-shu* 78/1368; ferner oben die S. 109.

215 K. zu *Su-wen* 23/247 f.

216 *Su-wen* 5/60, 67/605.

217 *Su-wen* 5/60.

[1] 小腹 [2] 髮 [3] 兩陰 [4] 唾 [5] 涎 [6] 唾
[7] 恐 [8] 慄 [9] 竅

renalis erschöpft, bewirkt dies, daß einem im Traum Schiffe und Boote und ertrinkende Menschen erscheinen. Zur rechten Zeit träumt man, man liege im Wasser, worauf man Angst bekommt[218]." „Ist die Energie im *Orbis renalis* üppig, dann hat man im Traum das Gefühl, als ob Hüfte und Rücken auseinanderbrächen und nicht mehr gestreckt werden könnten[219]." „Deversiert ein Flexus im *O. renalis,* dann träumt man, man nähere sich einer Bachschlucht oder man tauche ins oder verweile im Wasser[220]."

Über das anatomische Substrat des *O. renalis* entnehmen wir dem *Nan-ching*: „Zu jedem Orbis gehört stets nur ein einziges [Substrat]; nur beim *O. renalis* sind deren zwei vorhanden. Was bedeutet das? – Nun, die [zwei Substrate] des *O. renalis* sind nicht beide Nieren. Vielmehr ist [nur] das linke eine Niere, das rechte [hingegen] die *Porta fortunae* (*ming-men*)[221]." „Der Nieren gibt es zwei Stück. Sie wiegen ein *chin* (Pfund) und ein *liang* (Unze)"[222]; – wobei weder im Text noch im Kommentar gesagt wird, ob zusammen oder jede für sich.

V. Dem *Orbis renalis* entsprechen zwei Gruppen sich ergänzender und zusammengehörender Funktionen. Er ist einerseits als „Grundlage der Einkapselung und Speicherung" (1. Fundamentalfunktion)[223] „das Organ der Potenzierung von Kraft" (*tso-ch'iang chih kuan* [1]), auf dem die technischen Fertigkeiten beruhen (1. spezifische Funktion)[224], und welches die gerichteten Gefühlsregungen (*chih* [2], *emotio* [= den „Willen"]) speichert (1. Speicherfunktion)[225]. Er „beherrscht", „reguliert", den Winterschlaf und ähnliche Latenzphasen[226] (1. dominante Funktion). Zugleich ist der *Orbis renalis* Sitz und Basis des Struktivpotentials (*ching* [3])[227] (2. Fundamentalfunktion), die Wurzel des Lebens schlechthin (*hsing-ming chih ken* [4])[228].

Während im *Chung-tsang-ching* der *Orbis renalis* als Domizil der mit einem entsprechenden Struktivpotential kombinierten konstellierenden Kraft (*ching-shen* [5])[229] genannt wird, spricht man im *Nan-ching* 36[230] diese Funktion ausdrücklich der *Porta fortunae* zu: „Die *Porta fortunae* ist der Ort, an dem alle mit Struktivpotential kombinierten konstellierenden Kräfte (*ching-shen*) domizilieren, der Ort, an den die elementare [Lebens-]energie[231] geknüpft ist."

Auf diesen Passus, dessen 1. Teil wir am Schluß des vorangehenden Absatzes zitierten, geht übrigens die explizite Unterscheidung von *O. renalis* und *Porta fortunae* zurück. Dem Ming-zeitlichen Kompendium *I-hsüeh cheng-chuan* („Ka-

[218] *Su-wen* 80/871. [219] *Ling-shu* 43/1191. [220] *Ling-shu* 43/1192.
[221] 36. *Nan* = *Nan-ching* 3/100. [222] 42. *Nan* = *Nan-ching* 4/109.
[223] *Su-wen* 9/109. [224] *Su-wen* 8/94. [225] *Su-wen* 23/250.
[226] *Su-wen* 9/109.
[227] *Die energetische Terminologie* . . . S. 188, ferner unten die S. 144. *Su-wen* 9/109 und vor allem *Ch'ien-chin yao-fang*, zitiert nach *I-pu ch'üan-lu* Bd. IV, p. 263.
[228] *Chung-tsang-ching*, *chung* p. 21.
[229] Vgl. *Die energetische Terminologie* . . . S. 203. [230] *Nan-ching* 3/100.
[231] *yüan-ch'i*, *ch'i originale*, vgl. unten die S. 142.

[1] 作强之官 [2] 志 [3] 精 [4] 性命之根 [5] 精神

nonische Tradition der Medizin")[232] entnehmen wir: „Auf Grund des *Nei-ching*s bildete der *Orbis pericardialis* das Komplement des *Orbis ignis ministri tricalorii*, eine Beziehung, die sich gleichermaßen in jener der *Sinarteriae cardinales* auswirkte. Beide Nieren bilden also ursprünglich einen einzigen Orbis. Obwohl es darum anfänglich nicht die vom Yüeh-jen [d. h. dem traditionellen Autor des *Nan-ching*] zuerst eingeführte Unterscheidung von Rechts und Links gab, behauptet auch dieser nicht, daß der *O. renalis* ein dem *Ignis ministri* entsprechender Orbis sei. Dennoch hat auch Shu-ho-s These[233], daß Tricalorium und *Porta fortunae* im Verhältnis von Außenseite (*piao, species*): Innenseite (*li, intima*) stehen, eine tiefere Bedeutung . . ." Wir werden auf dieses Problem unten bei der Besprechung des *O. tricalorii* zurückkommen.

Aus der mithin wohl spätestens seit der T'ang-Zeit[234] gegebenen Wertung des *Orbis renalis* als Grundlage oder Sitz des Struktivpotentials (und sogar der ‚konstellierenden Kraft'), einer Wertung, die im übrigen nur geglättet, explizit und allgemeiner angibt, was aus mehreren Passus des *Nei-ching*[235] schon herauszulesen war, ist schließlich die 3. Fundamentalfunktion, wie wir ihr ausdrücklich im *I-tsung pi-tu* der Ming-Zeit[236] begegnen, hervorgegangen: „Der Orbis renalis ist das Fundament der angeborenen Konstitution." (*shen wei hsien-t'ien pen*). Diese dritte Fundamentalfunktion ist ein wichtiger Bestandteil der modernen chinesischen Medizintheorie[237].

Abschließend sei hier schon auf die im Didaktischen Taoismus zu großer Bedeutung[238] gelangte Lehre von der Beziehung zwischen *O. renalis* und Hirn(funktion) hingewiesen, die gleichfalls aus Andeutungen des *Nei-ching* zu konstruieren ist und auf die wir unten noch eingehen werden[239].

f) Der Orbis pericardialis (*hsin-pao-luo* [1]).

I. Der *Orbis pericardialis* zählt, zumindest nach dem System der Sinarteriologie[240] als sechster *Orbis horrealis*[241], obwohl ja andererseits in allen Medizinklassikern – und erst recht in den paramedizinischen Texten – die Fünf *tsang* (*orbes horreales*) als stereotype Wendung auftreten. So erscheint denn die Annahme berechtigt, daß das Postulat des *Orbis pericardialis* primär der in der Sinarteriologie gegebenen Forderung nach systematischer Symmetrie entsprungen ist und diesem Orbis nur beiläufig und defektiv auch nach dem

232 Zitiert nach *I-pu ch'üan-lu* IV/267.
233 Wang Shu-ho, der Autor des *Mo-ching* (des „Pulsklassikers").
234 Vgl. die Datierung des *Chung-ts'ang-ching* im *I-chi-k'ao* p. 629 und bes. 633 ff.
235 *Su-wen* 1/5; 9/109.
236 „Pflichtlektüre für Mediziner", zitiert nach *I-pu ch'üan-lu* Bd. IV, p. 273.
237 Vgl. das *Chung-i-hsüeh kai-lun* p. 63.
238 Vgl. z. B. das seinerzeit von Erwin Rousselle interpretierte *Nei-ching-t'u* (ERANOS-Jahrbuch 1934).
239 Vgl. unten die SS. 134 f.
240 Vgl. das einschlägige Kapitel unten.
241 Kommentar des Ma Shih im *Su-wen* 8/95.

[1] 心包絡

orbisikonographischen Paradigma Beziehungen zugeordnet wurden. Sie erhält zusätzliche Wahrscheinlichkeit durch den Umstand, daß der *O. pericardialis* unter diesem Namen (*hsin-pao-luo*) im *Su-wen* überhaupt nicht, im *Ling-shu* nur in den auf Sinarteriologie und Akupunktur bezogenen Passagen erwähnt wird. Hingegen wird von den Kommentatoren einhellig, wenn auch verschieden direkt das im *Nei-ching* mehrmals[242] erwähnte *Atrium pectoris* (*tan-chung* [1])[243] mit dem *O. pericardialis* identifiziert. Ein anderes Synonym beider Bezeichnungen ist ‚*dominus cardialis*' (*hsin-chu* [2]). So etwa heißt es im *Ling-shu* 35/1161: „Das *Atrium pectoris* ist der ummauerte Palast des ‚*dominus cardialis*'."

Der Kontext dieses Passus läßt indes zweifelhaft erscheinen, ob die Autoren und Kommentatoren hier eine klare Vorstellung von einem organischem Substrat und zugehörigem Orbis hatten. Dessenungeachtet wird der Ausdruck auch in anderen Kapiteln des *Ling-shu* (10/1014, 71/1315) wieder verwendet.

III. Der *Orbis pericardialis* bildet als *Orbis horrealis* im funktionellen Gespann mit dem *Orbis tricalorii* die Innenseite (*li*, *intima*)[244]. Die dem *Orbis pericardialis* zugeordnete Sinarterie ist die *Cardinalis yin flectentis manus*[245].

Ein spezifischer Radialispuls wird dem *O. pericardialis* (bzw. dem *Atrium pectoris*) erst in der Nach-Sung-Medizinliteratur zugeordnet, und zwar der *Pulsus pedalis superficialis manus dextrae* [3] (Hua Po-jen) oder seit Li Shih-chen in der Regel einer der *Pulsus pollicares* [*mersus sive superficialis*] *manus sinistrae*[246].

V. Dem *Orbis pericardialis* fällt im Gesamtorganismus die Rolle des „abhängigen Gesandten" (*ch'en-shih chih kuan* [4]) zu (Spezifische Funktion), von dem Lust und Freude ihren Ausgang nehmen[247]. Er ist das Ausgleichsreservoir (*hai* [5], *mare*) für die dem Individuum kongenital und konstitutiv verfügbare Energie (*ch'i genuinum* [6])[248].

Aus diesen, den eingangs erwähnten und den in Kommentaren sowie in Sinarteriologie und Pathologie vorhandenen, Definitionen des *O. pericardialis* gewinnt man den Eindruck, daß ihm Funktionen zugeteilt werden, welche nach den Vorstellungen der europäischen Medizin z. T. dem Herzen, der Lunge und dem Kreislauf (insbesondere der Aorta) zufallen.

242 *Su-wen* 8/94; *Ling-shu* 33/1157, 35/1161.

243 Sinarteriologischer Terminus für ein gleichnamiges Foramen, das auf der *Sinarteria respondens* liegt, und zwar auf dem Schnittpunkt einer gedachten Verbindungslinie der beiden Mamillae mit der auf der Mitte des Sternums verlaufenden *Sinarteria respondens*. Das postulierte Organ liegt sagittal hinter diesem Foramen innerhalb des Brustkorbs.

244 *Nan-ching* 25: 3/83.

245 *Ling-shu* 10/1014.

246 *Chung-i-hsüeh kai-lun* p. 199.

247 *Su-wen* 8/94 und gleichsinnig Text und Kommentar im *Lei-ching* 3/44.

248 *Ling-shu* 33/1157; ferner der K. zu *Su-wen* 8/94–96; endlich den Artikel ‚*ch'i genuinum*' unten S. 141.

[1] 膻中 [2] 心主 [3] 右手尺浮脈 [4] 臣使之官
[5] 海 [6] 宗氣

g) Kritischer Vergleich der im Nei-ching postulierten förderlichen und schädlichen Einflüsse auf die Orbes horreales.

Wir hatten bei der Besprechung der *Orbes horreales* jeweils am Schluß des Abschnitts I summarisch die im *Nei-ching* postulierten, den jeweiligen Orbis schädigenden Einflüsse diskutiert. Nachdem die diesbezüglichen Lehren des *Nei-ching* nicht nur Regelabweichungen, die durch Rücksichten auf die Empirie erklärbar sind, sondern auch innere Widersprüche und Systemwidrigkeiten aufweisen, erscheint ein kritischer Vergleich der konkurrierenden Textzeugnisse am Schluß dieses den *Orbes horreales* gewidmeten Abschnitts geboten.

Zu untersuchen sind folgende Textstellen:

I. *Su-wen* 5/55–60. Am Ende von Abschnitten, welche den Korrespondenzen der Fünf Wandlungsphasen gewidmet sind, werden hier die schädigenden Wirkungen (*shang*, *laesiones* [1]), die (a) durch Geschmacksrichtungen (*wei* [2]), b) durch meteorologische Konstellationen (*t'ien-ch'i* [3]) angezeigt sind, im Hinblick auf die funktionellen Darstellungen (*ch'ung*, *perfectiones*) der *Orbes horreales* dargelegt. In eine Formel gefaßt, lautet die Aussage eines jeden Satzes: „Der Wandlungsphase a entspricht der *Orbis horrealis* b und die Geschmacksrichtung x, die meteorologische Konstellation y; x und y schädigen die *perfectio* c des Orbis b." Nach der Systemregel müßten die konkreten Entsprechungen aller fünf Positionen (a, b, c, x und y) stets die gleiche Konventionalqualität aufweisen. Tatsächlich ist diese Regel aber nur bei der Wandlungsphase Holz (= *Orbis hepaticus*) und Erde (= *Orbis lienalis*) voll erfüllt. Die Abweichungen beziehen sich bei den Wandlungsphasen Feuer und Wasser auf die *perfectiones* c), bei der Wandlungsphase Metall auf die meteorologische Konstellation y).

II. *Su-wen* 22/234–237: Hier wird im Rahmen längerer Abschnitte über die spezifischen Bedürfnisse und Empfindlichkeiten der Orbes die diagnostisch und vor allem hygienisch und therapeutisch kardinale Frage beantwortet, in welcher Weise jeder einzelne *orbis horrealis* durch Anwendung bestimmter *sapores* erhalten, also stabilisiert oder aber energetisch „aufgeladen" (d. h. bei bestehender *inanitas* seiner Orthopathie suppletiv ergänzt – *pu*) [4] oder „entladen", d. h. bei vorhandenen Heteropathien dispulsiert (*hsieh*) [5] werden kann.

Nun gibt es in der systematisierten chinesischen Medizin verschiedene Voraussetzungen, aus welchen solch zentral wichtige Regeln abgeleitet werden können, nämlich

a. positive, konstant bestätigte, direkt Empirie *und/oder*

b. die indirekte Abstützung auf allgemeine Empirie durch Systemregeln.

Als solche kommen die Wandlungsphasenkonventionen mit ihren Sequenzen 0 bis III in Frage. Grundsätzlich gilt

1. *Sapores* identischer Wandlungsphasenqualifikation (also z. B. Wph. Holz = *o. hepaticus* = saure *sapores*, Wph. Wasser = *o. renalis* = salzige *sapores* etc. – vgl. hierzu in den Ikonogrammen der einzelnen Orbes die Positionen I,3 und I,6) fördern den Abfluß der Energie des entsprechenden Orbis, zerstreuen seine Energien (= *dispulsio*);

[1] 傷 [2] 味 [3] 天氣 [4] 補 [5] 泄

2. *Sapores* antagonistischer Wandlungsphasenqualifikation hemmen den Abfluß der Energie, konservieren sie oder häufen sie sogar an (*suppletio*). Eine solche Hemmung kann allerdings sowohl nach der Wandlungsphasensequenz 0 als nach der Sequenz II postuliert werden. Im ersten Fall hemmen sich die auf ein- und derselben Achse (also Achse der Potentialität oder Achse der Aktualität) gegenüberliegenden Wandlungsphasen bzw. die ihnen zugeordneten *sapores* und Orbisfunktionen gegenseitig; im zweiten Fall erfolgt eine Hemmung nach der Bändigungsreihenfolge (Sequenz II) der Wandlungsphasen, wiederum konkretisiert in *sapores* und Orbes, wobei nur eine teilweise Überschneidung mit der Sequenz 0 gegeben ist.

Betrachten wir nun die Aussagen der erwähnten Passus, so finden wir

1. bei der *dispulsio* ist die Systemregel: identische Qualifikation von *sapor* und Orbis – für die *oo. hepaticus, pulmonalis et renalis* erfüllt, für die *oo. cardialis* („Süßes") und *o. lienalis* („Bitteres") durchbrochen.

2. Bei der *suppletio* ist die Systemregel bei Zugrundelegung der Sequenz 0 für alle Orbes mit Ausnahme des von der peripheren Polarisierung ausgeschlossenen *o. lienalis* erfüllt.

Unter Zugrundelegung der Sequenz II ist sie nur für die *oo. hepaticus et cardialis*, bei denen ja die Hemmung nach Sequenz 0 und II zusammenfällt, erfüllt.

Fazit: Positive Empirie war letztlich entscheidend für die Zuordnung aller genannten *sapores* zu den *oo. horreales*. Beim *o. lienalis* läßt sich weder bei der *dispulsio* noch bei der *suppletio* irgendeine zentrale klassische oder auch nur periphere spätere Regel anführen, um die *dispulsio* durch bittere, die *suppletio* durch süße *sapores* zu begründen. Ähnliches gilt auch noch für die *dispulsio* des *o. cardialis* – durch süße *sapores* zu bewerkstelligen – für die man eine ganz isolierte, ansonsten nur in der Akupunktur übliche Regel (bei *repletio* dispulsiert man das ‚Kind') bemühen müßte. Dennoch, oder gerade deshalb verdient Beachtung, daß im Hinblick auf die *suppletio* bei vier der fünf Positionen und im Hinblick auf die *dispulsio* bei drei von fünf Positionen wichtige und umfassend geltende Systemregeln vollkommen erfüllt sind.

III. *Su-wen* 23/247. Unter einer Rubrik „Was die Orbes horreales verabscheuen" werden die für jeden Orbis als schädlich postulierten meteorologischen Einflüsse aufgeführt. Nach der Systemregel müssen die gleichsinnigen Wirkungen bei zu heftigem Auftreten (*yin* [1]) „verabscheut" (*wu* [2]) werden. Diese Regel ist tatsächlich nur für die Orbes der ersten drei Wandlungsphasen (*Oo. hepaticus, cardialis und lienalis*) erfüllt. Hingegen „verabscheut" der *Orbis pulmonalis* die Kälte (die er in der Ordnung der Fünf Wandlungsphasen bezwingt) und der *Orbis renalis* „verabscheut" die Dürre (die ihn nach der Sequenz I der Fünf Wandlungsphasen hervorbringt).

IV. *Su-wen* 23/248 und gleichsinnig *Ling-shu* 63/1268 ff. – Unter der Rubrik „Welche der Fünf Geschmacksrichtungen zu meiden ist" wird an die bekannte Affinität zwischen funktioneller Darstellung (*ch'ung, perfectio*) eines Orbis und

[1] 淫 [2] 惡

der zugehörigen Geschmacksrichtung erinnert (Formel: Nahrung der Geschmacksrichtung A läuft (*tsou*) in [die *perfectio*] B. Ist B erkrankt, esse man nicht im Übermaß [Nahrung der Geschmacksrichtung] A.) In der Systemregel müssen A und B *per definitionem* von gleicher Konventionalqualität sein. Tatsächlich ist diese Regel bei den zitierten Passus nur für die Wandlungsphase Holz, Erde und Metall (*Oo. hepaticus, lienalis et pulmonalis*) voll erfüllt. Bei den Geschmacksrichtungen „Bitteres" (Wandlungsphase Feuer) und „Salziges" (Wandlungsphase Wasser) wird hingegen jeweils die gegensinnige *perfectio* zugeordnet.

V. *Ling-shu* 78/1368. Zwei getrennte Rubriken dieses Kapitels haben völlig die gleichen Beziehungen zum Gegenstand wie die vorhergehend unter IV. behandelten. Im Gegensatz zu jenen ist jedoch hier die Systemregel vollkommen erfüllt.

VI. *Ling-shu* 56/1244. Schließlich ist noch eine hier aufgestellte Rubrik der „Fünf zu (ver)-meidenden [Geschmacksrichtungen] (*wu-chin*)" zu nennen, welche im Grunde die nämlichen Beziehungen wie die drei unter (IV. und V.) aufgeführten zum Gegenstand hat. Ihre genaue Formel lautet „Ist der Orbis A erkrankt, so meide man Nahrung [der Geschmacksrichtung] B." In der Systemregel können A und B entweder von gleichsinniger oder von gegensinniger Konventionalqualität sein oder schließlich B kann A nach der Bezwingungsfolge (Sequenz II) der Wandlungsphasen bändigen (*k'o*). Denn die Formel besagt nicht, ob B prinzipiell oder nur im Übermaß zu meiden ist. Tatsächlich ergibt sich nach der letzen der drei Möglichkeiten – B bändigt (und hemmt somit) die Entfaltung von A – eine volle Systemkonformität aller Positionen.

Überblicken wir die acht hier relevanten *Nei-ching*-Exzerpte, so führen die festgestellten Abweichungen untereinander oder von der Systemregel zu folgenden Schlußfolgerungen: Allgemein ist bemerkenswert, daß Abweichungen von der Systemregel in allen vier *Su-wen*-Exzerpten, jedoch nur in einem der vier *Ling-shu*-Exzerpte festzustellen sind – was die schon oben getroffene Feststellung zu stützen geeignet erscheint, daß das *Ling-shu* einer etwas späteren, „moderneren", systematisch strafferen Schicht der klassischen Tradition entspricht. Daß die beiden Passus der Version IV parallele Fassungen einer gleichen Überlieferung darstellen, ist sehr wahrscheinlich. Die hierin zu konstatierende Inversion der *perfectiones* von *Orbis cardialis* und *renalis* vollzieht sich auf ein und derselben polaren Achse, ist offenkundig durch empirische Rücksichten bedingt und wird von den späteren Kommentatoren[249] mit im großen und ganzen schlüssigen Argumenten als systemkonform in das System eingebaut.

Gleiches gilt nicht für die übrigen Versionen bzw. Exzerpte. Von den Abweichungen innerhalb der Gruppe I[250] ist die der meteorologischen Konstella-

[249] Vgl. *Su-wen-shih* 3/119; *Ling-shu-shih* 5/64 f. [250] *Su-wen* 5/55–60.
[251] Die Emendation im *Su-wen-shih* 1/33 ist berechtigt. [252] *Su-wen-shih* 1/33 f.

[1] 血 [2] 氣 [3] 充 [4] 氣 [5] 脈 [6] 血
[7] 骨

tion (*t'ien-ch'i*) bei der Wandlungsphase Metall mit Sicherheit eine Textkorruptele. Statt *jo* ‚Hitze', ist *tsao* ‚Dürre' zu lesen[251]. Die beiden anderen Abweichungen dürfen als Interpolationen, vorgenommen in der (mißratenen) Absicht, die beiden Aspekte – den aktiven und struktiven – physiologischer Energie, nämlich *hsüeh* [1] und *ch'i* [2], sinnvoll in dem Entsprechungsschema unterzubringen, verstanden werden.

Denn es fällt auf, daß – abgesehen von der systemwidrigen Placierung von *hsüeh* und vor allem von *ch'i* – in der Spalte ‚*perfectiones*' [3] die Wandlungsphase Metall zweimal (nämlich durch ‚Haut' und ‚Körperhaar' und eben durch *ch'i*, das primär auf den *Orbis pulmonalis* bezogen wird) vertreten ist, die Wandlungsphase Wasser hingegen überhaupt nicht. Und tatsächlich ergeben sich für beide Stellen nach dem *T'ai-su* (?) Korrekturen, auf die auch Tamba Genkan[252] hinweist. Danach ist statt *ch'i* [4], *mo* [5] ‚Sinarterien' und statt *hsüeh* [6] *ku* [7] ‚Knochen' zu lesen.

Liest man also statt *ch'i mo*, ‚Sinarterien' und statt *hsüeh ku* ‚Knochen', so ist bei allen Gliedern dieses Exzerpts I die vollkommene Übereinstimmung mit der Systemregel gegeben.

Problematisch bleiben bis zu einem gewissen Grad lediglich die Abweichungen beim Exzerpt III, wo die meteorologischen Konstellationen bei den *Oo. pulmonalis et renalis* vertauscht worden sind – möglicherweise ebenfalls auf Grund empirischer Reminiszenzen.

5. *Ikonographie der Orbes aulici*

Der Ikonographie der *Orbes aulici* (*fu* [1]) liegt zwar grundsätzlich das gleiche Paradigma zu Grunde, wie jener der *Orbes horreales*. Dennoch wird es bei diesen stets nur bei der Minderzahl auszufüllen sein – so wie auch die chinesischen Quellen und Kommentare hinsichtlich der Funktionen der *Orbes aulici* ungleich weniger ergiebig und explizit sind als bezüglich des *Orbes horreales*[256]. Indes ist das Ungleichgewicht der Definitionen und Erläuterungen zwischen Yin- und Yang-Orbes tatsächlich geringer, als es zunächst scheint, denn die Mehrzahl der zu einem bestimmten *Orbis horrealis* gegebenen Daten gelten (zwar mittelbar, doch eindeutig) auch für den mit ihm zu einem funktionellen Gespann (*piao-li* [2]) vereinten *Orbis aulicus*.

a) Der Orbis felleus (*tan* [3]).

I. Der *Orbis felleus* ist ein *Orbis aulicus* und damit primär yang. Gleichzeitig wird er indes, einer alten im *Su-wen*[257] fixierten und nie grundsätzlich in Frage gestellten Tradition zufolge als einer der Sechs Para-Orbes [4] gerechnet, also jener Gebilde, die nach eben diesem Klassikerpassus „aus einer terrestren Energiekonstellation entstanden sind. Sie speichern Struktives (yin) und haben ihr

[255] Auch das *Nei-ching T'ai-su* 6/33 und sein Kommentar bestätigen im Paralleltext die gleichen abweichenden Entsprechungen.

[256] Einen wichtigen Grund für dieses Ungleichgewicht haben wir oben S. 16 genannt. [257] *Su-wen* 11/126 wie auch Text und Kommentar im *Lei-ching* 4/76.

[1] 腑 [2] 表裏 [3] 膽 [4] 奇恆之腑

Vorbild in der Erde. Deshalb auch speichern sie, ohne [Energie] abfließen zu lassen [1]". Aus diesem zweifachen Bezug ergibt sich eine Vorzugsstellung gegenüber den übrigen *Orbes aulici* und eine Ambivalenz seiner Funktionen[258]

Diese Wertung erscheint insofern gerechtfertigt, als der *O. felleus* als einziger der *Orbes aulici* zwar an der Assimilierung, nicht aber an der vorübergehenden Aufnahme und am Transport von fester und flüssiger Nahrung durch den Körper beteiligt ist.

Folgerichtig fehlt daher der *O. felleus* in der Aufzählung im *Su wen* 9/109, wo der *O. lienalis* zusammen mit den fünf verbleibenden *Orbes aulici* genannt wird[259]. Er wird daher auch als „*Orbis aulicus* mit raffiniertem (d. h. qualitativ homogenem) Inhalt (*chung-ching chih fu* [2])" bezeichnet[260], im Gegensatz zu allen anderen *Orbes aulici*, die „*trüben* (*chuo* [3])", d. h. heterogenen Inhalt führen.

III. Der *Orbis felleus* bildet im funktionellen Gespann mit dem *Orbis hepaticus* als *Orbis aulicus* die Außenseite (*piao, species*)[261].

Die dem *O. felleus* zugeordnete Sinarterie ist die *Cardinalis yang minoris pedis*[262], der ihm zugehörende Radialispuls nach praktisch einhelliger Lehre aller Autoren mediat der *Pulsus clusalis manus sinistrae*[263].

IV. An Traummotiven, die auf eine Störung des *Orbis felleus* hindeuten, nennt das *Nei-ching*: „Deversiert ein Flexus im *O. felleus*, dann träumt man, daß man kämpft und streitet oder sich selbst den Leib öffnet."[264]

Über das anatomische Substrat des O. felleus, die Gallenblase, erfahren wir aus dem *Nan-ching* 42[265]: „Die Gallenblase liegt zwischen den kurzen Blättern (= Lappen) der Leber, wiegt drei *liang* (Unzen), drei *chu* [4] (= ca. 3x100 Gran) und ist angefüllt mit drei *ho* [5] (Deziliter) raffinierter Flüssigkeit (*ching-chih* [6])."

V. Der *Orbis felleus* hat im Gesamtorganismus die Rolle des Orientierungsorgans (wörtlich: *chung-cheng chih kuan* [7] „der Geradheit der Mitte" oder „das Rechte treffende"), von dem die Entschlußfähigkeit ausgeht[266] (Spezifische Funktion). Er steuert gewissermaßen die Impulse aller übrigen Orbes: „Alle elf Orbes leiten ihre Entscheidungen vom *Orbis felleus* her."[267]

Diese impulsgebende Funktion des *Orbis felleus* wirkt sich nach klassischer Auffassung direkt nur auf die übrigen Orbes aus, während der Umlauf der verschiedenen Energieformen im Gesamtorganismus, wie wir sahen, direkt vom *O. cardialis* und vor allem vom *O. pulmonalis* reguliert wird. Spätestens seit der Ming-Zeit schreibt man indes dem *O. felleus* einen direkten Einfluß zumindest auf

258 Vgl. den Kommentar des Chang Ching-yüeh im *Lei-ching* 3/47.
259 Vgl. oben die SS. 96 ff. 260 *Ling-shu* 2/926.
261 *Ling-shu* 47/1209; *Chung-tsang-ching*, *shang* p. 12. 262 *Ling-shu* 10/1019.
263 *Mo-ching* 2/19; *Chung-i-hsüeh kai-lun* p. 199. 264 *Ling-shu* 43/1192.
265 *Nan-ching* 4/109. 266 *Su-wen* 8/94. 267 *Su-wen* 9/109.

[1] 藏而不泄 [2] 中精之腑 [3] 濁 [4] 銖 [5] 合
[6] 精汁 [7] 中正之官

den Umlauf der Bau- und Wehr-Energie (*ying-wei* [1]) zu: „Der *O. felleus* bewegt die Bau- und Wehrenergie. Kommentar: Obwohl Bau- und Wehrenergie vom *O. pulmonalis* beherrscht (= reguliert) werden, wird ihr Fließen überdies auch vom *O. felleus* reguliert."[268]

b) Der Orbis intestini tenuis (*hsiao-ch'ang* [2]).

I. Der *Orbis intestini tenuis* ist ein *Orbis aulicus*, als solcher primär yang.

III. Er bildet im funktionellen Gespann mit dem *O. cardialis* als *Orbis aulicus* die Außenseite (*piao, species*)[269].

Die dem *Orbis intestini tenuis* zugeordnete Sinarterie ist die *Cardinalis yang maioris manus*[270]; nach klassischem Konsensus gehört zu ihm mediat der *Pulsus pollicaris manus sinistrae* [3][271].

IV. An Traummotiven, die auf eine Störung des *Orbis intestini tenuis* hindeuten, finden sich im *Nei-ching*: „Deversiert ein Flexus im *Orbis intestini tenuis*, so träumt man von dichtbevölkerten Stadtbezirken und Hauptverkehrsstraßen."[272]

Das anatomische Substrat des *O. intestini tenuis*, der Dünndarm (*hsiao-ch'ang*), wird im *Nan-ching* 42[273] folgendermaßen charakterisiert: „Der Dünndarm wiegt zwei *chin* (Pfund) 14 *liang* (Unzen), hat eine Länge von 3 Klaftern (*chang*) und zwei Fuß, eine Breite von $2^1/_2$ Zoll . . . er vermag an fester Nahrung 2 *tou* (Scheffel), 4 *sheng* (Liter), an flüssiger 6 *sheng*, 3 *ho* (Deziliter) aufzunehmen."

V. Der *Orbis intestini tenuis* hat im Gesamtorganismus die Rolle des Organs inne, welches die Nahrungsfülle aufnimmt und verwandelt (*hua*)[274]. Mit anderen Worten, in ihm werden die feinen und die groben, klaren und trüben, festen und flüssigen Bestandteile gesondert und sodann weiterverteilt[275].

c) Der Orbis stomachi (*wei* [4]).

I. Der *Orbis stomachi* ist ein *Orbis aulicus* und damit primär yang.

III. Er bildet im funktionellen Gespann mit dem *Orbis lienalis* als *Orbis aulicus* die Außenseite (*piao, species*)[276].

Die dem *Orbis stomachi* zugeordnete Sinarterie ist die *Cardinalis splendoris yang pedis*[277], der ihm entsprechende Radialispuls mediat der *Pulsus clusalis manus dextrae* [5][278].

[268] *I-hsüeh ju-men* zitiert nach *I-pu ch'üan-lu* Band IV, p. 102.
[269] *Ling-shu* 47/1209 und *Chung-tsang-ching*, *shang* p. 14 f.
[270] *Ling-shu* 10/1004. [271] *Mo-ching* 2/18; *Chung-i-hsüeh kai-lun* p. 199.
[272] *Ling-shu* 43/1192. [273] *Nan-ching* 4/109; vgl. auch *Ling-shu* 31/1155.
[274] *Su-wen* 8/94 und damit gleichsinnig *Ling-shu* 2/926.
[275] Vgl. auch *I-hsüeh ju-men* zitiert nach *I-pu ch'üan-lu* Bd. IV, p. 140.
[276] *Ling-shu* 2/926, 47/1209 *et al.* [277] *Ling-shu* 10/993.
[278] *Mo-ching* 2/21 f.; *Chung-i-hsüeh kai-lun* p. 199; – dem letztgenannten Werk ist zu entnehmen, daß Li Shih-chen dem *O. stomachi* den *Pulsus mersus* zuordnet.

[1] 營衛 [2] 小腸 [3] 左手寸脈 [4] 胃
[5] 右手關浮脈

IV. An Traummotiven, die auf eine Störung des *Orbis stomachi* schließen lassen, finden wir im *Ling-shu* 3/1192: „Deversiert ein Flexus im *Orbis stomachi*, dann träumt man vom Essen und Trinken."

Über das anatomische Substrat des *O. stomachi*, den Magen, erfahren wir aus dem Nan-ching 42[279]: „Der Magen wiegt 2 *chin* (Pfund) 2 *liang* (Unzen), ist von gewunden länglicher Form, zwei Fuß sechs Zoll lang, 1 Fuß 5 Zoll groß (stark) und 5 Zoll im Durchmesser. Er vermag an fester Nahrung aufzunehmen 2 *tou* (Scheffel) und an flüssier 1 *tou*, 5 *sheng* (Liter)."

V. Der *Orbis stomachi* hat im Gesamtorganismus die Rolle des Zwischenspeichers (*ts'ang-lin* [1][280]) inne, von dem aus Nährstoffe der Fünf Geschmacksrichtungen verteilt werden[281] (Spezifische Funktion). Als Komplement des zentralen *O. lienalis* nimmt der *O. stomachi* innerhalb der Zahl der *Orbes aulici* eine ähnlich zentrale, ausgleichende, vermittelnde (durch die Wandlungsphase Erde qualifizierte) Position ein. Er ist das Ausgleichsreservoir (*hai*, *mare*) der allen Orbes (*horreales* wie *aulici*) aus der Nahrung zufließenden Energie[282]. Bricht seine Funktion völlig zusammen, was sich diagnostisch im Ausbleiben des *Pulsus stomachi* äußert, so gilt dies prognostisch als sicheres Todeszeichen[283]. „Ist die energetische Konstellation [und damit die Funktion] des *O. stomachi* einmal zugrunde gerichtet, so läßt sich schwerlich [noch] irgendeine der hundert [= von allen] Arzneien anwenden", heißt es im *I-tsung pi-tu*[284].

d) Der Orbis intestini crassi (*ta-ch'ang* [2]).

I. Der *Orbis intestini crassi* ist ein *Orbis aulicus*, als solcher primär yang.

III. Er bildet im funktionalen Gespann mit dem *O. pulmonalis* als *Orbis aulicus* die Außenseite (*piao*, *species*)[285].

Die dem *Orbis intestini crassi* zugeordnete Sinarterie ist die *Cardinalis splendoris yang manus*[286], der ihm entsprechende Radialispuls nach klassischem Zeugnis der *Pulsus pollicaris superficialis manus dextrae*[287]. – Spätere Autoren, angefangen bei Li Shih-chen, verbinden mit dem rechten Zollpuls (*pulsus pollicaris*) das Innere des Brustkorbs im allgemeinen und beziehen auf den *O. intestini crassi* wahlweise die *Pulsus pedales manus dextrae* (*sive sinistrae*)[288].

IV. Als Traummotiv, welches auf eine Dysfunktion des *O. intestini crassi* hindeutet, nennt das *Ling-shu*: „Deversiert ein Flexus im *O. intenstini crassi*, so träumt man von Feldern und ländlichen Gegenständen."[289]

279 *Nan-ching* 4/109; vgl. auch *Ling-shu* 31/1155.
280 Zu diesem Terminus vgl. oben die Erörterung auf S. 110 f.
281 *Su-wen* 8/94.
282 *Su-wen* 11/128, 29/294; *Ling-shu* 33/1156, 56/1242 f.
283 *Su-wen* 18/181 ff. entsprechend *Lei-ching* 5/111, Text und Kommentar.
284 Zitiert nach *I-pu ch'üan-lu* Bd. IV, p. 176.
285 *Ling-shu* 47/1209; *Chung-tsang-ching*, *shang* p. 19.
286 *Ling-shu* 10/990, 12/1048 *et al.*
287 *Mo-ching* 2/20 f.
288 *Chung-i-hsüeh kai-lun* p. 199.
289 *Ling-shu* 43/1192.

[1] 倉禀 [2] 大腸

Über das anatomische Substrat des *O. intestini crassi*, den Dickdarm (hier ‚Krummdarm' *hui-ch'ang* [1] genannt), entnehmen wir dem *Nan-ching* 42[290]: „Der Krummdarm ist 4 Zoll groß (breit), $1^1/_2$ Zoll im Durchmesser, 2 (*chang*) Klafter, 1 Fuß lang. Er nimmt an fester Nahrung auf 1 *tou* (Scheffel), an flüssiger $7^1/_2$ sheng (Liter)."

V. Der *Orbis intestini crassi* hat im Gesamtorganismus die Rolle des Fortleitungsorgans inne, welches für die Verwandlung der Nahrung und die Zwischenspeicherung zuständig ist[291].

e) Der Orbis vesicalis (*p'ang-kuang* [2]).

I. Der *Orbis vesicalis* ist ein *Orbis aulicus*, als solcher primär yang.

III. Er bildet im funktionellen Gespann mit dem *Orbis renalis* als *Orbis aulicus* die Außenseite[292].

Die dem *Orbis vesicalis* zugeordnete Sinarterie ist die *Cardinalis yang maioris pedis*[293], der ihm entsprechende Radialispuls nach klassischer und majoritärer Lehre ist mediat der *Pulsus pedalis manus sinistrae* [3][294].

IV. Als Traummotiv, das auf eine Dysfunktion des *Orbis vesicalis* hindeutet, nennt das *Ling-shu* 43/1192: „Deversiert ein Flexus im *Orbis vesicalis*, dann unternimmt man im Traum Spaziergänge und Wanderungen."

Über das anatomische Substrat des *Orbis vesicalis*, die Harnblase, entnehmen wir dem *Nan-ching* 42[295]: „Die Harnblase wiegt 2 *liang* (Unzen) 2 *chu* (200 Gran) und mißt 9 Zoll in der Höhe und Breite. Sie nimmt 9 *sheng* (Liter) 9 *ho* (Deziliter) Urin auf."

V. Im Gesamtorganismus spielt der *Orbis vesicalis* eine Rolle vergleichbar einer Bezirkshauptstadt (*chou-tu* [4]), in der die aktiven und struktiven Säfte zusammenströmen und gespeichert werden[296] (Spezifische Funktion). Erst bei einer Verwandlung (*hua* [5], *transformatio*) z. T. auf dem Weg über den *Orbis vesicalis*, treten solche aus.

Die chinesische Medizin postuliert mithin für den *Orbis vesicalis* Funktionen, die sich nach Umfang und Charakter wesentlich von dem unterscheiden, was die westliche Medizin hinsichtlich der Harnblase annimmt. Insbesondere wird ein beträchtlicher Teil der von der westlichen Medizin den Nieren zugeschriebenen Funktionen nach chinesischer Medizintheorie dem *Orbis vesicalis* einverleibt.

290 *Nan-ching* 4/107; Vgl. auch das *Ling-shu* 31/1155.

291 *Su-wen* 8/94; *Ling-shu* 2/926; *Lei-ching* 3/47; hiermit ist zu vergleichen der Text des *Chung-tsang-ching*, hier zitiert nach dem *I-pu ch'üan-lu* Bd. IV, p. 242.

292 *Ling-shu* 2/926; *Chung-tsang-ching*, *chung* p. 22. – Im *Ling-shu* 47/1209 bilden der *Orbis vesicalis* gemeinsam mit dem *Orbis tricalorii* die Außenseite des *Orbis renalis*, dessen Funktionen, wie wir dort sahen, mitunter zwischen *O. renalis* und der *Porta fortunae* geteilt werden.

293 *Ling-shu* 10/1006.

294 *Mo-ching* 2/20 (22 f.); *Chung-i-hsüeh kai-lun* p. 199.

295 *Nan-ching* 4/110.

296 *Su-wen* 8.

[1] 迴腸 [2] 膀胱 [3] 左手尺脈 [4] 州都 [5] 化

(Folgerichtig zeigt die *Cardinalis vesicalis*, die Leitbahn mit den meisten Reizpunkten, ein ungleich breiteres Spektrum pathologischer Beziehungen als durch die bloße Sekundärfunktion, welche die westliche Medizin der Harnblase zuweist, auch nur annähernd gerechtfertigt wäre.)

Das Funktionsschema des *Orbis vesicalis* zeigt ein blasenartiges Gebilde mit einem einzigen Orificium[297], allenfalls mit zwei Orificien, von welchen das obere an den unteren Ausgang des *O. Intestini tenuis* anschließt[298] [Tafel XVIII].

f) Der Orbis tricalorii (*san-chiao* [1]).

I. Der *Orbis tricalorii* ist ein *Orbis aulicus* und damit primär yang.

III. Er bildet im funktionellen Gespann mit dem *Orbis pericardialis* als *Orbis aulicus* die Außenseite (*piao, species*). (Diese Verbindung ist in der Sinarteriologie schon im *Ling-shu* implizit[299] und hat sich als systemkonforme Norm allgemein durchgesetzt. An anderer Stelle des gleichen Werks hingegen[300] wird der *O. tricalorii* zusammen mit dem *O. vesicalis* als Außenseite zum *Orbis renalis* bezeichnet, eine Lehre, die sich nicht behauptet hat.)

Die dem *Orbis tricalorii* zugeordnete Sinarterie ist die *Cardinalis yang minoris manus*[301], der ihm entsprechende Radialispuls – nach überwiegendem Zeugnis der Autoren – ist mediat der *Pulsus pedalis manus dextrae*[302].

IV. Die Frage nach dem anatomischen Substrat des *Orbis tricalorii*, nach dem Tricalorium („Dreifacher Wärmebereich") hat nicht erst den europäischen Autoren Rätsel aufgegeben. Historisch lassen sich drei Phasen in der Entwicklung dieses Begriffs (wie im Grunde aller orbisikonographischen Postulate) – und damit auch der logische Zusammenhang zwischen scheinbar widersprüchlichen Behauptungen erkennen. – In einer ersten Phase, die sich vom Ausgang der proto-wissenschaftlichen Spekulationen gegen Ende der Chou-Zeit bis zur Redaktion der ältesten Schichten des *Su-wen* (Chan-Kuo-, Anfang Han-Zeit) erstreckt, war man bemüht, aus den bislang angesammelten empirischen Daten eine systematische Medizintheorie zu begründen. Als Folge des Primats des induktivsynthetischen Erkenntnismodus ergaben sich dabei hinsichtlich der physiologischen Funktionen erstaunlich treffsichere und präzise Hypothesen, denen jedoch nur vage Vorstellungen und Spekulationen vom Substrat gegenüberstanden. Damals schrieb man einem *san-chiao* [2] („Tricalorium") genannten Organ (*kuan* [3]) eine kleine Gruppe von Funktionen zu, ohne sich über die genaue physiologische Ausdehnung desselben den Kopf zu zerbrechen. – In einer zweiten Phase, die man zeitlich in die ersten drei Jahrhunderte unserer Zeitrechnung legen kann, und aus der wohl größere Teile des *Ling-shu* und vielleicht auch das *Nan-ching* rühren, zeigt sich vorübergehend das Bestreben, die überkommenen Lehren nach allen Seiten – also auch in analytischer Rich-

297 Vgl. die Abb. im *Lei-ching t'u-i* 3/80 und im *J-tsung chin-chien* 82/154
298 Abb. & Text im *Ling-shu* 10/1008
299 *Ling-shu* 10/1014 ff., 12/1048.
300 *Ling-shu* 47/1209.
301 *Ling-shu* 10/1017.
302 (*Mo-ching* 2/23); *Chung-i-hsüeh kai-lun* p. 199.

[1] 三焦 [2] 三焦 [3] 官

tung – zu überprüfen und zu vervollkommnen. Es ist in der Philosophie die Zeit Wang Ch'ung-s, in der Medizin die der großen Systematiker Chang Chung-ching und Wang Shu-ho und des (für China) ungewöhnlichen Chirurgen Hua T'uo, dessen anatomisches Wissen weit über dem gestanden zu haben scheint, was damals und später in der Literatur kodifiziert wurde. Damals, in dieser weiten Phase, versuchte man, aus rudimentärem anatomischen Wissen heraus auch für das Tricalorium, oder genauer für jeden der in diesem Zusammenhang als selbständige Einheiten betrachteten (drei) Wärmebereiche (*chiao* [1]) ein körperliches Substrat zu definieren.

Das Ergebnis dieser Bemühungen, das man seit der T'ang-Zeit beiseite schob, und das erst recht wir heute als medizinhistorische Kuriosität betrachten dürfen, hat im *Ling-shu*[303] und *Nan-ching*[304] seinen klassischen Niederschlag gefunden. Als Beispiele seien hier die drei interessantesten Passus des *Ling-shu* zitiert:

„Das *Calorium superius* (*shang-chiao* [2]) [‚Der Obere Wärmebereich'] geht vom oberen Magenmund (*wei shang-k'ou* [3]) aus, steigt gemeinsam mit der „Kehle" (*yen* [4]) nach oben, tritt durch das Zwerchfell (*ko* [5]) und breitet sich im Brustkorb aus."

„Das *Calorium medium* (*chung-chiao* [6]) [‚Der Mittlere Wärmebereich'] geht gleichfalls aus dem Magen hervor, und zwar hinter dem *Calorium superius*."

„Das *Calorium inferius* (*hsia-chiao* [7]) [‚Der Untere Wärmebereich'] zweigt vom Krumm-(= Dick-)darm ab und ergießt [seine Energie] in die Blase."[305]

Die dritte Entwicklungsphase des medizinischen Systems und der Terminologie, die bis an die Schwelle des 20. Jahrhunderts dauerte, ist dadurch gekennzeichnet, daß man, nunmehr zu allenthalben recht nuancierten und empirisch positiv weitgehend gesicherten Formulierungen der funktionellen Regeln gelangt, wiederum das karge analytische Beiwerk der zweiten Phase als unerheblich und entbehrlich zurückweist. Anklänge dieser Einstellung finden sich bereits im heutigen *textus receptus* des *Nan-ching* 38[306] und haben ihren selbstverständlichen Ausdruck in *Ch'ien-chin yao-fang* des Sun Szu-mo: „Das Tricalorium hat einen Namen, jedoch keine körperliche Gestalt (*yu ming, wu hsing* [8])."[307]

V. Der *Orbis tricalorii* hat im Gesamtorganismus die Rolle der verbindenden Wasserstraßen inne (*chüeh-tu chih kuan* [9])[308] (Spezifische Funktion). Mit ande-

303 *Ling-shu* 18/1081 ff.   304 *Nan* 31: *Nan-ching* 3/91 ff.

305 Zur diagrammatischen Darstellung vgl. das *Lei-ching T'u-i* 3/81.

306 *Nan-ching* 3/102; *Chung-tsang-ching*, *chung* p. 23. – Es ist eine Frage, der nachzugehen interessant wäre, ob dieser und ähnliche kritische Passus später interpoliert wurden, eine Annahme, die mehr für als gegen sich hat.

307 Zitiert nach *I-pu ch'üan-lu* Bd. IV, 300.

308 *Su-wen* 8/94. – *chüeh* [10] ‚durchbrechen', d. h. ‚die Grenzen der übrigen Orbes durchbrechend, diese so in Verbindung setzender Wassergraben (*tu* [11])', eine Deutung, die auch Chang Ching-yüeh (K. zum *Lei-ching* 3/45) bekräftigt.

[1] 焦 [2] 上焦 [3] 胃上口 [4] 咽 [5] 膈
[6] 中焦 [7] 下焦 [8 有名無形 [9] 决瀆之官
[10] 决 [11] 瀆

ren Worten, der *Orbis tricalorii* ist die Grundlage und eine der regulierenden Instanzen[309] des gesamten Säfteumlaufs. „Er ist die zentrale Führung (*tsung-ling* [1]) für die Energien (*ch'i* [2]) aller Orbes, für die als Bau und Wehrenergie wirksame, für die in und außerhalb der Sinarterien, links und rechts, oben und unten wirkenden. Ist [die Energie im] *O. tricalorii* durchgängig (*t'ung* [3]), dann stehen Inneres und Äußeres, Linkes und Rechtes, Oberes und Unteres insgesamt in Verbindung (*t'ung* [4]). Unter den [Funktionen], welche die ganze Persönlichkeit erfassen (*chou-shen* [5]) und den [ganzen] Körper durchdringen (*kuan* [6]), die das Innere harmonisieren und das Äußere einstimmen, die die Linke zur Entfaltung bringen, die Rechte erhalten, die nach oben leiten und nach unten übermitteln, ist keine größer [= wichtiger] als diese."[310]

Der *Orbis tricalorii* ist der Ursprung der Bauenergie (*ying* [7], *ch'i constructivum*), die sich in den Leitbahnen bewegt und die Entfaltung aller Orbes ermöglicht[311], und zugleich der Wehrenergie (*wei* [8], *ch'i defensivum*), die außerhalb der Leitbahnen die Körperoberfläche durchsetzt und exogene Heteropathien abwehrt[312].

Das soeben umrissene Funktionsbild des *Orbis tricalorii* hat moderne Mediziner zur Hypothese veranlaßt, das Tricalorium mit dem endokrinen Drüsensystem zu identifizieren. Obzwar, wie man sieht, in der Tat vieles für eine solche Gleichsetzung spricht, gilt doch auch hier die eingangs ausgesprochene Einschränkung, daß niemals eine völlige Kongruenz zwischen dem chinesischen Orbis und den zu einem von der europäischen Medizin beschriebenen anatomischen Substrat postulierten Funktionen unterstellt werden darf. Dagegen spricht auch hier z. B. der Umstand, daß im Symptomenbild der zum *O. tricalorii* gehörenden *Cardinalis yang minoris manus* neuralgische bzw. neuralgiforme Affektionen des Kopfs und der Brustregion sehr häufig sind[313], die nicht ohne weiteres auf eine Dysfunktion der inneren Sekretion zurückgeführt werden können. – Im *Ling-shu* 2/926 und ähnlich im *Chung-ts'ang-ching, chung* p. 23 wird der *O. tricalorii* als „verwaister" Orbis bezeichnet. Zur Ming-Zeit, also sehr viel später, erklärt Chang Ching-yüeh diese Aussage dahingehend, daß der *O. tricalorii* (das Tricalorium) hinsichtlich

309 Vgl. die Besprechung der *Oo. cardialis, pericardialis et felleus* oben.

310 *Chung-tsang-ching, chung* p. 23; ähnlich *Lei-ching T'u-i* 3/81. – Übrigens ist die schon vor dem übersetzten Zitat anzutreffende Formulierung „Das Tricalorium hat den Beinamen ‚*Orbis aulicus* der Mittleren Klarheit' (*chung-ch'ing chih fu*)" mit Sicherheit eine Korruptele für *chung-tu chih fu* („des zentralen Wasserwegs", *incilis medii*), verursacht durch die Interferenz der an der gleichen Stelle gegebenen Umschreibung des *Orbis felleus* (Vgl. oben die S. 127.).

311 Eine Energieform, die nach *Ling-shu* 18/1080 und 1082 aus dem Mittleren Wärmebereich, nach dem *Chung-tsang-ching, chung* p. 23 hingegen aus dem Oberen Wärmebereich hervorgeht.

312 *Ling-shu* 18/1080, 1083; *Chung-tsang-ching, chung* p. 23. Diese Energieform hat ihren Ursprung im Unteren Wärmebereich.

313 *Chen-chiu chiang-i*, pp. 136–144.

[1] 總領 [2] 氣 [3] 通 [4] 通 [5] 周身 [6] 貫
[7] 營 [8] 衛

seiner Ausdehnung im Körper ohnegleichen, ohne vergleichbares Gegenstück unter den anderen Orbes sei[314]. Tatsächlich deutet der Kontext darauf hin, daß dieser Satz einer Schicht des Textes angehört, in der die funktionelle Partnerschaft von *Orbis tricalorii* und *Orbis pericardialis* noch nicht fixiert war, der *Orbis tricalorii* mithin als Adnex des *O. vesicalis* dem *O. renalis* gegenüberstand.

6. *Die Para-Orbes* (*ch'i-heng chih fu* [1]).

Im *Su-wen* 11/126 werden in einem bereits[315] wiederholt zitierten Passus sechs sogenannte Para-Orbes aufgezählt, die mit den bisher beschriebenen Orbes wenig mehr als die Allgemeinbezeichnung gemeinsam haben. Mit Ausnahme des *O. felleus* (der aber zugleich als *O. aulicus* fungiert) weisen sie keine irgendwie konturierte Ikonographie auf. Besprechen wir hier kurz nur jene Para-Orbes, die nicht in anderem Zusammenhang in dieser Arbeit behandelt werden.

a) Die Para-Orbes cerebri et medullae (*nao, sui* [2]).

In der Abhandlung über die Ausgleichsreservoire[316] wird der *Para-Orbis cerebri* als *mare medullae* (*sui-hai* [3]) bezeichnet. Ist die Energie im *Para-Orbis cerebri* redundant, im Text heißt es ‚abundant' (*yu-yü* [4]), dann „bewegt man sich behend und entfaltet große Kraft, so daß man sich übernimmt"; ist die Energie im *Para-Orbis cerebri* defizient, dann „dreht sich die Welt vor den Augen, die Ohren klingen, die Muskeln schrumpfen, man hat Schwindelanfälle und Ohnmachtsanfälle und ruht benommen und träge"[317]. Und aus einem anderen Passus des *Ling-shu*[318] geht hervor, daß Knochen und Rückenmark qualitativ nicht unterschieden werden: „Verbinden sich die struktiven Säfte (*ching-yeh* [5] = „Auszüge") der Nahrung, so bilden sie ein Schmalz (*kao* [6]), das in die Höhlungen der Knochen gespült wird und Hirn und Mark [energetisch] auffüllt (*pu* [7])." Diese sich ergänzenden, im Grunde aber kargen Aussagen lassen erkennen, daß den *Para-Orbes cerebri et medullae* wenig mehr als eine akzessorische Funktion zum *O. renalis* zugeschrieben wird, von dem wir oben erfuhren, daß Hirn und Mark seine *perfectio*, seine funktionelle Darstellung bildeten. In Hirn und Mark wird das angeborene Lebenspotential (*ch'i nativum*)[319], das sich in den Gefühlsregungen (*chih* [8], *emotiones*) allgemein und in der „Gefühlsregung" schlechthin, dem gerichteten Willen (*chih* [9]), äußert und verausgabt wird, gespeichert und bewahrt, eine Funktion, die, wie wir sahen, ebenso ausdrücklich dem *O. renalis* zugeschrieben wird.

314 Kommentar zum *Lei-ching* 3/47.
315 Oben SS. 92 und 126. 316 *Ling-shu* 33: *Hai-lun*.
317 *Ling-shu* p. 1158. 318 *Ling-shu* 36/1166.
319 S. oben sowie unten die Eintragung ‚*ch'i nativum*' (S. 142).

[1] 奇恆之腑 [2] 腦, 髓 [3] 髓海 [4] 有餘 [5] 精液
[6] 膏 [7] 補 [8] 志 [9] 志

Diese Verkettung gibt auch einen Hinweis darauf – wenn es dessen überhaupt noch bedarf –, weshalb all den Funktionen, welche die europäische Physiologie und Neurologie dem Gehirn und Rückenmark zuschreiben, in der chinesischen Orbisikonographie bei den *Para-Orbes cerebri et medullae* nur ein ganz schmales Inventarium gegenübersteht: Zu einer Zeit, als neurologisches und histologisches „Wissen" nichts als Spekulation hätte sein können, wurden sie ausnahmslos der Ikonographie jener Orbes (also vor allem den *Oo. cardialis*, *lienalis*, *felleus et renalis*) einverleibt, zu deren qualitativem Erscheinungsbild sie eine Affinität zeigten. Damit waren, wie man zugeben muß, auf lange Zeit auch die logisch-systematischen Erfordernisse einer rationalen Wissenschaft besser erfüllt als durch eine – mangels der erforderlichen Instrumente – durch nichts zu beweisende Hypothese.

b) Der Para-Orbis uteri (*nü-tzu-pao* [1]).

Dem *Para-Orbis uteri* wird (nicht anders als *mutatis mutandis* von der westlichen Medizin dem Uterus) maßgebende Bedeutung für die weibliche Regel und die Schwangerschaft zugeschrieben. In ihm entspringen (*ch'i* [2]) – obwohl sie ihm nicht „zugehören" und nicht mit ihm „verbunden sind" (*shu* [3]) – die *Cardinales impares respondens et impedimentalis*[320], aus deren Verhalten diagnostische Aussagen und therapeutische Maßnahmen bei Störungen der Regel und bei Schwangerschaften möglich sind. Überdies wird im *Su-wen* 33/321 eine *sinarteria uteri* (*pao-mo* [4]) erwähnt, so interpretieren auch alle Kommentatoren – ohne sich über die Isoliertheit und systematische Beziehungslosigkeit des Postulats weitere Gedanken zu machen[321]. Diese *sinarteria uteri* gehört (*shu* [5]) zum *O. cardialis* und knüpft an den (Para Orbis) *uteri*. Dadurch ist eine engere Abhängigkeit der Uterusfunktion von der Funktionslage des *O. cardialis* begründet. Mittelbar bestehen funktionelle Beziehungen auch zu anderen Orbes, insbesondere zum *O. lienalis* und zum *O. hepaticus*[322]

7. *Vergleichender Überblick über die Hauptfunktionen der Orbes.*

Während wir die mannigfaltigen Aspekte und Funktionen der einzelnen Orbes im Detail betrachten, droht der Eindruck von ihrem sinnvollen Zusammenwirken innerhalb des organischen Gesamtsystems der Orbisikonographie sich zu verwischen. Deshalb erscheint es nützlich, abschließend die wichtigsten Funktionen aller Orbes in einem tabellarischen Überblick zusammenzufassen.

[320] Vgl. unten auf S. 199 ff.

[321] – Denn der Terminus *pao* [6] wird auch als Synonym von ‚*Orbis vesicalis*' (*p'ang-kuang*) gebraucht – vgl. *Su-wen* 43/393.

[322] *Su-wen* 7/84 und gleichsinnig 40/366; ferner *Su-wen* 27/271 und *Ling-shu* 57/1247.

[1] 女子胞 [2] 起 [3] 屬 [4] 胞脈 [5] 屬
[6] 胞

	Orbis (s. Para-Orbis)	spezifische Funktion	fundamentale (dominante) Funktion	Speicherfunktion
ORBES HORREALES speichern Struktivpotential	hepaticus	„Heerführer": Sitz der individualchar. konst. Kraft: *hun*; Planung, Überlegung	‚*nervus*'; physische Kraftentfaltung	*hsüeh*, das seinerseits Grundlage des *hun* ist.
	cardialis	„Fürst"; Sitz der konst. Kraft *(shen)*, bedingt Gepräge und Zusammenhalt der Persönlichkeit	*mo* – Sinarterien und Pulse	*shen*
	pericardialis	„Gesandter"; Ursprung von Lust und Freude	Ausgleichsreservoir der individualspezifischen Energie	*(ch'i)*
	lienalis	„Zwischenspeicher"; Speicherung und Zuteilung; Kritik und Überlegung	Wurzel der erworbenen Konstitution	*ying* (Bauenergie)
	pulmonalis	„Minister"; rhythmische Ordnung	Wurzel des ch'i	*p'o* = individualcharakteristische struktiv konstellierende Kräfte
	renalis	„Potenzierung der Kraft"; Latenzphasen	Wurzel der angeborenen Konstitution	*chih* („Wille") Säfte, Mark Speicherung von Struktivpotential, *ch'i nativum mare medullae*
ORBES AULICI – bewegen und assimilieren „Nahrung" im weiten Sinne	intestini tenuis tricalorii	Verwandler der Nahrungsfülle; Scheidung und Weiterverteilung der Nahrungsfülle „Verbindende Wasserstraßen"; zentrale Führung für die Bewegung der Energie aller Orbes; Grundlage und regulierende Instanz für die Regulierung des gesamten Säfteumlaufs		
	stomachi	„Zwischenspeicher"; Ausgleichsreservoir aller Orbes für die aus der Nahrung zufließende Energie		

PARA-ORBES speichern diverse Formen der Energie	intestini crassi	„Fortleitungsorgan"; Verwandlung und Zwischenspeicherung; Ableitung der Schlacken	
	vesicalis	„Bezirkshauptstadt"; Zwischenspeicherung und Verteilung der aktiven und struktiven Säfte	
	felleus	„Orientierungsorgan"; Entschlußfähigkeit; Bewegung der physiologischen Energie (Bau- und Wehrenergie)	
	cerebri	Ergänzung der Funktion des *Orbis renalis* Erhaltung der Beweglichkeit der Gelenke	
	medullae	„Ernährung" des *cerebrum*	
	ossum	„Stamm", Gerüst des Körpers	*Aula medullae*
	sinarteriarum	Beweger der aktiven und struktiven physologischen Energie (*ch'i* und *hsüeh*)	*Aula hsüeh*
	uteri	Gravidität	

8. *Formen der Energie* (*Energetik*).

Eine Betrachtung der Funktionskreise (Orbes) des Mikrokosmos ist wenig sinnvoll, wenn man nicht auch eine klare Vorstellung von den Formen (und Bezeichnungen) der in diesen Funktionskreisen strömenden Energie besitzt. Darum ist von alters her[323] in der chinesischen Medizinliteratur die Behandlung der Energetik mit der Orbisikonographie eng verknüpft. Auch wir berücksichtigen also Herkommen und didaktische Notwendigkeit, wenn wir die Energetik in diesem Kapitel abhandeln. Und zwar werden wir uns hier ganz auf einen synthetischen Gesamtüberblick konzentrieren, nachdem wir die philologischen und logischen Einzelprobleme sowohl aus der Perspektive der taoistischen technischen wie spekulativen Literatur als auch im Zusammenhang der klassischen Medizinliteratur in drei Einzeluntersuchungen dargestellt haben[324].

Die chinesische Medizin unterscheidet gut ein Dutzend Grundformen der Energie und wohl mehr als zwei Dutzend weitere, mitunter *ad hoc* definierte Nebenformen. Zwischen dieser – auf den ersten Blick verwirrenden – Vielfalt der Begriffe und dem einfachen, klaren und zugleich universellen Energiebegriff der modernen Physik eine Parallele zu ziehen, ist indes abwegig; abwegig allerdings nicht wegen der epistemologisch irrelevanten Kluft zweier Jahrtausende, welche die Entstehung jener Begriffe von der Prägung der modernen Vorstellung trennt, sondern nahezu ausschließlich und allein deshalb, weil der universelle Energiebegriff der Physik ein *theoretisch spekulativer* Oberbegriff ist, die Energiebeziehungen der chinesischen Medizin hingegen fast ausschließlich Detailbegriffe sind, dazu geschaffen und adäquat, in bestimmtem empirischem Zusammenhang in immer der gleichen Beschaffenheit (Qualität) wiederkehrende energetische Phänomene zu benennen und gegeneinander abzugrenzen. Eine zulässige – und epistemologisch sehr aufschlußreiche Parallele ist hingegen die zwischen der hier zu erörternden vielfältigen energetischen Terminologie und der nicht minder differenzierten Terminologie der Elektro*technik* und *technischen* Elektronik: Ausdrücke wie Gleichstrom, Wechselstrom, Starkstrom, Schwachstrom, Hochspannung, Niederspannung, Anodenstrom, Kollektorstrom, Gitterspannung, Hochfrequenz, Niederfrequenz . . . beziehen sich durchwegs auf ein und dasselbe Grundphänomen: „(elektrische) Energie", das jedoch in jedem der aufgezählten Begriffe nur unter einer *implizit bleibenden*, quantitativ und qualitativ eng umschriebenen empirischen Erscheinungsform (= technischer Aspekt) erfaßt wird. Im Prinzip ebenso verhält es sich mit der differenzierten energetischen Terminologie der angewandten chinesischen Medizin.

323 *Nei-ching Su-Wen* Kap. 1, 5, 9, 13, 23, 43, 62, 77 . . .; *Ling-shu* Kap. 8, 10, 16, 18, 30, 32, 54, 56, 71, 75, 80. *Lei-ching*, die Kap. 3 und 4; *Tung-i pao-chien* Kap. 1; *Chung-i-hsüeh kai-lun* pp. 73–81.

324 *Untersuchungen einiger* . . . (ZdMG) 1961 *Wissenschaftliches Denken* . . ., *Das System der energetischen Beziehungen* (ANTAIOS) März 1961, *Die energetische Terminologie in den chinesischen Medizinklassikern* (SINOLOGICA) 1965. – Einzelheiten in der Bibliographie.

a) *ch'i* [1].

– *Mutatis mutandis* – was hier vor allem heißen soll, daß im Rahmen des chinesischen Denkens kein noch so allgemeiner Begriff jenen Grad der Abstraktion (also der Lösung von empirischen Daten) erreicht, den unsere modernen Allgemeinbegriffe aufweisen – *mutatis mutandis* kann der chinesische Terminus *ch'i* als allgemeiner Oberbegriff und annähernde Entsprechung unseres Ausdrucks ‚Energie' verstanden werden[325]. Wenn chinesische Fachautoren sich hinsichtlich der Wertung einer energetischen Wirkung (noch) nicht festlegen wollen oder können, fließt ihnen stets das Wort *ch'i* in den Pinsel. Allerdings – und eben darin liegt ein wesentlicher Unterschied zu unserem Energiebegriff – *ch'i* impliziert in absolut jedem Kontext und unter allen Umständen eine qualitative Prägung der Energie, anders gesagt, *ch'i* = Energie *determinierter* und definierbarer Beschaffenheit. Wir hatten deshalb früher als Standarddefinition des *tt ch'i* ‚konstellierte' (mithin qualitativ gerichtete, in eine Struktur gefaßte) Energie' bzw. ‚energetische Konstellation' vorgeschlagen und arbeiten mit diesen Definitionen auch hier und weiterhin. Ferner gebrauchen wir in begrenztem Umfang (nämlich in der Phasenenergetik) das normative Äquivalent *configuratio*, in dem gleichfalls die soeben umschriebene Vorstellung zum Ausdruck kommt.

Die spezifische Qualität eines bestimmten *ch'i* kann implizit bleiben – und ist dann in aller Regel nur dem technischen Kontext, in welchem das Wort gerade steht, zu entnehmen – oder sie kann, nicht minder häufig, durch ein qualifizierendes Epitheton ausdrücklich angegeben werden.

Unter den energetischen Termini ist *ch'i* der einzige, der ohne weiteres und mit verbindlicher technischer Bedeutung mit solchen Qualifikativen kombiniert werden kann.

Wir betrachten zunächst die in *medizinischem* Kontext wichtigsten dieser Epitheta des Terminus *ch'i* und erzielen damit zweierlei 1. erhalten wir eine Vorstellung vom weiten Fächer der energetischen Unterscheidungen, 2. lernen wir die genaue technische Bedeutung, den Anwendungsbereich und das normative Äquivalent von Ausdrücken kennen, welche bei der ersten Begegnung nur unvollkomen oder überhaupt nicht treffend zu interpretieren sind. (Selbstverständlich ließe sich die folgende Liste noch um einiges erweitern; mit Absicht haben wir jedoch Qualifikative weggelassen, deren Bedeutung sich jedem Sinologen leicht erschließt[326].)

1. *Ch'i alienatum* (*tsa-ch'i* [2])[327] – Innere Medizin, Pathologie – Ein von außen kommender, gegen die Regeln der makrokosmischen (seltener: sozialen) Abläufe verstoßender, ihnen „entfremdeter" pathogener Faktor, der wegen

[325] Vgl. *Die energetische Terminologie* . . . S. 185 und S. 195.

[326] Z. B. *ping-ch'i* [3], aber auch *mu-ch'i* [4] usw.

[327] In der Alltagssprache bedeutet *tsa* ‚vermischt', ‚uneinheitlich'; indes rechtfertigt die technische Deutung die Wahl des Äquivalents.

[1] 氣 [2] 雜氣 [3] 病氣 [4] 木氣

seines irregulären Ursprungs auch im Mikrokosmos nicht den üblichen Bahnen[328] für das Eindringen (orthopathischer und) heteropathischer Reize folgt. Die Diagnose der daraus resultierenden Krankheit bereitet darum Schwierigkeiten (Antonym: *ch'i orthopathicum*; bedingtes Synonym: *ch'i heteropathicum*).

2. *Ch'i alienum* (*i-ch'i* [1]). – Innere Medizin, Pathologie, Alltagssprache – Dieser Terminus ist weniger präzis und scharf umschrieben als der vorhergehende und bezeichnet einen in der Regel exogenen, pathogenen Einfluß.

3. *Ch'i articulatum* [*configuratio articulata*] (*chieh-ch'i* [2]) – Phasenenergetik, Astronomie, Kalender – Die mit einem der 24 kalendarischen Jahresabschnitte (Halbmonate: *articulationes anni*) verbundene makrokosmische Gesamtsituation. Mitunter wird *chieh-ch'i*, *ch'i articulatum* auch für die Bezeichnung des Abschnitts selbst (also an Stelle von *chieh*) gebraucht[329].

4. *Ch'i ascitum*[330] (*hou-t'ien chih ch'i* [3]) – Alle medizinischen Disziplinen – Als Folge eines Bedeutungswandels[331] seit der Yüan-Zeit als metaphorische Bezeichnung der „*erworbenen*" Konstitution' bzw. der ‚momentanen Körperverfassung' gebräuchlich (Antonym: *ch'i nativum*).

5. *Ch'i cardinale* (*ching-ch'i* [4]) – Sinarteriologie, Akupunktur und verwandte Disziplinen – *1.* Enge Bedeutung: Das in den Leitbahnen (Sinarterien) fließende *ch'i*. *2.* Weite Bedeutung: alle in einen physiologischen Zyklus einbezogene („umlaufende" *ching*) Energie[332].

6. *Ching-ch'i* [5][333] – Alle medizinischen Disziplinen und die Alltagssprache – Das Binomen kann je nach Kontext eine von drei Bedeutungen haben: *1.* Es ist Synonym von *ching*, mit dem wir uns noch unten beschäftigen werden und bedeutet ‚freies Struktivpotential'. *2.* Konzentrierte, unspezifizierbar konstellierte Energie; *3.* Es ist ein Antonymkompositum, dem beide Komponenten ihre prägnante Eigenbedeutung bewahren: ‚disponible, struktive Energie' und ‚qualitativ determinierte aktive Energie', kurz ‚struktive und aktive Energie'.

7. *Ch'i caeleste* (*t'ien-ch'i* [6]) – Alle medizinischen Disziplinen – Dieser Ausdruck bedeutet *1.* Die makrokosmischen Einflüsse; die Wirkungen, die energetische Situation im Makrokosmos (in dieser Bedeutung mitunter als Synonym von *ch'i magnum* (*q. v.*) gebraucht). *2.* Metonymisch, nachdem *t'ien* („Himmel") für den aktiven, dynamisierenden Pol des Kosmos steht: aktiver, dynamisierender Einfluß, aktive Polung.

8. *Ch'i constructivum* (*ying-ch'i* [7]) – Sinarteriologie und verwandte Disziplinen – Binominales Synonym von *ying*, ‚Bauenergie' *q. v.* unten SS. 146 f.

9. *Ch'i contravehens* (*ni-ch'i* [8]) – Innere Medizin, Sinarteriologie und Pathologie – Ein der normalen Umlauf- oder Ausbreitungsrichtung der physiologi-

[328] Vgl. unten die SS. 154 f. des Kapitels Sinarteriologie.
[329] Vgl. oben die SS. 61 f. [330] Lat. *ascisco*, ‚annehmen', ‚übernehmen'.
[331] Vgl. *I-sheng* p. 2. [332] Vgl. *Chen-chiu chiang-i* p. 41.
[333] Vgl. *Die energetische Terminologie* . . . S. 201 f.

[1] 異氣 [2] 節氣 [3] 後天之氣 [4] 經氣 [5] 精氣
[6] 天氣 [7] 營氣 [8] 逆氣

schen Energie entgegenlaufender oder entgegenwirkender Energiebetrag; pathologisch (Antonyme: *ch'i secundovehens* [sehr selten]; *ch'i orthopathicum*, *ch'i merum*).

10. *Ch'i defensivum* (*wei-ch'i* [1]) – Sinarteriologie und verwandte Disziplinen – Binominales Synonym von *wei* ,Wehrenergie', *q. v.* unten SS. 146 f.

11. *Ch'i deversans* (*k'o-ch'i* [2]) – *1.* Pathologie, Innere Medizin – Ein in einen bestimmten Orbis eingedrungener, in diesem deversierender [„als (ungebetener) Gast weilender"] fremder oder überschüssiger Energiebetrag. – *2.* Phasenenergetik – Die an den Wechsel des Erdenzweigs geknüpfte, wandelbare Komponente der meteorologischen, immunologischen . . . Situation, auch ,*configuratio deversans*' genannt.

12. *Ch'i dominans* (*chu-ch'i* [3]) [*configuratio dominans*] – Phasenenergetik – Die für einen bestimmten Jahresabschnitt (,Schritt', *gradus*) unwandelbar geltende Komponente der meteorologisch-immunologischen Situation.

13. *Ch'i flectens* (*chüeh-ch'i* [4]) – Innere Medizin, Pathologie – (Binominales Synonym des Terminus *chüeh*, mithin) die Umkehrung der normalen Strömungs- oder Ausbreitungsrichtung der physiologischen Energie *und* die sich daraus ergebenden sekundären Konsequenzen (Kraftlosigkeit, Gefühllosigkeit, Erkalten, Paraesthesien in Extremitäten und Organen) – Der Bedeutungsumfang dieses *tt* geht also über den sonst synonymen des *ch'i contravehens* beträchtlich hinaus.

14. *Ch'i frumentarium* (*ku-ch'i* [5]) – Orbisikonographie, Sinarteriologie und verwandte Disziplinen – *1.* [selten] die in der Nahrung gegebene, verfügbare Energie; *2.* der aus der Nahrung assimilierte Teil der physiologischen Energie.

15. *Ch'i genuinum* (*tsung-ch'i* [6])[334] – Orbisikonographie, Sinarteriologie und verwandte Disziplinen – *1.* Die aus der Synthese von *ch'i magnum* und *ch'i frumentarium* resultierenden rhythmischen physiologischen Bewegungen des Organismus, die zuvorderst im Atemrhythmus in Erscheinung treten. *2.* Die angeborene Anlage, das Vermögen zu dieser rhythmischen Bewegung [Das *ch'i genuinum* wird im *mare qi* (*ch'i-hai* [7])[335] gesammelt, das dem Brustraum bzw. Oberen Wärmebereich (*Calorium superius*) entspricht. Aus diesem fließt es sowohl über die Atemwege (*hsi-tao* [8]) als auch über die Leitbahnen, zunächst die des *O. cardialis* ab[336]].

16. *Ch'i heteropathicum* (*hsieh-ch'i* [9]) – Alle medizinischen Disziplinen – Dies ist die allgemeinste und zugleich häufigste technische Bezeichnung (mitunter auch ohne ,*ch'i*' gebraucht) für einen exogenen oder endogenen pathogenen Faktor.

[334] *tsung* [10], lat. *genus*, ,Geschlecht', ,Geburt'.
[335] *Ling-shu* 56/1243, 71/1310. [336] *Ling-shu* 75/1345 f.

[1] 衛氣 [2] 客氣 [3] 主氣 [4] 厥氣 [5] 穀氣
[6] 宗氣 [7] 氣海 [8] 息道 [9] 邪氣 [10] 宗

17. *Hsüeh-ch'i* [1] – Orbisikonographie, Sinarteriologie und verwandte Disziplinen – Ein Antonymkompositum[337], zumeist als ‚die aktiven und struktiven physiologischen Energien' zu verstehen.

18. *Ch'i humanum* (*jen-ch'i* [2]) – Orbisikonographie, Phasenenergetik – Die aus der Synthese von *ch'i caeleste* und *ch'i terrestre* resultierende physiologische Energie des Mikrokosmos.

19. *Ch'i magnum* (*ta-ch'i* [3]) – Orbisikonographie – *1.* Jene qualifikativen Anteile der kosmischen Energie, an der ein Wesen durch die Atmung partizipiert. *2.* Die durch die Atmung aufgenommene kosmische Energie.

Aus der, wie wir sahen, sehr großen Zahl expliziter (und auch impliziter) qualitativer Abwandlungen und Aspekte des chinesischen *ch'i*-Begriffs ist dies der einzige, für den als Äquivalent der europäische Ausdruck ‚Pneuma' am Platze wäre.

20. *Ch'i merum* (*chen-ch'i* [4]) – Orbisikonographie, Sinarteriologie – *1.* Allgemeinbezeichnung der physiologischen Energie, die sich bei einer Synthese aus *ch'i genuinum* und *ch'i originale* konstituiert. Der Begriff schließt die Vorstellung ein, daß durch diese Energieform der Gesamtcharakter eines Individuums nicht nur aufrechterhalten, sondern auch gegen von innen und außen kommende, verändernde oder störende Einflüsse geschützt bzw. verteidigt wird. 2. Energiepotential des *o. renalis* (i. e. des Speichers der konstituellen Reserven oder Anlage).

21. *Ch'i mersum* (*ch'en-ch'i* [5]) – *1.* Diagnostik – Der sich im Pulsschlag aktiv manifestierende, jedoch nur bei festem Tasten eines diagnostisch bedeutsamen Punkts in der Tiefe (*yin*) spürbar werdende, *struktive* Aspekt physiologischer Energie, daher auch Synonym für *ch'en-mo*, ‚*Pulsus mersus*'. – *2.* Pharmakologie – Die aus Energie und Signaturlehre zu erschließende energetische Qualität einer Droge, Symptome in der Tiefe bzw. in der *intima* zu beeinflussen.

22. *Ch'i mortale* (*szu-ch'i* [6]) – *1.* Phasenenergetik, Innere Medizin, Alltagssprache – Energetischer Charakter der Tageszeit mit sinkender Sonne (= Mittag bis Mitternacht): Aktion und Dynamik dämpfend. – *2.* Diagnostik – Prognostisch infauste Krankheitszeichen, besonders bei der Pulsdiagnose.

23. *Ch'i nativum* (*hsien-t'ien chih ch'i* [7]) – Alle Disziplinen – Als Folge eines Bedeutungswandels seit der Yüan-Zeit[338]: metaphorische Bezeichnung der „*angeborenen* Konstitution", des im Leben verfügbaren, nur konservierbaren, jedoch nicht auffüllbaren Vitalpotentials.

24. *Ch'i originale* (*yüan-ch'i* [8]) – Orbisikonographie, Innere Medizin und verwandte Disziplinen – Aktiviertes, physiologisch eingesetztes *ch'i nativum* – mithin auch der aktive Aspekt des *ch'i nativum*. Das *ch'i originale* geht aus dem *O. renalis* hervor und verbindet sich mit dem *ch'i genuinum* zum *ch'i merum*.

25. *Ch'i orthopathicum* (*cheng-ch'i* [9]) – Innere Medizin, Orbisikonographie, Diagnostik – Die energetischen Ressourcen, die zur Aufrechterhaltung oder

[337] Vgl. *Die energetische Terminologie* . . . S. 202. [338] *I-sheng* p. 2.

[1] 血氣 [2] 人氣 [3] 大氣 [4] 眞氣 [5] 沈氣
[6] 死氣 [7] 先天之氣 [8] 原氣 [9] 正氣

Wiederherstellung der Harmonie der physiologischen Kreisläufe verfügbar sind oder, anders betrachtet, die Fähigkeit, fremde und schädliche Einwirkungen abzuwehren oder zu kompensieren.

26. *Ch'i perversum* (*li-ch'i* [1]) – Alltagssprache, Innere Medizin – Ein endogener (oder exogener) pathogener Faktor.

27. *Ch'i primum* (*yüan-ch'i* [2]) [+ *ch'i originale*!] – Orbisikonographie, Innere Medizin, Alltagssprache – *1.* Noch undifferenziertes Struktivpotential (insoweit bedingt Synonym von *ching-ch'i* [3]), struktiver Aspekt des *ch'i nativum*. *2.* [in dieser Bedeutung in Medizintexten selten] undifferenziertes Potential kosmischer Energie, chaotisches „Ur-*ch'i*".

28. *Shen-ch'i* [4] – Alle Disziplinen – Binominales Synonym von *shen*, ‚konstellierende Kraft'.

29. *Ch'i superficiale* (*fu-ch'i* [5]) – *1.* Diagnostik – Die bereits bei leichtem Tasten an den diagnostisch bedeutsamen Stellen spürbare, sich als Pulsschlag aktiv manifestierende, aktive physiologische Energie. (In dieser Bedeutung Synonym von *fu-mo*, ‚*Pulsus superficialis*') – *2.* – Pharmakologie – Die pharmakodynamische Qualität, Störungen in der Körperoberfläche (*species*) zu neutralisieren.

30. *Ch'i terrestre* (*ti-ch'i* [6]) – Alle Disziplinen – Nachdem die Erde für den struktiven Pol des Kosmos steht, metonymisch: struktiver, konkretisierender, verdichtender Einfluß; struktive Polung.

31. *Ch'i venenatum* (*tu-ch'i* [7]) – Pathologie, Alltagssprache – Ein in der Regel exogener pathogener Faktor, der, wie der Name sagt, die physiologischen Abläufe zu vergiften, zu pervertieren droht. Bedingt Synonym von *ch'i perversum*, doch in der Bedeutung enger und stärker als jenes.

32. *Ch'i vitale* (*sheng-ch'i* [8]) – Phasenenergetik, Innere Medizin, Alltagssprache – Energetischer Charakter der Tageszeit mit steigender Sonne (= Mitternacht bis Mittag).

Außer durch vorausgesetzte Epitheta erhält der Terminus *ch'i* auch durch im Kontext auftauchende oder zu implizierende Komplemente eine präzise qualitative Färbung. Und zwar bedeutet *ch'i*

mit *shen*[339] als Komplement: ‚eine qualitative Prägung aufnehmende, mithin „struierende", struktive energetische Konstellation';

[mit *ching* [9] als Komplement, ein Sonderfall, den wir sogleich eingehender erläutern werden: ‚aktiv sich in der determinierenden Qualität manifestierende Energie' oder ‚mit beliebiger Polung konstellierte Energie'.]

mit *hsüeh* [10] als Komplement ‚aktiver Aspekt der physiologischen Energie im allgemeinen, der sich in den verschiedenen rhythmischen Bewegungen manifestiert';

[339] Dieser und die folgenden *tt* werden weiter unten noch näher erläutert.

[1] 戾氣 [2] 元氣 [3] 精氣 [4] 神氣 [5] 浮氣
[6] 地氣 [7] 毒氣 [8] 生氣 [9] 精 [10] 血

mit *hsing* [1] als Komplement: ‚aktiver Aspekt einer energetischen Konstellation innerhalb des Makrokosmos', mithin = in der Regel ‚der dynamische Aspekt', die ‚aktuelle Wirkung', die von einem Substrat ausgeht;
mit *wei* [2] als Komplement: (sehr enge technische Bedeutung, der vorausgehenden verwandt) ‚das aktive, nämlich dynamisch sich äußernde Temperaturverhalten von Nahrung' oder Arznei.

b) *ching* [3]

– Ähnlich dem Worte *ch'i* könnte auf den ersten Blick *ching* als Allgemeinbezeichnung für Energie schlechthin verstanden werden. *Ching* erscheint durchwegs als Komplement von *ch'i*, in der Regel in dem Sinn, daß *ch'i* eine bestimmte oder zumindest bestimmbare Qualität aufweist, die Qualität von *ching* hingegen *per definitionem*, sofern überhaupt postuliert, unbestimmbar ist. Wir hatten daher als Definition im Zusammenhang mit unseren früheren Untersuchungen für *ching* die Standardumschreibung ‚freie [nämlich in kein spekulatives oder konkretes Gefüge eingebaute], disponible Energie' vorgeschlagen. Denn *ching* wird aus *ch'i* (einer ‚energetischen Konstellation') abgeleitet, „destilliert"[340]; umgekehrt werden *ch'i* (‚energetische Konstellation') aus *ching* auf- und ausgebaut. Somit ergibt sich als sekundäre und akzessorische Bedeutungsinflexion für *ching* ‚Struktivpotential'.

Ching, weil ohne erkennbare Eigendetermination, bildet die Basis, den Grundstoff für die vielfältigen Wirkungen und Erscheinungen; und zwar, insofern diese Wirkungen sich konkretisieren, eben die struktive Basis solcher Wirkungen. (Eine daraus direkt ableitbare, sehr eingeengte Bedeutung von *ching* ist ‚spermatische Essenz', ‚Samenflüssigkeit', ‚Menstrualblut'. Wie schon früher betont[341], lassen sich keine Belege für die Annahme finden, daß dies die ursprüngliche oder später die fundamentale Bedeutung des Begriffs gewesen ist.)

c) *Shen* [4]

– Während *ching* und *ch'i* keine Eigenpolarität aufweisen, sondern ihre Determination durch Kontext, Qualifikativ oder Komplement erhalten, zeigt der Begriff *shen* (wie auch alle anschließend noch zu betrachtenden energetischen Termini) eine fixierte polare Determination. *Shen* bezeichnet den *aktiv* organisierenden, verwandelnden, eine Individualprägung verleihenden und erhaltenden Einfluß, mit anderen Worten die (nach chinesischer Auffassung) rational letzte Ursache für das, was man Leben und lebendige Organisation (*shen* [5]) nennt. Wir hatten darum für *shen* [6] die Standarddefinition ‚konstellierende Kraft' vorgeschlagen. Selbstverständlich impliziert dieser Begriff auch die Fähigkeit zur *aktiven* Assimilation bzw. Abstoßung von Fremdartigem. *Shen* ist allerdings nur ein (notwendiges) spekulatives Postulat und als „reine Aktion"

[340] Die ursprüngliche Bedeutung von *ching* [7] ist ‚raffiniert', ‚raffinieren', ‚verfeinern'. [341] *Die energetische Terminologie* . . . S. 188.

[1] 形 [2] 味 [3] 精 [4] 神 [5] 身 [6] 神 [7] 精

per definitionem[342] empirisch unmittelbar nicht wahrnehmbar oder nachweisbar. Manifest wird *shen* erst und nur in dem Maße, in dem er auf sein energetisches Komplement *ching* [1] (,Struktivpotential', medizinischer *tt*) bzw. *ling* [2] (,Struktivkraft', taoistischer, philosophischer *tt*) trifft[343]. (Im übrigen geht die philosophisch-spekulative Interpretation dieses Begriffs beträchtlich über die hier allein erörterte medizinische hinaus[344]).

d) *hun* und *p'o* [3]

– *Shen* ist in Phänomenen aller Dimensionen wirksam und nicht auf den Mikrokosmos beschränkt. Zur Bezeichnung der individualspezifischen ,konstellierenden Kraft' (*shen*), die sich nur innerhalb eines Mikrokosmos auswirkt, verwendet die chinesische Medizin indes (vielleicht als fernes Echo animistischer Vorstellungen) noch zwei weitere Begriffe: *hun* und *p'o*. *Hun* ist nach klassischer Definition[345] „das, was im Gefolge der aktiv konstellierenden Kraft (*shen*) kommt und geht", mit anderen Worten die durch die Wirkung der makrokosmischen konstellierenden Kraft (*shen*) im Mikrokosmos induzierte synchrone und gleichartige) Wirkung. *Hun* ist somit die den Charakter aktiv prägende und zugleich das Bewußtsein tragende (aufrechterhaltende) Energie. Ihr struktives Komplement nennt man *p'o*.

Unter *p'o* versteht man den konkretisierenden Aspekt der gleichen individualspezifisch konstellierenden Kraft[346]. (*P'o* ist also zweifach polar determiniert – nämlich primär nach dem Aspekt: struktiv, sekundär nach der Basis (*shen*): aktiv – und bezeichnet einen speziellen Aspekt von *shen*, der ,konstellierenden Kraft', weshalb es niemals als Synonym von *ching* [4] verstanden werden kann.) *P'o* entspricht mithin der im körperlichen Substrat vorhandenen Disposition für die *hun* benannten [„physischen"] aktiven Leistungen.

e) *mo* [5] und *hsüeh* [6]

– Mit *mo* und *hsüeh* begegnen wir Erscheinungsformen der physiologischen Energie im engen Sinn. Das Wort *hsüeh*, für das in der Alltagssprache ,Blut' als approximatives Äquivalent dienen mag, ist als *tt* der Oberbegriff für die individualspezifische struktive Energie. Diese individualspezifische struktive Energie wird im mittleren Wärmebereich (*Calorium medium*), also wohl vor allem in den *Oo. stomachi, lienalis et hepaticus*, aus der fremden und unspezifischen Nahrungsenergie durch Verwandlung (*pien-hua* [7])[347] in Gestalt einer Flüssigkeit (*liquor, chih* [8]) gewonnen, gespeichert[348] und nach Bedarf auf den Körper verteilt. Diese Verteilung wird aktiv bewerkstelligt durch *mo*. *Mo*, in der Umgangssprache mit ,Puls' oder ,Adern' annähernd übersetzt, bezeichnet als *tt* die

342 Vgl. oben S. 15 f. 343 *Die energetische Terminologie* . . . S. 203.
344 *Wissenschaftliches Denken – Das System der energetischen Beziehungen* . . . SS. 537–547. 345 *Ling-shu* 8/965.
346 *Die energetische Terminologie* . . . S. 199. 347 *Ling-shu* 30/1153.
348 Vgl. oben die Ikonographie des *Orbis hepaticus* auf S. 100 f.

[1] 精 [2] 靈 [3] 魂, 魄 [4] 精 [5] 脈 [6] 血
[7] 變化 [8] 汁

,Bewegung des *hsüeh*' (der individualspezifischen struktiven Energie), also ihren *aktiven* Aspekt. Jede Bewegung hat eine bestimmte Richtung. Darum impliziert *mo* mittelbar und sekundär auch die Bewegungsrichtung und die Bahnen der individualspezifischen Energie[349].

f) *Ying* [1] und *wei* [2]

– Während man unter *hsüeh* ,individualspezifische struktive Energie' allgemein versteht, der gegenüber *mo* nicht das gleichgewichtige Komplement, sondern nur die Bezeichnung eines speziellen, nämlich ihres aktiven Aspekts darstellt, sind *ying* und *wei* ,Bau- und Wehrenergie' (*ch'i constructivum et defensivum*), die in jeder Hinsicht komplementären Aspekte der physiologischen Energie im engen Sinn. Und zwar entspricht *ying*, die ,Bauenergie', wie schon der Name andeutet, dem struktiven, Yin-Aspekt, *wei*, die ,Wehrenergie', dem aktiven, Yang-Aspekt dieser Energie. Die Bauenergie (*ying*) zirkuliert innerhalb der Leitbahnen und Orbes und hat mithin eine räumlich definite, substrative, stoffliche Konsistenz. Sie ist die neutrale Verbindung zwischen den einzelnen Orbes, das Transportmedium ohne spezifizierbare Eigenqualität für ihre verschiedenartigen energetischen Potentiale; kurzum, sie begründet und unterhält das, was wir Metabolismus (Stoffwechsel) nennen. Der Begriff ,Metabolismus' impliziert physiologisch den „struktiven" Aufbau, Ausbau und die Erhaltung des Körpers – was in der Bezeichnung *ying*, ,Bauenergie', ,*ch'i constructivum*' treffend zum Ausdruck kommt[350].

Abgesehen von dem soeben erwähnten, im übrigen perspektivabhängigen Umstand, daß *hsüeh* eine umfassendere Bedeutung und (mitunter) die stofflichen Attribute ,rot' und ,flüssig' zugeschrieben werden, *ying* hingegen stets als *struktive* Energie, mitunter auch als freies Struktivpotential charakterisiert wird (*ching-ch'i*), läßt sich in der klassischen und späteren Medizinliteratur kein sicherer Hinweis darauf finden, daß *hsüeh* und *ying* wesentlich verschieden sind. Viel mehr deutet darauf hin, daß die beiden Begriffe das gleiche energetische Phänomen bezeichnen. „*Hsüeh* bewegt sich im *mo*"[351], also die individualspezifische struktive Energie bewegt sich in ihren Bahnen. Aber auch „*Ying* befindet sich im *mo*"[352], also die Bauenergie befindet sich innerhalb [der den aktiven Bewegungen entsprechenden] Bahnen. Und „das den Leitbahnen (*ching*) folgende freie *Struktivpotential* (*ching-ch'i*) ist die Bauenergie (*ying-ch'i*)"[353]. Diese enge Verwandtschaft – um nicht zu sagen Identität – von *ying* und *hsüeh* veranlaßt uns, die in der zitierten Arbeit für *ying* wahlweise vorgeschlagene Definition ,unspezifisches Reaktivpotential' künftig zu meiden und ausschließlich die (ebenda S. 210) begründete [freies Reaktivpotential] ,freies Struktivpotential' zu gebrauchen[354].

[349] Vgl. *Die energetische Terminologie* . . . SS. 193–196. Die dort gebrauchten Definitionen haben wir hier auf Grund inzwischen gewonnener Erkenntnisse präzisiert und dabei leicht modifiziert. [350] Vgl. auch unten die S. 157.

[351] *Die energetische Terminologie* . . . Zitat 76. [352] Ebenda Zitat 81.

[353] Ebenda Zitat 82, modifizierte Übersetzung.

[354] Mithin ist die in dieser zitierten Arbeit S. 201 gegebene Interpretation von *Ling-shu* 18/1083 folgendermaßen zu korrigieren: „Die Bau- und Wehrenergie sind

[1] 營 [2] 衛

Im Gegensatz zur struktiven, im Innern des Körpers in räumlich definiten Bahnen zirkulierenden Bauenergie diffundiert die aktive Wehrenergie (*wei*) außerhalb der definierbaren Leitbahnen durch den ganzen Körper und vor allem an seine Oberfläche[355]. Sie bewirkt die Wärme des Fleisches, die gesunde Farbe der Haut, die Öffnung der Poren, den Glanz des Haares, die Beweglichkeit der Gelenke – und bei all dem, wie ihr Name anzeigt – die Abwehrfähigkeit des Organismus gegen jede Art von Heteropathie (*hsieh*). Mit anderen Worten, der Begriff *wei*, ‚Wehrenergie', *ch'i defensivum* deckt letztlich alle physiologischen Phänomene, die wir als ‚aktive Lebensäußerungen' zu bezeichnen gewohnt sind; die (aktive) Wahrung und Verteidigung der Eigenqualität und funktionellen Integrität des individuellen Organismus ist nur ein Aspekt dieser aktiven Lebenstüchtigkeit.

Als Ursprung der Bauenergie wird das *Calorium medium*, als Ursprung der Wehrenergie das *Calorium superius* genannt[356]. Mit anderen Worten, die Bauenergie wird genau wie das *hsüeh* vor allem in den *Oo. stomachi, lienalis et hepaticus* aus exogener Energie verschiedener Herkunft „destilliert", die Wehrenergie wird vor allem im *O. pulmonalis* synthetisiert bzw. von ihm aus verteilt.

g) *chin* [1] und *yeh* [2]

– Der technische Bedeutungsumfang der Termini *chin* und *yeh* ist eng. Beide bezeichnen struktives Potential in Gestalt von Körperflüssigkeiten, und zwar *chin* dessen aktiven, *yeh* seinen struktiven Aspekt. Ähnlich wie beim vorausgehenden Begriffspaar *ying-wei* diffundiert das aktive, richtiger das aktivierte Potential durch und aus dem Körper „Was aus den Poren sickert und transpiriert, das nennt man *chin*", – und das struktive Potential, der Yin-Saft *yeh* ist das, „wenn die Nahrung eingenommen und die [unspezifische struktive] Energie in Fülle vorhanden, das Knochengerüst [also die Gliedmaßen] durchfeuchtet; das bei der Beugung der Glieder sich ergießt und Hirn und Mark stärkt; das der Haut ihren gesunden Schimmer verleiht."[357] – Wie man sieht, nähert man sich

freies Struktivpotential (*ching-ch'i*), das *hsüeh*, die individualspezifische struktive Energie, ist konstellierende Energie (*shen-ch'i*)." Der scheinbare Widerspruch, der im 2. Teil dieses Satzes gegeben ist, legt man die oben gegebenen Definitionen von *shen* und *hsüeh* zu Grunde, löst sich, sobald man eben diese Definitionen präzis erfaßt hat: Das freie Struktivpotential hat keinen erkennbaren individualspezifischen Charakter, *hsüeh* hingegen, als individualspezifische Energie, struiert, bringt nur solche Wirkungen zu konkreter Darstellung, welche dem individuell geprägten Charakter des *hsüeh* entsprechen. So betrachtet, kann *hsüeh* physiologisch als „konstellierende Kraft" bezeichnet werden.

355 Kommentar und Zusammenfassung im *Ling-shu pai-hua chieh* 18/195.

356 Vgl. *Ling-shu* 18, Kommentar im *Ling-shu pai-hua chieh* p. 195 f. – Unter Anziehung anderer Zitate wird hier mit Recht die im *Ling-shu* 18/1080 postulierte Beziehung des *wei* zum *Calorium inferius* als der allgemeinen Lehrregel widersprechend zurückgewiesen.

357 *Ling-shu* 30/1153 zitiert in *Die energetische Terminologie* . . . S. 198.

[1] 津 [2] 液

mit der klassischen Definition des zweiten der beiden Begriffe bereits wieder den oben zur Charakterisierung von *ying* (,Bauenergie') entwickelten Vorstellungen. Tatsächlich läßt sich auch zwischen diesem Begriffspaar und den beiden zuvor betrachteten (*hsüeh*: *mo* [*hsüeh*: *ch'i*], *ying*: *wei*) keine scharfe Bedeutungsgrenze ziehen; im Grunde bezeichnen all diese Begriffe nur pragmatisch geschiedene Aspekte ein und derselben physiologischen Energie.

h) *hsing* [1] : *wei* [2]

– Diese beiden Bezeichnungen gehören allenfalls im weitesten Sinn zu den Formen physiologischer Energie. *Hsing*, in der Alltagssprache oft treffend mit ,Körper', ,Form' übersetzt, bedeutet stets konkretisiertes, stoffliches Potential (Soma), das aus anderen Energieformen ,,struiert" worden ist und *per definitionem* eine bestimmte (und bestimmbare) Struktur und Dimension aufweist. (Semantisches, verhältnismäßig selten auch technisches Antonym von *hsing* ist hier *ch'i*).

Häufiger tritt *ch'i* als technisches Komplement zu *wei* auf, eines Wortes, das in der Umgangssprache ,Geschmack' bedeutet und technisch prägnant ,Nahrung' = (exogenes Struktivpotential) spezifischer (geschmacklicher) Qualität bezeichnet: ,,*sapor*". *Ch'i* weist dabei auf deren flüchtige (= aktivere) Eigenschaft auf den Geruch bzw. das Temperaturverhalten.

j) *ling* [3]

– Der Terminus *ling*, obwohl er im Titel des klassischen *Ling-shu* figuriert, gehört eigentlich *nicht* zu den medizinischen *tt*, während er in der taoistischen Literatur und ihren Zweigen, der Alchimie, der makrobiotischen Gymnastik usw. als wichtiger Fachausdruck auftritt. Wegen einer gewissen ständigen Osmose zwischen Medizin und Didaktischem Taoismus nehmen wir ihn hier ergänzend auf. – *Ling* bezeichnet den zu *shen*, ,konstellierende Kraft' auf gleichem Niveau der Differenziertheit genau komplementären Aspekt, also die Fähigkeit eines Substrats, aktive Einwirkung zu struieren, zu konkreter Darstellung zu bringen[358].

Vergleichender Überblick.

Wie die vorangehenden Einzelbesprechungen der energetischen *tt* gezeigt haben, bilden die verschiedenen Begriffe um die Vorstellung der ,,physiologischen Energie" ein Netz teils sich überschneidender, teils sich komplementär fortsetzender, teils parallel verlaufender semantischer Linien. Deshalb stellten wir auch fest, daß gewisse Begriffe zu anderen, ähnlichen, keine scharfen logischen Grenzen zeigen, vielmehr, je nach Betrachtungsweise, bald als sich ausschließend oder bedingend, bald als Synonyme aufgefaßt werden können. Der relative Stellenwert der einzelnen Termini kommt daher am eindrucksvollsten in einer tabellarischen Übersicht zum Ausdruck.

[358] Vgl. *Wissenschaftliches Denken* . . . S. 544 f. sowie *Die energetische Terminologie* . . . S. 204.

[1] 形 [2] 味 [3] 靈

AKTIVER ASPEKT I			Neutral	STRUKTIVER ASPEKT I		
aktiver Aspekt II	neutral	struktiver Aspekt II		aktiver Aspekt II	neutral	struktiver Aspekt II
1.		[*ch'i* 氣]	*ching* 精	[*ch'i* 氣]		
2. *shen* 神		*ch'i* 氣			*ching* 精	[*ching* 精]
3. *hun* 魂		*p'o* 魄				
4.	*ch'i* 氣			*mo* 脈 ‚Pulsschlag'	*hsüeh* 血	
5.				*wei* 衛		*ying* 營
6.				*chin* 津 ‚aktive S.'		*yeh* 液 ‚struktive Säfte'
7.	*ch'i* 氣					*hsing* 形
8.				*ch'i* 氣		*wei* 味
9. *shen* 神					[*ling*] 靈	

4. KAPITEL

WERTKONVENTIONEN MIKROKOSMISCHER DIMENSION II: SINARTERIOLOGIE (UND FORAMINOLOGIE)

DIE LEHRE VON DEN LEITBAHNEN (UND REIZPUNKTEN)

1. *Allgemeine Vorbemerkungen*; *Terminologie.*

Die Lehre von den Leitbahnen (*ching-mo* [1] oder *ching-luo* [2], *sinarteriae*) und von den auf ihnen gelegenen Reizpunkten (*hsüeh* [3], *shu-hsüeh* [4], *foramina* [*inductoria*]) ist eines der originellsten und wichtigsten Kapitel innerhalb der chinesischen Medizintheorie; eines der wichtigsten, weil sie chinesischer Diagnose, Pharmakotherapie, Massage weitgehend und Akupunktur und Moxibustion nahezu ausschließlich als systematische Grundlage dient. Sie ist eines der originellsten Kapitel, weil die im medizinischen Wissen fast aller Hochkulturen vorhandene Kenntnis von hyperalgetischen Punkten oder Zonen nirgendwo zu annähernd jener systematischen Vollkommenheit entwickelt wurde wie in der chinesischen Medizin.

Die Ursprünge der Lehre von den Leitbahnen liegen im Dunkel der Frühgeschichte. Gleichsinnigen, aber nicht gleichlautenden Hinweisen in der Literatur der ausgehenden Chou- und ersten Han-Zeit nach zu schließen[1], waren zunächst „Steinnadeln", sogenannte *pien-shih* [5], im Gebrauch – ob schon in der Spätsteinzeit oder erst im 2. Jahrtausend vor der Zeitwende, muß vorerst offenbleiben – mit denen man „Krankheiten behandelte". Es müssen also auch Stellen an der Körperoberfläche bekannt gewesen sein, über die gewisse Krankheitsbilder zu beeinflussen waren. Jedoch erst im *Nei-ching* (3.–1. Jahrhundert vor der Zeitwende) ist die Grundlage für eine systematische Ordnung dieser Reizpunkte (*hsüeh* [6], *foramina*) erkennbar: Man verbindet symptomatisch verwandte, topologisch benachbarte Reizpunkte durch Linien, die ‚Leitbahnen' (*ching-luo* [7]), von denen man annimmt, daß in ihnen die physiologische Energie in ihren verschiedenen Erscheinungsformen pulsierend strömt, ganz ähnlich, wie ein unterirdischer Wasserlauf, der an verschiedenen „durchlöcherten" Stellen der Erdoberfläche Quellen emporsendet. Mit anderen Worten, die Reizpunkte sind – früher wie noch heute – das empirisch positiv und zeitlich

[1] *Shan-hai-ching* Kap. 4; *Shuo-wen* p. 557, nicht zu reden vom *Nei-ching* selbst: *Su-wen* 12/131 f. et al.

[1] 經脈　[2] 經絡　[3] 穴　[4] 腧穴　[5] 砭石
[6] 穴　[7] 經絡

primär Gegebene, die Leitbahnen sind ein sekundäres, systematisierendes, theoretisches Elaborat.

Dieser Umstand verdient hervorgehoben zu werden, weil eine nicht geringe Zahl zeitgenössischer Mediziner – offensichtlich in seiner Unkenntnis – sich in der Sowjetunion, in China, aber auch im Westen vergeblich bemüht, entweder (selten) die Nichtexistenz der Leitbahnen, oder (häufiger) ein anatomisches Substrat derselben nachzuweisen. Was für die chinesischen Ärzte eine alltägliche Erfahrung war und ist und was sich auch mit modernem Forschungsgerät eindeutig nachweisen läßt, ist die physiologische (thermosentive, galvanische), also die *funktionelle* Verschiedenheit der Reizpunkte im Vergleich zu ihrer Umgebung, die in exakten Messungen des elektrischen Hautwiderstands, der Wärmeempfindlichkeit, faßbar wird[2].

Die Leitbahnen sind mithin analog den magnetischen Kraftlinien oder den auf Grund der Postulate von Schwer- und Zentrifugalkraft definierten Bahnen der Himmelskörper zu verstehen: Wie jene sind sie *per definitionem* niemals als Substrat, sondern stets nur als Wirkung auf Substrat nachweisbar. (Und ähnlich jenen Postulaten sind sie im Detail kleinen Modifikationen unterworfen, bedingt durch neue oder genauere Beobachtungsergebnisse oder durch die [ontogenetische] Schwankungsbreite). Das Gesagte gilt für die Leitbahnen, soweit sie an der Körperoberfläche verlaufen. Hingegen ist ihr im Körperinnern postulierter und daher reizpunktloser Teil nur im Sinne einer primär mnemotechnischen oder psychotechnischen Modellvorstellung aufzufassen.

Das Wort ,Leitbahn' ist eine *sinngemäße* Entsprechung der synonymen chinesischen Allgemeinbegriffe *ching-mo* [1] und *ching-luo* [2]. *Mo* bedeutet[3] die „sich rhythmisch (nämlich als Pulse) manifestierende struktive Energie", bedeutet also sowohl ,Puls', ,pulsieren', als auch dessen energetische (struktive Energie) als auch substrative (= Adernetz) Voraussetzung. Der Allerweltsbegriff ,*ching* [3]' (ursprünglich: ,Kette eines Gewebes') ist hier am besten mit ,führen', ,ordnend leiten'[4] wiederzugeben, so daß *ching-mo* syntaktisch als „das die pulsierende Energie in Bahnen Leitende" oder als „in Haupt-[bahnen] geleitete pulsierende Energie" verstanden werden kann. Als *normative* Entsprechung des *Allgemein*begriffs *ching-mo* haben wir das Wort ,Sinarterie' (*sinarteria*) eingeführt.

Das lateinische Fremdwort *arteria*, das sowohl ,Puls' als auch ,Pulsader', ,Schlagader' bedeutet, gibt die Ambivalenz des chinesischen *mo* annähernd wieder. Um zwischen diesem (modernisierten) Begriff und dem in der heutigen westlichen Medizin ebenfalls als *tt* gebräuchlichen Wort ,Arterie' jede Verwechslung auszuschließen, haben wir das Präfix ,Sin-' vorangestellt: Sinarterie.

Nun wurden aber bald, schon im *Nei-ching* neben den Hauptleitbahnen verschiedene Arten von Ergänzungen beschrieben, von denen hier zunächst nur

[2] *Chen-chiu-hsüeh chiang-i* pp. 474–494.
[3] *Die energetische Terminologie* S. 196. [4] Vgl. ebenda.

[1] 經脈 [2] 經絡 [3] 經

die *luo-mo* [1] zu erwähnen sind. *Luo* [2] bedeutet ‚anknüpfen', ‚Netz'. Die *luo-mo* sind Verzweigungen der Hauptleitbahnen, die wir in dieser engeren Bedeutung als *Sinarteriae cardinales* von den *luo-mo*, den *Sinarteriae reticulares* unterscheiden. – Damit ist auch der zweite übliche Allgemeinbegriff, *ching-luo*, wörtlich (*sinarteriae*) *cardinales et reticulares* erklärt.

So wie in den chinesischen Fachtexten die Worte *ching* und *mo* einzeln prägnant an Stelle von *ching-mo* und *luo-mo* gebraucht werden, verwenden auch wir überwiegend die prägnanten Äquivalente ‚*Cardinalis*' und ‚*Reticularis*' und benötigen den Terminus ‚*Sinarterie*' meist nur für die (normative) Wiedergabe des Allgemeinbegriffs.

Das Wort ‚Reizpunkt' ist die wörtliche und sinngemäße Übersetzung der modernen (chinesischen wie europäischen) Definition: *tz'u-chi-tien* [3][5], der auf den Leitbahnen liegenden, diese, wie wir sahen, eigentlich konstituierenden Punkte. In der alten und klassischen Medizinliteratur kommen verschiedene Beziehungen dieser Punkte wie etwa *hsüeh* [4], *k'ung* [5], *k'ung-hsüeh* [6] (*ch'i-hsüeh* [7]), *shu* [8] vor, von denen nur *hsüeh* als *tt* im engen Sinn zu betrachten ist. Alle diese chinesischen Worte (mit Ausnahme von *shu*) haben die Bedeutungen ‚Loch', ‚*Öffnung*', ‚*Höhlung*', worauf die Wahl des *normativen* Äquivalents ‚*foramen*' (Foramen) beruht, dessen Doppelsinn ‚Öffnung' und ‚Vertiefung' sich selten glücklich mit dem genauen Bedeutungsumfang des chinesischen *tt hsüeh* deckt: Die Foramina werden als Durchtrittsöffnungen der Energie (*ch'i*) betrachtet, welche in tastbaren Vertiefungen der Körperoberfläche liegen. (Letzteres trifft oft, aber nicht regelmäßig zu.) Das mit *hsüeh* [9] synonyme Wort *shu* [10][6] ist (graphisch, phonetisch und semantisch) verwandt mit dem Wort *shu* [11], ‚transportieren', ‚weiterleiten', ‚überstellen'. *Shu* bezeichnet also eine Stelle der Körperoberfläche, an der man mit korrespondierenden Kräftekonstellationen, den Orbes in Verbindung tritt, auf sie bzw. in ihnen Wirkungen induziert. Als normatives Äquivalent für *shu* [12] verwenden wir daher das Wort ‚*inductorium*' (‚adjektivisch wie substantivisch') – womit sich als vollständige technische Allgemeinbezeichnung eines Reizpunkts im Chinesischen *shu-hsüeh*, im Lateinischen *foramen inductorium* ergibt.

[5] Vgl. *Chen-chiu-hsüeh chiang-i* p. 101 et al.

[6] Radikal 11,7 bzw. 9,7. – Die Aussprache *yü* der Grundform dieses Zeichens ist für *diese* Bedeutung nicht nur semantisch unwahrscheinlich, sondern auch durch kein philologisches Zeugnis und keine lexikalische Autorität zu belegen (*Su-wen* Kap. 47, 58; *Nan-ching* 67; *Chung-kuo I-hsüeh ta-tz'u-tien* p. 1748.

[1] 絡脈 [2] 絡 [3] 刺激點 [4] 穴 [5] 空
[6] 空穴 [7] 氣穴 [8] 俞, 腧 [9] 穴 [10] 腧, 俞
[11] 輸 [12] 腧

Einer stillschweigenden Konvention zufolge hat sich in den Medizintexten etwa seit der Sung-Zeit die graphische Unterscheidung von *shu* [1] (= foramen *inductorium* im allgemeinen Sinn) und *shu* [2] (*inductorium* im engen technischen Sinn[7]) eingebürgert.

Auch wird das Wort *hsüeh* [3] im Gegensatz zur umgangssprachlichen Aussprache als medizinischer *tt hsüéh* (im 2. Ton) gesprochen, wohl als Folge eines Tonsandhi in der Verbindung mit *shu* (4. Ton).

Die chinesischen Komposita *ching-luo-hsüeh*, wörtlich ,Lehre von den Sinarterien' und *shu-hsüeh-hsüeh* [4], wörtlich ,Lehre von den *foramina inductoria*' sind moderne Neubildungen[8], von denen wir unsere Begriffe ,Sinarteriologie' und ,Foraminologie' herleiten. Für ersteren gebrauchte man früher einfach ,*ching-luo*(*lei*) [5], d. h. ,Sinarterien' oder ,Rubrik Sinarterien') und begriff darin *auch die Beschreibung der Foramina*. Auch wir folgen dieser Gepflogenheit.

2. *Historisches, Bibliographisches.*

Die systematischen Grundlagen und Grundbegriffe der Sinarteriologie werden erstmals im *Nei-ching* schriftlich formuliert. Viele Kapitel dieses Werks sind beiläufig, die Kapitel 58–63 des *Su-wen* und die Kapitel 1, 2, 10–13 des *Ling-shu* sind ausschließlich der Sinarteriologie gewidmet. (Im 10. Kapitel des *Ling-shu* findet sich die erste kohärente Beschreibung der *Sinarteriae cardinales*.)

Die einschlägigen Passus des *Nei-ching* wurden von Huang-fu Mi im 3. Jahrhundert unserer Zeitrechnung im *Chen-chiu Chia-i-ching* neu kompiliert, ihre Terminologie und die Hinweise auf Beziehungen zwischen Foramina und Symptomen systematisch ergänzt und präzisiert. Alle späteren Autoren von einiger Bedeutung berücksichtigen die (Akupunktur und damit ihre theoretische Grundlage, die) Sinarteriologie, so in der T'ang-Zeit Sun Szu-mo in seinen *Ch'ien chin yao fang* und vor allem Wang T'ao in seinen *Wai-t'ai pi-yao*.

Aus der Fülle der einschlägigen Werke der Sung-Zeit ragt das 1026 dem Thron vorgelegte *T'ung-jen shu-hsüeh chen-chiu t'u-ching* („Illustrierter Aku-Moxi-Klassiker nach den *Foramina inductoria* der Bronzefigur") des Wang Wei-i hervor, der um die gleiche Zeit maßgebend an der Herstellung zweier Bronzemodelle für das Akupunkturstudium beteiligt gewesen war.

Zwischen Sung- und Ch'ing-Zeit sind der Aku-Moxi-Therapie – und damit der Sinarteriologie – mehr als drei Dutzend Monographien oder (in Enzyklopädien) umfangreiche Sonderkapitel gewidmet worden[10].

Das in unserem Jahrhundert in China wie in Japan mächtig gesteigerte Interesse an der Akupunktur hat eine Lawine von z. T. auch für die Sinarterio-

[7] S. unten die S. 223. [8] Vgl. das *Chen-chiu-hsüeh chiang-i*, passim.

[9] Im *Su-wen* die Kapitel 6, 16 und 24, im *Ling-shu* die Kapitel 17, 38, 41, 52, 62 und 71.

[10] Über Titel und speziellen Wert jedes dieser Werke informiert die ausgezeichnete Bibliographie des *Chen-chiu-hsüeh chiang-i* pp. 24–27.

[1] 腧 [2] 俞 [3] 穴 [4] 腧穴學 [5] 經絡類

logie relevanten Publikationen ausgelöst, die selbst der Spezialist schwerlich überschaut. Von diesen ragen nur wenige durch Qualität, Inhalt oder Umfang hervor. Da ist zunächst zu nennen das *Chen-chiu ching-hsüeh t'u-k'ao* („Illustrierte Untersuchung der *Foramina sinarteriarum* der Aku-Moxi-Therapie") des Huang Chu-chai, ein speziell und ausschließlich der Sinarteriologie gewidmetes kritisches Kompendium, in dem zu jedem „klassischen" (d. h. bis zum *Chia-i-ching* erwähnten) Foramen die klassischen Textstellen zusammengetragen, verglichen und mit ausgewählten späteren Kommentaren (bis zum 20. Jahrhundert) konfrontiert werden.

Einen wohlausgewogenen und den neuesten Stand der Forschung berücksichtigenden Überblick über alle Gebiete der Aku-Moxi-Therapie (also auch über Sinarteriologie und Foraminologie) vermittelt das 1959 von einem Kollektiv der Shang-haier Akademie für Chinesische Medizin kompilierte *Chen-chiu-hsüeh chiang-i* („Lehrbuch der Aku-Moxi-Therapie"). Schließlich verdient noch ein kleines Handbuch Erwähnung, das sich, obwohl primär für den Praktiker geschrieben, durch seine Übersichtlichkeit und Gründlichkeit empfiehlt: *Shu-shüeh-hsüeh kai-lun* („Allgemeine Darstellung der Foraminologie"), unter der Leitung von Lu Sou-yen und Chu Ju-kung kompiliert[11].

In Europa, wo die Akupunktur bisher der einzige Zweig der chinesischen Medizin ist, mit dem man sich näher beschäftigt hat, hat zwangsläufig auch die Sinarteriologie in einer Reihe einschlägiger Werke[12] ihren Niederschlag gefunden. Diese Werke sind überwiegend für praktizierende Ärzte geschrieben, die mit der exotischen Methode experimentieren wollen. Sie fußen niemals auf direktem Quellenstudium, sondern auf den Hinweisen chinesischer oder japanischer Gewährsleute oder gar auf (europäischen) Quellen dritter Hand, weshalb sie für eine konsequentere Erforschung und Übersetzung der chinesischen Lehren hier außer Betracht bleiben können.

3. *Allgemeine Charakteristik der Sinarterien.*

Alle Sinarterien, gleich welcher Art, sind Leitbahnen der verschiedenen Formen physiologischer Energie. Und zwar leiten sie diese Energie, wie man sich leicht vorstellen kann, zwischen den Orbes, zwischen Orbes und ihren funktionellen Darstellungen (*ch'ung* [1], *perfectiones*), zwischen Körperinnerem und Körperoberfläche. Endogene Störungen werden durch die Sinarterien an die Oberfläche projiziert und werden an deren Reizpunkten der Diagnose und Therapie zugänglich. Umgekehrt können auch exogene Faktoren, Heteropathien oder Heteropathica (*hsieh* [2]) die Barriere der Haut überwinden und

[11] Näheres in der Bibliographie.

[12] Z. B. Soulié de Morant, *Précis de la vraie acuponcture chinoise*, Paris (1965). Gerhard Bachmann, *Die Akupunktur, eine Ordnungstherapei*, Ulm 1959.

[1] 充 [2] 邪

schließlich bis zu den organischen Orbes vordringen. „Die Entstehung aller Krankheit beginnt in der Haut[14]. Dringt eine Heteropathie in sie ein, dann öffnen sich ihre Poren. Haben sich die Poren geöffnet, so kann sie weiter vordringen und in den Reticulares (*luo-mo*) deversieren. Verweilt sie dort und wird nicht entfernt, so dringt sie weiter in die Cardinales (*ching* [1]) vor. Verweilt sie dort und wird nicht entfernt, so dringt sie weiter in die Orbes vor."[15] Was dieser Passus nur ahnen läßt, wird im folgenden Überblick deutlich: die funktionelle Verflechtung, Verzahnung und die hierarchische Gliederung der Sinarterien.

Man unterscheidet allgemein und zunächst zwischen *Sinarteriae cardinales* (*ching*), nämlich den

- 12 (*Sinarteriae*) *Cardinales* [„Hauptleitbahnen"] *ching-*(*mo*) [2]
- 12 *Paracardinales* [„Leitbahnzweigen"] *ching-pieh* [3],
- 8 (*Sinarteriae*) *Cardinales impares* [„Unpaarigen Leitbahnen"] *chi-ching* (*pa mo*) [4]

und *Sinarteriae reticulares* [„Netzbahnen"], *luo-mo*, nämlich den

- 15 (*Sinarteriae*) *Reticulares* [„Netzbahnen"], *luo-mo*, [5]
- *Parareticulares* [„Netzbahnzweigen"] *pieh-luo* [6],
- *Reticulares parvulae* [„Netzbahnen der 3. Generation"] *sun-luo* [7].

Dieses System der Cardinales und der ihnen komplementären Reticulares ist im Innern an die Orbes angeschlossen und mündet nach außen in die

- 12 *Nervocardinales* [„Muskelbahnen"] *ching-chin* [8],
- 12 *Cutis regiones* [„Hautregionen"] *p'i-pu* [9]. – Vgl. *Chen chiu hsüeh chiang-i* p. 29.

a) Die Hauptleitbahnen, Cardinales (*ching*).

Die Leitbahnen (*ching-mo*) haben, wie ihr Name besagt, im vielgestaltigen Gewebe der Sinarterien die Rolle der Ketten inne. In besonderem Maße gilt dies für die Leitbahnen im engeren Sinn, jene 12 (oder 14[16]) Hauptleitbahnen, von welchen eine jede direkt mit einem der zwölf Orbes verbunden ist. Sie bilden das tragende Gerüst des sinarteriologischen Systems

1. Funktioneller und topographischer Verlauf.

Überblicken wir zunächst den Verlauf der 12 Hauptleitbahnen im Ganzen und vergegenwärtigen wir uns hierbei zuerst den funktionellen Verlauf der *Sinarteriae cardinales*. Wie bereits aus den orbisikonographischen Paradigmata zu ersehen ist, gehört zu jedem *Orbis aulicus* (der yang ist) eine *Cardinalis yang*,

[14] Was selbstverständlich auch von den Chinesen *cum grano salis* verstanden wird. [15] *Su-wen* 56/479; ähnlich 63/553. [16] S. unten S. 162.

[1] 經 [2] 經(脈) [3] 經別 [4] 奇經(八脈)
[5] 絡脈 [6] 別絡 [7] 孫絡 [8] 經筋 [9] 皮部

zu jedem *Orbis horrealis* (der yin ist) eine *Cardinalis yin*. Ebendort erfuhren wir, daß jeweils ein *Orbis aulicus* mit einem *Orbis horrealis* zu einem „funktionellen Gespann" vereint ist. Die Verbindung, der funktionelle Zusammenhang zwischen beiden Teilen, zwischen Außenseite (*piao*, *species*) und Innenseite (*li*, *intima*) dieses Gespanns, wird durch die zwei den beiden Komponenten zugeordneten Cardinales hergestellt. Dabei gilt: Jede *Cardinalis yang* (*yang-ching*) ist eine *Cardinalis speciei* (*piao-ching*), gehört (*shu* [1]) zu einem *Orbis aulicus* und knüpft an (*luo* [2]) den komplementären *Orbis horrealis*; jede *Cardinalis yin* (*yin-ching* [3]) ist eine *Cardinalis intimae* (*li-ching*), gehört (*shu*) zu einem *Orbis horrealis* und knüpft an (*luo*) den komplementären *Orbis aulicus*. Mit anderen Worten, jedes aus einem *Orbis horrealis* und einem *Orbis aulicus* bestehende funktionelle Gespann wird durch die zwei funktionell verschränkten *Cardinales*, die zu diesen Orbes gehören, zusammengehalten.

Ein Beispiel genügt zur Illustration dieser völlig durchsichtigen Beziehung. Die *Cardinalis yin maioris manus* gehört (*shu*) zu *Orbis pulmonalis* (*intima*) und knüpft an (*luo*) den *Orbis intestini crassi* (*species*). Umgekehrt gehört (*shu*) die *Cardinalis splendoris yang manus* zum *Orbis intestini crassi* (*species*) und knüpft an (*luo*) den *O. pulmonalis* (*intima*).

Für die topographische Beschreibung der *Cardinales* sind mehrere Kriterien zu berücksichtigen, nämlich 1. die Dreigliederung Kopf/Rumpf/Extremitäten, 2. die Unterscheidung von Oben: Unten, 3. die Unterscheidung von Vorderseite: Rücken, 4. die Verlaufsrichtung der Leitbahn.

Das Zwerchfell (*ko* [4]) bezeichnet innerhalb des Rumpfes die Grenze zwischen Oben und Unten, Yang und Yin; auch gilt Innen = yin, außen = yang. Daraus ergibt sich für den Verlauf der Cardinales auf den Extremitäten: Die Cardinales der oberhalb des Zwerchfells gelegenen *Orbes horreales* (das sind die *Oo. cardinalis, pericardialis und pulmonalis*) ziehen über die Innenseite der oberen Extremitäten, die Cardinales der unterhalb des Zwerchfells gelegenen *Orbes horreales* (das sind die *Oo. hepaticus, lienalis et renalis*) ziehen an den Innenseiten der unteren Extremitäten. Jede *Cardinalis intimae* begegnet der ihr komplemäntären *Cardinalis speciei* an den Spitzen der Finger oder Zehen. Deshalb verlaufen die Cardinales der (zu den *Oo. cardinalis, pericardialis* und *pulmonalis* komplementären) *Oo. intestini crassi et tenuis atque tricalorii* an der Außenseite der oberen Extremitäten, die Cardinales der (zu den *Oo. hepaticus, lienalis, renalis* komplementären) *Oo. felleus, stomachi et vesicalis* an der Außenseite der unteren Extremitäten. Schematisch wird diese Verteilung in der Tafel XIX dargestellt.

Der große Gesamtkreis stellt einen Schnitt durch eine rechte, von oben gesehene Extremität dar. Die kleinen Kreise entsprechen Schnitten durch die Leitbahnen. Deren obere Beschriftung bezieht sich auf die Verhältnisse an der oberen, die untere Beschriftung auf die Verhältnisse an der unteren Extremität. Selbstverständlich treffen sich die jeweils komplementären Orbes (funktionellen Gespanne) in ein und derselben Zeile.

[1] 屬 [2] 絡 [3] 陰經 [4] 膈

Für den Verlauf der Cc. am Kopfe gilt: Der oben (= yang) sitzende Kopf ist der *conventus* (*hui* [1]) aller *Cardinales yang*. Und zwar ziehen die *Cc. yang manuum* von der Hand zum Kopf, die *Cc. yang pedum* vom Kopf zum Fuß. Am Kopf selbst ziehen die *Cc. yang minoris* (*manus atque pedis*) vorwiegend über die lateralen und temporalen, die *Cc. splendoris yang* (*manus atque pedis*) vorwiegend über die facialen und die *Cc. yang maioris* (*manus atque pedis*) vorwiegend über die occipitalen Partien und das Schädeldach [Tafel XX].

Für den Verlauf der Cardinales am Rumpf gilt: Die Vorderseite des Rumpfes ist yin, der Rücken yang. Deshalb verlaufen die *Cc. yang pedis*, die vom Kopf zu den Füßen ziehen, über den Rücken und die Seiten (Ausnahme die *Cardinalis stomachi splendoris yang pedis*, welche über die Bauchseite zieht). Die *Cc. yin manuum* ziehen von der Brust zur Hand, die *Cc. yin pedum* von den Füßen zur Brust (*pectus*, *hsiung* [2]).

Die Verlaufsrichtung sämtlicher Cardinales läßt sich in das Schema der Abb. 21 fassen [Tafel XXI]: die *Cardinales yang* werden als volle, die *Cardinales yin* als punktierte Linien angedeutet. Wie diese Tafel schon andeutungsweise erkennen läßt, bilden alle Orbes durch Vermittlung ihrer Cardinales einen geschlossenen Energiekreislauf, den wir gleichfalls zunächst als Ganzes überblicken wollen.

2. Kreislauf der Energie in den Sinarteriae cardinales.

Am Kreislauf der Energie durch den gesamten Organismus sind nach den Lehren der chinesischen Medizin verschiedene Formen der Energie beteiligt, nämlich

1. *ch'i* [3], ,aktiv konstellierte Energie', die aus zwei Komponenten, dem (mit dem Atem eingesogenen) *ch'i caelestae* und dem in der Brust [im *Calorium superius*] vorhandenen *ch'i genuinum* im *Orbis pulmonalis* synthetisiert und als aktiver Impuls der in diesem und in allen übrigen Orbes vorhandenen Bauenergie (*ying*) mitgeteilt wird, sowie Formen struktiver Energie, nämlich

2. *mo* [4], die im Pulsschlag sich aktiv manifestierende (relativ zu *ch'i* jedoch struktive) Energie, die sich gegenüber *hsüeh* [5] als aktiver Impuls auswirkt und dessen Umlauf gewährleistet;

3. *ying* [6], *ch'i constructivum*, ,Bauenergie', die der aus der Nahrung im *O. stomachi* entnommenen ,,klaren" also subtilen Komponente entspricht und vom *Calorium medium* her, welches funktionell den *O. stomachi* überlagert, in die *Cardinalis pulmonalis* eingeführt wird und im wesentlichen den Energiekreislauf der Sinarterien bestreitet[17];

4. *hsüeh* [7], ,struktive, individualspezifische Energie', die nach der Definition im *Ling-shu* 30/1153 mit *ying* nach Ursprung und Beschaffenheit identisch ist. *Hsüeh* stellt den am stärksten substrativen, also stofflichen Aspekt (,,Blut")

[17] *Ling-shu* 18/1077 sowie K. zu 16/1070; *Su-wen* 18/108.

[1] 會 [2] 胸 [3] 氣 [4] 脈 [5] 血 [6] 營
[7] 血

der Bauenergie dar. Sein Umlauf und seine Umlaufmenge wird durch die *Oo. cardialis et hepaticus* reguliert[18]. Der Kreislauf der Bauenergie (*ying*) durch die Orbes und die ihnen zugehörenden *Sinarteriae cardinales* (*ching* [1]) wird im *Ling-shu* 16/1070 minutiös beschrieben. Unter Beschränkung auf das hier Relevante läßt sich danach der Kreislauf wie in der Tafel XXII gezeigt darstellen[19].

Diese Tafel entspricht im allgemeinen vollkommen den systematischen Konventionen und erfordert insoweit keine Erklärung. Die einzigen, einer Erläuterung bedürftigen Nahtstellen sind die auf Grund keiner der bekannten physiologischen Korrespondenzen vollzogenen Übergänge von *Orbis horrealis* zu *Orbis horrealis* innerhalb der Brust. Zum Übergang von *O. lienalis* zum *O. cardialis* heißt es im *Ling-shu*[20]: „Aus dem *Orbis lienalis* fließt sie [die Bauenergie] ins Herz [Organ des *O. cardialis*]." Ferner: „Aus den Nieren [Orbis renalis] fließt sie in die äußere [Wehr des] Herzen[s], [d. h. das Pericardium, *Orbis pericardialis*]"; und ähnlich: „von der Leber [*O. hepaticus*] steigt sie empor und fließt in die Lungen [*O. pulmonalis*]."[21] Von *O. lienalis* zu *O. cardialis* und von *O. renalis* zu *O. pericardialis* besteht weder nach den medizinisch konventionellen Sequenzen der Wandlungsphasen noch durch Identität der Yinyang-Qualität irgendeine signifikante Beziehung, von *O. hepaticus* zu *O. pulmonalis* lediglich eine der Systemregel zufolge eher abträgliche nach der Sequenz III der Wandlungsphasen. Wir begegnen also hier dem in der chinesischen Medizintheorie überaus seltenen Fall, daß ausschließlich unter Bezug auf die (*postulierte*) anatomische Nachbarschaft von Organen und ohne oder gar gegen die spekulativen Korrespondenzen zwischen diesen Organen (bzw. deren Orbes) Lücken im Bezugssystem geschlossen werden.

3. Topologie und physiologisch pathologische Funktion der Cardinales.

Zwar trägt eine jede der zwölf Hauptleitbahnen den Namen eines Orbis, mit dem sie in erster Linie in Verbindung gebracht wird; dennoch darf dieser Name nur als Hauptemblem, als eine Art physiologisches, pathologisches „Leitmotiv", nicht als absolute Kategorie betrachtet werden. Nicht selten begegnen wir bei der Beschreibung der einzelnen Leitbahnen auf einer Sinarterie Foramina, die für einen ganz anderen Orbis als den ausdrücklich zu ihr gehörenden eine wichtige Funktion innehaben (man beachte z. B. die Verteilung der *Conquisitoria abdominalia* auf die Cardinales). Unmittelbar hinter der durch den Orbis (und damit auch der nach Yin und Yang und den Wandlungsphasen) gegebenen qualitativen Prägung der Funktionen einer Leitbahn rangiert der Einfluß der Topologie auf diese Funktionen. Der Zusammenhang zwischen allgemeiner Topologie der Cardinales und physiologisch-pathologischen Funktionen ist folgender Übersicht zu entnehmen (nach *Chen-chiu-hsüeh chiang-i*, p. 106):

[18] Vgl. die Beschreibung dieser Orbes oben.
[19] Vgl. auch das *Chung-i-hsüeh kai-lun* p. 87.
[20] *Loc. cit. et Ling-shu Pai-hua-chieh* p. 186.
[21] *Op. loc. cit.*

[1] 經

CARDINALIS	REGION	ORBIS-PATHOLOGIE	KÖRPERTEIL	ALLGEM. PATHOLOGIE
Pulmonalis yima manus	Thorax, Brust	Krankheiten im *O. pulmon.*	Larynx	– –
Pericardialis yifle man.	Thorax, Brust	Erkr. der *Oo. cardialis et stomachi*		Gemütskrankheiten
Cardialis yimi manus		Erkr. des *Orbis cardialis*		Gemütskrankheiten
Intestini crassi spleya m.	Kopf, Gesicht	Erkr. der Augen, Ohren, der Nase	Zähne, Mund, Larynx	Fiebrige Erkrankungen
Tricalorii yami man.	Kopf, Schläfen, Brust, Rippen	Augen und Ohren	Larynx	Fiebrige Erkrankungen
Intestini tenuis yama m.	Kopf, Nacken	Augen, Ohren, Nase	Larynx	Gemüts- und fiebrige Erkrankungen
Stomachi spleya pedis	Kopf, Gesicht	*Oo. stomachi et intestinorum*	Larynx	Gemüts- und fiebrige Erkrankungen
Fellea yami pedis	Kopf, Schläfen, Brust, Rippen	Nase, Ohren, Augen		Fiebrige Erkrankungen
Vesicalis yama pedis	Kopf, Nacken, Hüften, Rücken	Nase		Gemüts- und fiebrige Erkrankungen
Lienalis yima pedis	Abdomen	*Oo. stomachi, intestinorum, et uteri*	Urogenitalsystem	Erkrankungen des Urogenitalsystems
Hepatica yifle pedis	Abdomen	*Oo. intestinorum*; Genitalien		Erkrankungen des Urogenitalsystems
Renalis yimi pedis	Abdomen	*Oo. intestinorum et pulmonalis*	Larynx	Erkrankungen des Urogenitalsystems

4. Quantitative Energieverteilung in den *Sinarteriae cardinales.*

Nicht minder wichtig als die Reihenfolge, in welcher die physiologische Energie die mittels der Cardinales untereinander verbundenen Orbes durchfließt, ist die physiologische Kapazität der einzelnen Orbes und ihrer zugehörigen Leitbahnen für die Aufnahme der beiden Formen physiologischer Energie, also der individualspezifischen aktiven Energie (*ch'i* [1]) und der individualspezifischen struktiven Energie (*hsüeh* [2]). Nach übereinstimmenden Angaben in verschiedenen Kapiteln des *Nei-ching*[22] führt die

CARDINALIS	*an ch'i*	*hsüeh*	ORBES
Yin flectens	wenig	viel	Pericardialis // Hepaticus
Yin minor	viel	wenig	cardialis // renalis
Yin maior	viel	wenig	pulmonalis // lienalis
Yang minor	viel	wenig	tricalorii // felleus
Splendor yang	viel	viel	intestini crassi // stomachi
Yang maior	wenig	viel	intestini tenuis // vesticalis

Diese klassischen Angaben[23] werden von Chang Chih-ts'ung[24] dahingehend erläutert, daß Quantität und Qualität der Energien in den beiden zu einem funktionellen Gespann zusammengefaßten Orbes und ihren Cardinales komplementär sind[25]. Lediglich *Orbes et Cardinales splendoris yang* (also die *Oo. stomachi et intestini crassi*) bildeten eine Ausnahme, weil diese Orbes (gemeint ist wohl in 1. Linie der *O. stomachi*) der Bereich sei(en), aus welchem sowohl *hsüeh* als auch *ch'i* hervorgehen. Offensichtlich sind nicht nur für Chang Chih-ts'ung, sondern waren auch für die ersten Formulierer dieser Verteilungslehre empirische vor systematischen Gesichtspunkten maßgebend. Denn abgesehen von den soeben unterstrichenen (recht bescheidenen) Korrespondenzen läßt sie sich nicht mit anderen Elementen des Entsprechungssystems in Einklang bringen. Dessenungeachtet findet sie sich bei allen wichtigen Autoren seit der Ming-Zeit bis in die Gegenwart[26]. (Die Kenntnis der in jeder Cardinalis in der Norm zu erwartenden relativen Mengen aktiver und struktiver Energie ist von praktischer Bedeutung bei der Akupunktur.)

[22] *Su-wen* 24/252; *Ling-shu* 78/1370 und gleichsinnig *Lei-ching* 15/312. – Im *Ling-shu* 65/1294 werden die Quantitäten von yifle und yima ohne plausiblen Grund umgekehrt, eine Version, die nach dem *Su-wen-shih* 3/122 zu emendieren ist.

[23] Zu denen in keiner der konsultierten Ausgaben des *Nei-ching* ein Kommentar des Wang Ping vorliegt. [24] K. im Su-wen 24/252.

[25] Also z. B. für das *Yin flectens hepat.*: wenig *ch'i* und viel *hsüeh*: hingegen *Yang minor* (*vesicalis*) viel *ch'i* und wenig *hsüeh*; für das *Yin minor* (*O. cardialis*) viel *ch'i* und wenig *hsüeh*: hingegen das *Yang maior* (*O. intestini ten.*) wenig *ch'i*, viel *hsüeh* usw. [26] Vgl. das *Chen-chiu-hsüeh chiang-i* p. 41.

[1] 氣 [2] 血

b) Die Leitbahnzweige (*Sinarteriae paracardinales*).

Die Leitbahnzweige sind, wie ihr Name anzeigt, Abzweigungen, Nebenstränge der Hauptleitbahnen (*ching*), von denen sie sich an den Gelenken der Extremitäten trennen. Ihre Hauptfunktion ist es, das in den zwölf Cardinales gegebene energiezirkulatorische Grundgerüst zu verstärken und zu ergänzen und die funktionelle Verschränkung von *Cardinales yin* und *Cardinales yang* zu verdichten.

Alle Leitbahnzweige nehmen ihren Ausgang an auf den Extremitäten gelegenen Foramina der zugehörigen Hauptleitbahn. Sie ziehen von dort in die Tiefe des Rumpfes, verzweigen sich in korrespondierenden Funktionsbereichen und setzen sich dann auf die Außenseite des Kopfes hin fort. Jede *Paracardinalis yang* mündet schließlich wieder in jene *Cardinalis yang* ein, aus der sie hervorgegangen ist; jede *Paracardinalis yin* hingegen endet an einem Foramen, welches auf der komplementären[27] *Cardinalis speciei* liegt.

Hinsichtlich der Funktionslage (und Symptomatik) besteht, wie aus den vorgehenden Daten leicht zu erklären, eine enge Koppelung zwischen Cardinalis und zugehöriger Paracardinalis.

c) Die unpaarigen Leitbahnen (*Cardinales impares*).

Allen unpaarigen Leitbahnen ist gemeinsam, daß sie an keinen bestimmten Orbis angeschlossen sind und daher niemals in der Paarung *Cardinalis intimae*: *Cardinalis speciei* eintreten können; daher die Bezeichnung ,unpaarig'. (Einige der *Cardinales impares* sind überdies in einer weiteren, wenngleich äußerlichen Hinsicht ,,impar" zu nennen: sie verlaufen in einer Symmetrieachse des Körpers, treten also nicht wie alle Hauptleitbahnen in spiegelbildlicher Verdoppelung auf.)

Alle unpaarigen Leitbahnen haben gegenüber dem System der übrigen Leitbahnen die Rolle von Ausgleichsreservoirs inne; ihre Hauptfunktion besteht mithin darin, die Menge der in dem Netzwerk der Leitbahnen zirkulierenden Energie innerhalb physiologischer Grenzen konstant zu halten, überschüssige Energie aufzunehmen und im Falle eines energetischen Defizits im Energiekreislauf wieder abzugeben. Die meisten unpaarigen Leitbahnen genügen dieser Aufgabe, obwohl sie keine eigenen (sondern nur mit anderen Hauptleitbahnen gemeinsame) Foramina aufweisen und nicht in den Kreislauf der Bauenergie eingeschaltet sind, sondern nur mit ihm in Verbindung stehen[28]. Eine Ausnahme bilden die beiden wichtigsten der *Cardinales impares*, die *Sinarteriae regens et respondens* (*tu-mo* [1], *jen-mo* [2]). Sie besitzen, obwohl gleichfalls mit keinem Orbis direkt verbunden, eine Anzahl ihnen eigener Foramina. Auch

[27] Die mithin zum Komplementärorbis gehört (*shu*), an welchen sie selbst nur anknüpft (*luo*).

[28] Sie werden deshalb mit Sümpfen und Seen verglichen, denen sich zwar nicht die Strömung des Flusses, an dem sie liegen, wohl aber sein Wasserstand mitteilt. – Vgl. *Chung-i-hsüeh kai-lun* p. 105.

[1] 督脈 [2] 任脈

nehmen sie im Nebenschluß am Kreislauf der Bauenergie teil[29]. (Bisweilen werden sie in *praktischem* Kontext zusammen mit den 12 Hauptleitbahnen gezählt, in welchem Fall man also von den 14 Hauptleitbahnen [*shih-szu ching* [1]] spricht.) Ursprung und Verlauf der *Cardinales impares* unterliegen keiner allgemeinen Regel[30].

d) Die Netzbahnen (*Reticulares, luo-mo*).

Die 15 Netzbahnen sind feine Verzweigungen, die, wie ihr Name andeutet, von bestimmten Foramina der 12 Hauptleitbahnen, sowie der zwei *Sinarteriae regens et respondens* ausstrahlen; ferner die Große Reticularis des *Orbis lienalis* (*Reticularis magna lienalis, p'i ta-luo* [2]). Die Reticulares der 12 Hauptleitbahnen (Cardinales) vervollkommnen in Gestalt netzförmiger Verflechtungen deren polare Verschränkung in distaler Richtung und bilden so eine unmittelbare Ergänzung zu den Paracardinales. Während letztere *proximal* von Ellbogen und Kniegelenk aus einem Foramen der Cardinales hervortreten, nehmen die Reticulares *distal* von diesen Gelenken ihren Ursprung. Dabei ziehen die Reticulares einer *Cardinalis speciei* zur *Cardinalis intimae* und umgekehrt.

Im Gegensatz zu den Paracardinales ist die Funktionslage und Symptomatik der Reticulares in Grenzen unabhängig von jener der korrespondierenden Cardinales – was verständlich ist, wenn man die eingangs[31] zitierten ätiologischen Beziehungen bedenkt.

Die Netzbahnzweige (*Parareticulares*) sind kleine Ausstrahlungen der Cardinales, die aus diesen theoretisch an jedem der „365 Gelenke des Körpers"[32] hervorgehen und Haut, Knochen und Muskelfleisch der Umgebung mit Energie versorgen.

Netzbahnen der 3. Generation (*Reticulares parvulae*) nennt man jene weiteren, unzähligen kapillaren Verzweigungen der beiden vorgenannten Leitungsbahnen. (Obzwar Funktionen und Verlauf von Reticulares und Parareticulares allenthalben eindeutig unterschieden sind, werden in der Literatur, auch der neuesten, ihre Bezeichnungen mitunter vermengt. Oft werden die 15 überwiegend von Cardinales abzweigenden Reticulares als ‚Parareticulares' (Netzbahnzweige, *pieh-luo* [3]), umgekehrt die kleineren Netzbahnzweige als ‚Netzbahnen' (*luo*) bezeichnet[33].)

e) Die Muskelbahnen (*Nervocardinales, ching-chin* [4]).

Die 12 Nervocardinales sind Leitbahnen der Energie, welche mit den 12 Hauptleitbahnen in Verbindung stehen, jedoch im Gegensatz zu jenen in ihrer ganzen Länge an oder nahe der Körperoberfläche verlaufen und keinen Orbis direkt berühren. Sie nehmen ihren Ausgang an den Spitzen der Extremitäten,

[29] Vgl. die Skizze im *Ling-shu Pai-hua-chieh* p. 187 sowie das *Chen-chiu-hsüeh chiang-i* p. 35. [30] Vgl. die Einzeldarstellungen unten.

[31] Vgl. die S. 155 oben. [32] *Ling-shu* 3/930; *Ling-shu Pai-hua-chieh* p. 34.

[33] Z. B. im *Chung-i-hsüeh kai-lun* pp. 83, 135 *et al.*

[1] 十四經 [2] 脾大絡 [3] 別絡 [4] 經筋

umfangen deren Gelenke, durchziehen das Muskelfleisch. Die *Nervocardinales yang* verlaufen dann an der Oberfläche des Rumpfes (im Muskelfleisch) zum Kopf, die *Nervocardinales yin* enden zumeist im Muskelfleisch des Rumpfes. Überdies werden die Nervoardinales an allen Gelenken der Extremitäten zusammengefaßt („gebündelt", *chieh* [1]), die *Nervocardinales yang pedis* außerdem auf dem *Os zygmatium*, die *Nervocardinales yin pedis* im Geschlechtsteil, die *Nervocardinales yang manus* am lateralen Teil des *Os frontale* und die *Nervocardinales yin manus* am Oberbauch (Epigastrium) etwa in der Höhe des Zwerchfells. Überdies werden im Geschlechtsteil die drei *Nervocardinales yin pedis* mit der *Nervocardinalis splendoris yang pedis* zusammengefaßt. Und die *Nervocardinalis yin flectentis pedis* knüpft, nachdem die Nervus, also Sehnen und Muskeln als funktionelle Darstellung (*ch'ung, perfectio*) des *O. hepaticus* gelten[34], an alle anderen *Nervocardinales* an (*nectit, luo*).

Die Nervocardinales, deren Hauptfunktion es ist, die Koordination und Integration der Leistung von Muskeln und Gelenken zu gewährleisten, weisen, ihrer mittelbaren Verbindung mit den Orbes entsprechend, eine eigene Symptomatik auf, die überwiegend Dysfunktionen des Bewegungsapparates umfaßt.

f) Die Hautregionen (*Cutis regiones, p'i-pu*).

Wie eingangs erwähnt, ist die Haut auch für die chinesische Medizin die vorderste Verteidigungslinie gegen exogene Noxen (Heteropathien). Dies ist möglich, weil einerseits die (außerhalb aller Leitbahnen) diffundierende Wehrenergie (*wei*) in ihr wirksam ist, weil aber andererseits auch die *Sinarteriae cardinales*, die selbst in der Tiefe verlaufen, durch ihre *Reticulares, Parareticulares* und *Reticulares parvulae* die Bauenergie bis an die Hautoberfläche entsenden. Auf diese Weise ergeben sich entlang des Wegs jeder Hauptleitbahn an der Hautoberfläche Diffusionszonen ihrer Wirkung: die 12 Hautregionen (*Cutis regiones*). Diese Hautregionen können bei bestimmten Krankheitsbildern diagnostische Bedeutung erlangen[35].

4. *Die Zwölf Hauptleitbahnen* (*Cardinales, ching*) *und ihre Reizpunkte.*

Ziel der nachfolgenden Darstellung ist es, das Entsprechungssystem der chinesischen Medizin im Bereich der Sinarteriologie detailliert und authentisch auf Grund der klassischen Quellen und ihrer zeitgenössischen chinesischen Interpretation aufzuzeigen. Wie in vorhergehenden Kapiteln geht es auch hier darum, eine gesicherte *Ausgangsbasis* für weitere empirisch-medizinische als auch historisch-philologische Forschung zu schaffen. Weder soll noch kann damit ein Atlas der Sinarterien[36] noch ein Lehrbuch der Akupunktur ersetzt werden.

[34] Vgl. oben S. 99. [35] Vgl. *Su-wen* 56/476 ff.

[36] Es gibt bereits sehr brauchbare Werke dieser Art auf dem Büchermarkt, in Deutschland z. B. G. Bachmann, (die Tafeln seines Lehrbuchs:) *Die Akupunktur – eine Ordnungstherapie*, ferner Busse, *Akupunkturfibel*.

[1] 結

Die Beschreibung jeder Hauptleitbahn umfaßt folgende Abschnitte:

1. Verlauf: klassische Postulate im *Ling-shu*, ergänzt nach den Ausführungen im *Chen-chiu-hsüeh chiang-i*; 2. Symptomatik: Nur im Maße, in dem der Energiekreislauf in einer bestimmten Leitbahn gestört ist, tritt ihre charakteristische Funktion hervor. Insofern gehören diese allgemeinen Hinweise gleichfalls zur Beschreibung des Entsprechungssystems; 3. *Foramina propria*: Aufzählung der der Leitbahn eigenen Foramina unter Angabe von *1.* ihrer normativen lateinischen Bezeichnung und – in ( ) – des Bestimmungsmodus dieser Bezeichnung.

Das normative lateinische Äquivalent der chinesischen Bezeichnung eines Reizpunkts kann nach einem von fünf Modi festgelegt, ,,bestimmt'' worden sein:
1. wörtliche Übersetzung,
2. Umschreibung (= sinngemäße Übersetzung),
3. freies Äquiqalent (gewählt auf Grund einer spekulativen systemkonformen Assoziation),
4. anatomisches Äquivalent (Übernahme des europäischen *Nomen anatomicum* zur Bezeichnung des Topos),
5. Übersetzung einer Variante der chinesischen Regelbezeichnung.

Sofern eine direkte Übersetzung des chinesischen *Nomen foraminis* etymologisch und semantisch möglich und mnemotechnisch vertretbar war, wurde ihr stets der Vorzug gegeben; andernfalls mußte auf einen der Modi 2–5 ausgewichen werden.

2. ihrer im Chinesischen üblichen Namen; *3.* anderer, nur von bestimmten Autoren gebrauchter Namen des gleichen Foramens; *4.* eventuell vorgeschlagene lateinische Äquivalente für chinesische Varianten. (Lateinische Äquivalente der Varianten werden in der Regel nur dann angegeben, wenn die chinesische Variante genauer als der übliche Name die Funktion des Foramens charakterisiert: Beispiel: *Prima clusarum* = *Conquisitorium intestini tenuis*); *5.* Spezielle Funktion des Foramens (viele Foramina weisen eine unten näher erläuterte spezielle Funktion im funktionellen Gefüge der Cardinales auf). *6.* Ordnungszahl und Kürzel des Foramens nach moderner[37] und – in [ ] – klassischer Zählung[38].

Zu den soeben erwähnten Positionen *5.* und *6.* verwenden wir folgende Abkürzungen:

p = foramen puteale (*ching*) 井
e = foramen effusorium (*hsing*) 滎
i = foramen inductorium (*shu*) 俞
t = foramen transitorium (*ching* 經)
c = foramen coniunctorium (*ho* 合)
O = foramen originale (*yüan* 原)
N = foramen nexorium (*luo* 絡)

[37] Unter Zugrundelegung des *Chen-chiu-hsüeh chiang-i* und des *Shu-hsüeh-hsüeh kai-lun*.

[38] Unter Zugrundelegung des *Chen-chiu ching-hsüeh t'u-k'ao*

R	=	foramen rimicum (*hsi*) 郄
I	=	foramen inductorium dorsale ([*pei*]*shu*) 俞
C	=	foramen conquisitorium abdominale ([*fu*]*mu*) 募
cP	=	Cardinalis pulmonalis
cIC	=	Cardinalis intestini crassi
cPC	=	Cardinalis pericardialis
cT	=	Cardinalis tricalorii
cC	=	Cardinalis cardialis
CIT	=	Cardinalis intestini tenuis
cL	=	Cardinalis lienalis
cS	=	Cardinalis stomachi
cH	=	Cardinalis hepatica
cF	=	Cardinalis fellea
cR	=	Cardinalis renalis
cV	=	Cardinalis vesicalis
Rg	=	Sinarteria regens
Rs	=	Sinarteria respondens.

7. *Foramina copulo-conventoria* (*chiao-hui-hsüeh* [1]): Aufzählung jener Foramina, die außer auf der soeben beschriebenen Cardinalis noch auf einer (oder mehreren) anderen Leitbahn(en) liegen; Angabe jener Leitbahnen.

a) Die Cardinalis pulmonalis yin maioris manus.

Verlauf [Tafel XXIII]: Die *Cardinalis pulmonalis* geht aus der Magenmitte (*Corpus ventriculi*), die einen Teil des *Calorium medium* bildet, hervor, verläuft abwärts und knüpft an den *Orbis intestini crassi*, zieht dann am Magen entlang bis zu dessen oberem Teil (*Pars cardiaca*) nach oben und verbindet sich nach Durchstoßen des Zwerchfells mit dem *O. pulmonalis*. Von diesem aus zieht sie entlang der Trachaea wiederum nach oben, biegt dann in die Transversale ab, tritt in der Axilla an die Extremität, an deren Innenseite (*facies lateralis brachii*) sie (vor den *Cc. cardialis et pericardialis*) durch die Innenbeuge des Ellbogens nach unten in das *Ostium pollicare* (*ts'un-k'ou* [2]) zieht und von diesem über den Daumenballen zur Spitze des Daumens gelangt. – Ein Seitenzweig tritt proximal vom Handgelenk aus ihr hervor und zieht innen lateral am Zeigefinger zu dessen Spitze[39].

Symptomatik: Vollheit und Schwellung im *Orbis pulmonalis* [Bronchitis, Bronchiolitis acuta et chronica][40]; Husten, Atemnot [Asthma], Schmerz in der

[39] *Ling-hsu* 10/984 f.

[40] In [2] werden in dieser Rubrik die *ungefähren* Entsprechungen nach moderner westlicher Diagnose eingefügt.

[1] 交會穴 [2] 寸口

Fossa supraclavicularis. – [Durchblutungsstörungen,] Steifheit, Schmerzen des Unterarms. Ist die Energie im *O. pulmonalis* im Übermaß vorhanden: Schmerzen in Schulter und Schulterblatt, Erkältung mit spontanem Schweißausbruch, Harnträufeln, ,*vento laesio*' [,,Grippe" – Heiserkeit, Verstopfung der Nase, Heiserkeit, Trockenheit oder Schleimabsonderung aus Bronchien oder Rachen], Schleimrasseln, hörbares Atmen durch Nase und Mund; ist die Energie defizient: Schmerzhaftigkeit von Schulter und Rücken; Frösteln; Atemnot, Verfärbung des Urins[41].

Foramina propria Cardinalis pulmonalis

1. *Aula media* (1) *Conquisitorium pulmonale* C–cP1 [cP2]	– *chung-fu* 中府; ying chung-shu, *fei-mu*, fu-chung-shu, ying-shu. 膺中俞, 肺募, 府中俞, 膺俞
2. *Porta nubium* (2) cP2 [cP1]	– *yün-men* 雲門;
3. *Aula caelestis* (1) cP3	– *t'ien-fu* 天府;
4. *Candor coercitus* (1,2) cP4	– *chia-pai* 俠白[42]; chia-pai 夾白
5. *Lacus pedalis* (*Lacus ulnaris*) (1) c – cP5	– *ch'ih-tse* 尺澤; kuei-t'ang, kuei-shou 鬼堂, 鬼受
6. *Extremitas cavi* (1) R – cP6	– *k'ung-tsui* 孔最[43]
7. *Series intermissum* (1) N – cP7	– *lieh-ch'üeh*; t'ung-hsüan, 列缺 wan-lao 童玄, 腕勞.
8. *Emmissarium transitorium* (1) t – cP8	– *ching-ch'ü* 經渠[44]
9. *Vorago maior* (1) Oi – cP9	– *t'ai-yüan* 太淵; kuei-hsin, t'ai-ch'üan 鬼心, 太泉.
10. *Linea piscis* (1,2) e – cP10	– *yü-chi* 魚際;

[41] *Chen-chiu-hsüeh chiang-i* p. 48.

[42] bedeutet ,von beiden Seiten zusammendrängen', ,zusammendrücken', ,einengen'; *coercere*: ,mit Gewalt umschließen', ,zusammenhalten'. [43] [1].

[44] [2] *ch'ü*: ,Stich- bzw. Entwässerungsgraben'; *emissarium*: ,Abzugsgraben'.

[1] 最＝極 [2] 渠

11. *Metallum structivum* (2) – *shao-shang* 少商[45]; kuei-hsin, 鬼信

p – cP11

Foramen copulo-conventorium
Aula media – (*chung-fu*) [cP1] = *Conventus cardinalium yin maioris manus et pedis*

b) Die Cardinalis intestini crassi splendoris yang manus.

Verlauf [Tafel XXIV]: Die *Cardinalis intestini crassi* beginnt an der Spitze des Zeigefingers, verläuft auf der lateralen (dem Daumen zugewandten) Seite des Fingerrückens, läuft zwischen den *Vallis coniuncta* [*Ossa metacarpalia* I et II] hindurch, zieht nach oben in den Muskelbauch der *Flexores pollicis* hinein, sodann weiter an der Außenseite des Unterarms, um das Ellbogengelenk außen herum und an der Außenseite des Oberarms empor zur Spalte zwischen Acromion und Humerus, sodann durch die Spalte zwischen Acromion und Clavicula an den hinteren Saum des *M. sternocleido-mastoideus*, dem Versammlungsort der sechs *Cardinales yang*. Die Cardinalis steigt dann ab in die *Fossa supraclavicularis*, knüpft an den *O. pulmonalis*, tritt durch das Zwerchfell und verbindet sich mit dem *O. intestini crassi*. – Verzweigungen verlaufen aufwärts aus der *Fossa supraclavicularis* am Hals empor, ziehen durch den hinteren Teil der Mandibula und deren Zahnbett an die Maxilla, treten aus dieser hervor auf die Oberlippe, kreuzen sich am Philtrum und enden lateral unter dem Nasenloch[46].

Symptomatik: Zahnschmerz, Schwellung des Halses. Die Cardinalis ist von Einfluß auf alle dyskratischen Krankheiten[47]: gelbe Skleren, Trockenheit des Mundes, verstopfte Nase, Nasenbluten, Heiserkeit [tuberkulöse oder auch luetische], Schmerzen in Schulter und Deltoideus, Schmerzen und Gebrauchsunfähigkeit von Daumen und Zeigefinger. Bei überschüssiger Energie: Schwellung und Hitze der von der Cardinalis durchlaufenen Regionen; bei Erschöpfung der Energie: Frösteln und Unfähigkeit, sich zu erwärmen.

Foramina propria Cardinalis intestini crassi:

1. *Yang extremum* (5) – *shang-yang* 商陽; *chüeh-yang* 絶陽

p – cIC1

2. *Interstitium alterum* (1) – *erh-chien* 二間[48]; chou-ku, chien-ku 周谷, 間谷

e – cIC2

[45] *shao-shang* ist eine konventionelle, aus der Harmonik abgeleitete, doch völlig abstrahierte Bezeichnung des Yin-Aspekts der Wandlungsphase Metall; vgl. oben S. 60. [46] = *Ling-shu* 10/990.

[47] Bedingt durch ein disharmonisches Verhältnis zwischen Yin- und Yang-Säften (*chin* und *yeh* [1]). [48] *chien* = ‚Spalt', ‚Zwischenraum', lat. *interstitium*.

[1] 津液

3. *Interstitium tertium* (1) i – cIC3	– *san-chien* 三間; shao-ku, hsiao-ku 少谷, 小谷
4. *Vallis coniuncta* (1) O – cIC4	– *ho-ku* 合谷; hu-k'ou, han-k'ou, ho-ku 虎口, 含口, 合骨
5. *Rivulus yang* (1) t – cIC5	– *yang-hsi* 陽谿; chung-k'uei 中魁
6. *Pervium obliquum* (1) N – cIC6	– *p'ien-li* 偏歷[49]
7. *Amnis fovens* (1) R – cIC7	– *wen-liu* 溫溜[50]; shê-t'ou, ni-chu, wen-liu 蛇頭, 逆注, 溫留, ti-t'ou 地頭, (t'uo-t'ou), ch'ih-t'ou 沱頭, 池頭
8. *Angustiae inferae manus* (1,5) cIC8	– *hsia-lien* 下廉[51]; *hou chih hsia-lien* 手之下廉
9. *Angustiae superae manus* (1,5) cIC9	– *shang-lien* 上廉; *shou chih shang-lien* 手之上廉
10. *Vicus tertius manus* (1,5) cIC10	– *san-li* 三里; *shou san-li*, shang san-li, kuei-hsieh 手三里, 上三里, 鬼邪
11. *Stagnum curvum* (1) c – cIC11	– *ch'ü-ch'ih* 曲池; kuei-ch'en, yang-tsê, kuei-t'ui 鬼臣, 陽澤, 鬼腿
12. *Cella cubiti* (1) cIC12	– *chou-chiao* 肘窌, *chou-liao* 肘髎[52]; *chou-chien* 肘尖

[49] *pervium* [1]: ‚Durchgang'.

[50] *liu* [2]: ‚raschfließendes Wasser'; *amnis*: ‚Wildbach', ‚Strömung', ‚Flut'.

[51] Nach *Shuo-wen* p. 449 ist *lien* [3] Antonym von ‚weit' und bedeutet mithin ‚eng'; ‚zusammenraffen'.

[52] *chiao* [4] bedeutet ‚Erdloch', ‚Keller', lat. ‚*cella*' und ist im *Chia-i-ching* bei diesem Foramen und einer größeren Zahl weiterer Foramina, in deren Namen die Komponente vorkommt, die gebräuchliche Schreibung. Sie wird von der Mehrzahl der späteren und nahezu allen modernen Autoren übernommen (*Chen-chiu ching-hsüeh t'u-k'ao*, *Chen-chiu-hsüeh chiang-i*). Im textus receptus des *Nei-ching* hingegen wird statt *chiao* [5] durchwegs der anatomische *tt liao* [6] gebraucht,

[1] 歷 [2] 溜 [3] 廉 [4] 窌 [5] 窌 [6] 髎

13. *Vicus quintus manus* (1) cIC13	– *wu-li* 五里; *shou chih wu-li*, ch'ih chih wu-li, ta-chin 手之五里, 尺之五里, 大禁
14. *Latus lacerti* (2) cIC14	– *pi-nao* 臂臑[53]; t'ou-ch'ung, ching-ch'ung 頭衝, 頸衝
15. *Promontorium humeri* (2,5) cIC15 [cIC17]	– *chien-yü* 肩髃[54]; chien-ching 肩井, chien-ku 肩骨; chung chien-ku 中肩骨, pien-ku 髃骨, yü-chien 髃間, pien-chien 髃肩,
16. *Os amplum* (1) *Clavicula* cIC16 [cIC18]	– *chü-ku* 巨骨[55]
17. *Tripus caelestis* (1) cIC17 [cIC19]	– *t'ien-ting* 天鼎; t'ien-ting 天頂
18. *Foramen aquaticum* (5) *ruina fulta*[56] cIC18 [cIC20]	– *fu-t'u* 扶突; *shui-hsüeh* 水穴
19. *Cella frumentaria* (1) cIC19 [cIC22]	– *ho-chiao* 禾窌 ho-liao, ch'ang-p'in, ch'ang-liao, ch'ang-yüeh 禾髎, 長頻, 長髎, 長䫜, 長頔
20. *Accipiens odores* (1) *Yang impedimentalis* cIC20 [cS1]	– *ying-hsiang*; 迎香 ch'ung-yang 衝陽

welcher eine ‚Gelenkspalte' bezeichnet. Obwohl diese Lesart nicht nur die klassische, sondern auch die auf den ersten Blick plausiblere ist, wird sie nur von einer Minderheit der älteren und modernen Autoren übernommen. Auch wir übernehmen sie nicht, weil die bezeichneten Foramina nur ausnahmsweise präzis eine Gelenkspalte treffen.

[53] *nao* [1] bezeichnet die ‚Innenseite des Oberarms', *pi* [2] den ‚Oberarm', das ‚Schulterstück'; *lacertus*: ‚Muskel', ‚Oberarm'.

[54] *yü* [3] bezeichnet die ‚Vorderseite der Schulter', also im engeren Sinn den von vorn fühlbaren „Schulterknochen".

[55] *chü-ku* ist das moderne chinesische Äquivalent des nomen anatomicum ‚*clavicula*'.

[56] *ruina*, die Bresche; *fulcere*, versperren, befestigen.

[1] 臑 [2] 臂 [3] 髃 [4] 突

Foramina copulo-conventoria Cardinalis intestini crassi

Omnium defatigationum	(*ta-chui*) [Rg14]
Canalis aquae	(*shui-kou*) [Rg26]
Granarium terrestre	(*ti-ts'ang*) [cS4]
Continens ventum	(*ping-feng*) [cIT12].

c) Die Cardinalis stomachi splendoris yang pedis.

Verlauf [Tafel XXV]: Die Cardinalis beginnt an der Basis des Nasenflügels (in der Nasenflügelfurche), zieht zur Nasenwurzel, zieht dann lateral bis unter die Augenmitte, verbindet sich hier mit der *Cardinalis vesicalis yang maioris pedis*, verläuft abwärts in der Nasenlippenfurche, tritt in die Maxilla ein und wieder aus, zieht um den Mundwinkel und an der Unterlippe entlang bis zu deren Mitte (*Foramen recipiens liquoris*, Rs24), verläuft dann in umgekehrter Richtung an den unteren Rand der Mandibula, tritt am *Foramen Magnum accipiens* (cS5) am Kieferbogen aus, verläuft sodann weiter entlang der unteren Grenze der Mandibula, dann empor zum Gelenkspalt der Mandibula und über das *Os zygomaticum* empor an die Haargrenze der Schläfe. – Ihre Verzweigung geht vom *Foramen magnum accipiens* (cS5) am Hals seitlich nach unten, und tritt von oben ziemlich median in die *Fossa supraclavicularis* ein; von dieser zieht sie in die Tiefe, tritt durch das Zwerchfell hindurch, verbindet sich mit dem *O. stomachi* und knüpft an den *Orbis lienalis*. – Die gerade Fortsetzung geht von der *Fossa supraclavicularis* zur *Linea mamillaris*, biegt kurz nach dem *Medium mammae* leicht median auf die *Linea parasternalis* ab, verläuft auf dieser und ihrer gedachten Fortsetzung abwärts bis zum *Foramen impedimentale qi* (cS30) am oberen Rand der Leistengegend. Ein Seitenzweig dieser Fortsetzung beginnt an der *Pars pylorica stomachi*, zieht im Bauche abwärts und tritt im *Foramen impedimentale qi* (cS30) an die Verzweigung heran. Von dort verläuft die Cardinalis weiter auf die frontale Mitte des Oberschenkels (*M. rectus femoris*) durch die Patella (bzw. deren lateralen Rand) auf die *Margo tibiae*, von dort über die Mitte des Fußrückens entlang dem *Metatarsale digiti III* an die Spitze *digiti II*. Ein Seitenzweig verläßt die Verzweigung drei Zoll unter der Patella und endet in der lateralen Falte der mittleren Zehe; ein weiterer Seitenzweig verläßt die Abzweigung, tritt in die Falte des Halux und endet an dessen Spitze[57].

Symptomatik: Schüttelfrost, Stöhnen, häufiges Niesen, dunkle Gesichtsfarbe. Bei Eintritt der Krankheit: Abneigung gegen Menschen und Feuer (Wärme); Schreckhaftigkeit bei klappernden Geräuschen; Tendenz sich ein- und abzuschließen. In der Krise: Verlangen nach erhöhten Orten, Verlangen zu singen, Neigung die Kleidung abzuwerfen und sich heftig zu bewegen. Rumpeln im Epigastrium, Schwellung des Leibes [Enteritis], *Flexus cruris* [*Ulcera cruris*]. Die Cardinalis ist von Einfluß auf alle sich aus einer Dysfunktion des *hsüeh*, der ‚individualspezifisch struktiven Energie' ergebenden Leiden: Raserei, Malaria, hohes Fieber, heftige Schweißausbrüche, Erkältung mit verstopfter Nase,

[57] *Ling-shu* 10/993.

Nasenbluten, blutende, wunde Lippen, Heiserkeit [tuberkulöse und syphilitische], Schwellung des Halses, Bauchwassersucht, Schmerzhaftigkeit und Schwellung des Kniegelenks; Schmerzen in Brust und Sternum, Oberschenkel, insbesondere im *Rectus femoris* und im *Tibialis anterior* sowie des *Dorsum pedis*; Gebrauchsunfähigkeit des Mittelfingers.

Bei Abundanz der Energie: Hitze der Bauchseite des Körpers; bei Überschuß der Energie: kräftige Verdauung und häufiges Hungergefühl, gelber Urin. Bei Defizienz der Energie: Kältegefühl an der Bauchseite, Frösteln, Kälte im *O. stomachi*, Plethora [Gastritis, Gastroenteritis].

Foramina propria Cardinalis stomachi:

1. *Recipiens lacrimarum* (1) cS1 [cS2]	– *ch'eng-ch'i* 承泣; mien-chiao 面窌, hsi-hsüeh 鼷穴, 谿穴, yang-chi 羕泣
2. *Margo zygomaticus* (4) cS2 [cS3]	– *szu-pai* 四白
3. *Cella ampla* (1) cS3 [cS4]	– *chü-chiao* 巨窌; chü-liao 巨髎
4. *Granarium terrestre* (1) cS4 [cS5]	– *ti-ts'ang* 地倉; hui-wei 會維, wei-wei 胃維
5. *Magnum accipiens* (1) cS5 [cS7]	– *ta-ying* 大迎; *sui-k'ung* 髓孔
6. *Maxilla* (1,2) cS6 [cS8]	– *chia-ch'ê* 頰車; chi-kuan 機關, ya-ch'ê 牙車, ch'ü-ya 曲牙, chi-men 機門, kuei-lin 鬼林
7. *Clusa inferior* (1) cS7 [cS9]	– *hsia-kuan* 下關[58]
8. *Retinens capiti* (1) cS8 [cS2]	– *t'ou-wei* 頭維; t'ou-feng 頭縫, sang-ta 顙大
9. *Accipiens hominum* (1) *Philtrum* cS9 [cS10]	– *jen-ying* 人迎; tien wu-hui 天五會, wu-hui 五會

[58] Das lateinische Wort *clusa* (*clausa*), ‚Engpaß' gibt annähernd etymologisch die Doppelbedeutung des chinesischen Ausdrucks *kuan* [1], nämlich 1. ‚natürliche Enge', ‚Engpaß', 2. ‚Befestigung', ‚Sperre' wieder.

[1] 關

10. *Porta aquae* (5) *Ruina aquae* cS10 [cS11]	– *shui-t'u* 水突; *shui-men* 水門, shui-t'ien 水天
11. *Domus qi* (1) cS11 [cS12]	– *ch'i-shệ* 氣舍
12. *Fossa supraclavicularis* (4) (*Scutella egentis*) cS12 [cS13]	– *ch'üeh-pen* 缺盆; t'ien-kai 天蓋, ch'ih-kai 尺蓋
13. *Ostium qi* (1) cS13 [cS14]	– *ch'i-hu* 氣戶
14. *Aerarium* (2) cS14 [cS15]	– *k'u-fang* 庫房
15. *Tecti pluteus* (1)[59] cS15 [cS16]	– *wu-i* 屋翳
16. *Fenestra thoracis* (1,2) cS16 [cS17]	– *ying-ch'uang* 膺窗
17. *Medium mammae* (1,4) cS17 [cS18]	– *ju-chung* 乳中; tang-ju 當乳
18. *Radix mammae* (1) cS18 [cS19]	– *ju-ken* 乳根
19. *Non licet!* (1) cS19 [cS20]	– *pu-jung* 不容
20. *Recipiens plenitudinis* (1) cS20 [cS21]	– *ch'eng-man* 承滿
21. *Porta septi* (1) cS21 [cS22]	– *liang-men* 梁門[60]
22. *Porta clusae* (1) cS22 [cS23]	– *kuan-men* 關門; kuan-ming 關明
23. *Unum maius* (5) cS 23 [cS24]	– *t'ai-i* 太乙; t'ai-i 太一

[59] ‚das Schutzdach des Hauses'; *i* [1] bedeutet den aus Federn gefertigten ‚Schirm' des rituellen Tänzers und abgeleitet ‚sich verbergen', ‚verdecken'.

[60] *liang* [2] bedeutet u. a. ‚ein im Wasser zur Erleichterung des Fischfangs errichtetes Wehr'; *septum*: ‚Absperrung', ‚Scheidewand'.

[1] 翳 [2] 梁

24. *Porta carnis lubricae* (1) cS24 [cS25]	– *hua-jou-men* 滑肉門; hua-yu men, 滑幽門, hua-jou 滑肉
25. *Cardo caeli* (1) *Conquisitorium intestini crassi* cS25 [cS26]	– *t'ien-shu* 天樞; ch'ang-hsi 長谿, ku-men 谷門, ch'ang-ku 長谷, *ta-ch'ang-mu* 大腸慕, hsün-chi 循際, hsün-yüan 羗元, pu-yüan 補元
26. *Tumulus externus* (1) cS26 [cS27]	– *wai-ling* 外陵
27. *Norma magna* (1) cS27 [cS28]	– *ta-chü* 大巨[61]; yeh-men 腋門
28. *Via aquae* (1) cS28 [cS29]	– *shui-tao* 水道
29. *Verte!* (1) cS29 [cS30]	– *kuei-lai* 歸來; hsi-hsüeh 谿穴, *hsi-ku* 谿谷
30. *Impedimentale qi* (1) cS30 [cS31]	– *ch'i-ch'ung* 氣衝[62]; ch'i-chieh 氣街
31. *Clusa femoralis* (1) cS31 [cS32]	– *pi-kuan* 髀關
32. *Lepus subreptus* (1) cS32 [cS33]	– *fu-t'u* 伏兎; wai-ch'iu 外丘, wai-kou 外勾
33. *Forum yin* (1) cS33 [cS34]	– *yin-shih* 陰市; yin-ting 陰鼎
34. *Monticulus septi* (1) R – cS34 [cS35]	– *liang-ch'iu* 梁丘; k'ua-ku 跨骨
35. *Nasus vituli* (1) cS35 [cS36]	– *tu-pi* 犢鼻

[61] *chü* [1] ist als [2] *chü* = ‚Winkelmaß', ‚Richtmaß' zu lesen.

[62] *ch'ung* [3] bedeutet nach der Zeichenetymologie und u. a. in der Alltagssprache: ‚Straße mit schwerem Durchgangsverkehr', eine ‚Hauptverbindungsstraße' (Englisch: ‚trunk road'); als medizinischer Fachausdruck weist das Wort auf einen ‚Hauptdurchgang der Energie', sei es durch ein Foramen, sei es durch eine ganze Sinarterie. Wir haben dafür als Neologismus das Adjektiv ‚*impedimentalis*' – von Lateinisch ‚impedimenta', ‚der Troß' eingeführt, wobei wir hier ‚Foramen' oder a. O. ‚Cardinalis' zu ergänzen haben.

[1] 巨 [2] 矩 [3] 衝

36. *Vicus tertius pedis* (1) c – cS36 [cS37]	– *san-li* 三里; *tsu-san-li* 足三里, hsia san-li 下三里, hsia-ling 下陵, kuei-hsieh 鬼邪
37. *Angustiae superores aggeris ampli* (1) cS37 [cS38]	– *chü-hsü shang lien* 巨虛上廉; shang chu-hsü[63] 上巨虛, shang-lien 上廉
38. *Os relaxationis* (1,2) cS38 [cS39]	– *t'iao-k'ou* 條口[64]
39. *Angustiae inferiores aggeris ampli* (1) cS39 [cS40]	– *chü-hsü hsia-lien* 巨虛下廉; hsia chü-hsü 下巨虛, hsia-lien 下廉
40. *Abundantia* (1) N – cS40 [cS41]	– *feng-lung* 豐隆
41. *Rivulus liberans* (1) t – cS41 [cS42]	– *chieh-hsi* 解谿
42. *Yang impedimentalis* (1) O – cS42 [cS43]	– *ch'ung-yang* 衝陽; fu-yang 趺陽, hui-yüan 會原, hui-ku 會骨, hui-ch'ü 會屈, hui-yüan 會源
43. *Vallis demersa* (1) i – cS43 [cS]	– *hsien-ku* 陷谷
44. *Vestibulum internum* (1) e – cS44 [cS45]	– *nei-t'ing* 內庭
45. *Laetitia repressa* (1) p – cS45 [cS46]	– *li-tui* 厲兌[65]

Foramina copulo-conventoria Cardinalis stomachi:

Canthus nasalis	(*ching-ming*)	[cV1]
Clusa superior	(*shang-kuan*)	[cF3]
In angulo sphenoidalis	(*han-yen*)	[cF4]

[63] *shang-lien hsü* [1] verwendet an Stelle von *hsü* [2] = ‚großer Hügel', ‚angeschuttete Erde', ‚Wall', ‚Mauer', lateinisch ‚*agger*' . . . ‚herbeigeschaffte Erde'.

[64] *t'iao* [3] bedeutet u. a. ‚entspannen' (*ch'ang* [4]). Der Name weist wahrscheinlich auf die paretischen Erschlaffungen der unteren Extremität, die durch Einwirkung auf dieses Foramen behandelt werden.

[65] *tui* [5] bezieht sich in den *Nomina foramina* stets auf die im *I-ching*, Trigramm ‚*tui*' gegebene Assoziation des „Fröhlichen", „Heiteren", lat. *laetitia*; vgl. auch das Foramen Rg27.

[1] 虛 [2] 墟 [3] 條 [4] 暢 [5] 兌

Foramen medullae	(*hsüan-lu*)	[cF5]
Lobulus suspensus	(*hsüan-li*)	[cF6]
Canalis aquae	(*shui-kou*)	[Rg26]
Vestibulum shen	(*shen-t'ing*)	[Rg24]
Conventus omnium	(*pai-hui*)	[Rg20]
Omnium defatigationum	(*ta-chui*)	[Rg14]
Foramen cardiacum	(*shang-kuan*)	[Rs13]
Conquisitorium stomachi	(*chung-kuan*)	[Rs12]
Recipiens liquoris	(*ch'eng-chiang*)	[Rs2]
Accipiens odores	(*ying-hsiang*)	[cS1]

d) Die Cardinalis lienalis yin maioris pedis.

Verlauf [Tafel XXVI]: Die Cardinalis beginnt am *Apex halucis*, verläuft medial an der „Grenze von weißem und rotem Fleisch", zieht über den Kopf des *Metararsale I* an den vorderen Rand des *Malleolus medialis*, von dort medial am Unterschenkel am hinteren Rand der *Tibia* empor, wo sie sich mit der *Cardinalis hepatica yin flectentis pedis* überschneidet, weiter über Innenseite von Kniegelenk und Oberschenkel durch die Leisten in die Bauchhöhle, wo sie sich mit dem *O. lienalis* verbindet und an den *O. stomachi* anknüpft. Sodann tritt sie durch das Zwerchfell, schmiegt sich an die Speiseröhre und stellt die Verbindung zur Zungenwurzel her, in die sie ausstrahlt. – Ihre Verzweigung geht vom Magen aus, tritt gleichfalls durch das Zwerchfell und mündet in das Herz[66].

Symptomatik: Schwellung und Schmerzhaftigkeit der Zungenwurzel, Brechreiz nach dem Essen, Magenschmerz, Schwellung des Unterleibs, Aufstoßen; Blähungsabgang und Stuhlgang bringt Erleichterung; allgemeine Abgeschlagenheit und Asthenie. – Bewegungsunfähigkeit, Anorexie, [Kreislaufstörungen,] Herzschmerzen, Diarrhöe oder Obstipation, Urinverhaltung, Ikterus, Schlaflosigkeit, Schwellung der Innenseite von Oberschenkel und Kniegelenk, durch Flexus [Kreislaufschwäche] bedingte Kälte (der Extremitäten); Gebrauchsunfähigkeit der großen Zehe.

Foramina propria Cardinalis lienalis:

1. *Candor occultus* (1) – *yin-pai* 隱白; kuei-lei 鬼壘, kuei-yen 鬼眼, yin-pai 陰白
   p – cL1
2. *Urbs magna* (1) – *ta-tu* 大都
   e – cL2
3. *Candidum maius* (1) – *t'ai-pai* 太白
   Oi – cL3
4. *Caput metatarsalis halucis* (4) – *kung-sun* 公孫
   N – cL4
5. *Monticulus tali* (3) – *shang-ch'iu* 商丘, 坵
   t – cL5

[66] *Ling-shu* 10/997 f.

6. *Copulatio trium yin* (1) cL6	– *san-yin-chiao* 三陰交; ch'eng-ming 承命, t'ai-yin 太陰, hsia chih san-li 下之三里
7. *Vallis percolationis* (1) *Nexorium yin maioris* cL7	– *lou-ku* 漏谷; *t'ai-yin-luo* 太陰絡
8. *Domus lienalis* (5) R – cL8	– *ti-chi* 地機; *p'i-shê* 脾舍, ti-chi 地箕
9. *Fons tumuli yin* (1) c – cL9	– *yin-ling-ch'üan* 陰陵泉[67]; yin chih ling-ch'üan 陰之陵泉
10. *Mare xue* (1) cL10	– *hsüeh-hai* 血海; *hsüeh-hsi* 血郄, pai-ch'ung-wo 百蟲窩
11. *Porta Sagittarii* (2) cL11	– *chi-men* 箕門
12. *Porta impedimentalis* (1) cL12	– *ch'ung-men* 衝門; tzu-kung 慈宮, shang tzu-kung 上慈宮, ch'ien-chang-men 前章門
13. *Domus aulicus* (1) cL13	– *fu-shê* 府舍
14. *Nodus abdominalis* (1) cL14	– *fu-chieh* 腹結; fu-ch'ü 腹屈, ch'ang-k'u 腸窟, ch'ang-chieh 腸結, yang-k'u 陽窟
15. *Transversum magnum* (1) cL15	– *ta-heng* 大橫; shen-ch'i 腎氣, jen-heng 人橫
16. *Aegritudo abdominis* (1,3) cL16	– *fu-ai* 腹哀; ch'ang-ai 腸哀, ch'ang-ch'ü 腸屈
17. *Clusa fortunae* (5) cL17	–*shih-tu* 食竇; ming-kuan 命關
18. *Rivulus caelestis* (1) cL18	– *t'ien-hsi* 天谿

[67] Das *Foramen Yang-ling-ch'üan* (*Fons tumuli yang*) ist das Coniunctorium der cF:cF34.

19. *Rus pectoris* (1) – *hsiung-hsiang* 胸鄉
cL19

20. *Castra angularis* (3) – *Chou-ying* 周營; Chou-jung 周榮
cL20

21. *Nexorium magnum lienalis* (2) – *ta-pao* 大包
cL21

Foramina copulo-conventoria Cardinalis lienalis:

Aula media	(*chung-fu*)	[cP1]
Conquisitorium hepaticum	(*ch'i-men*)	[cH14]
Sol et Luna	(*jih-yüeh*)	[cF24]
Foramen pyloricum	(*hsia-kuan*)	[Rs10]
Prima clusarum	(*kuan-yüan*)	[Rs4]
Conquisitiorium vesicale	(*chung-chi*)	[Rs3]

e) Die Cardinalis cardialis yin minoris manu.

Verlauf [Tafel XXVII]: Die Cardinalis beginnt im Herzen und ist, nachdem sie aus diesem hervortritt, mit dem gesamten System des *Orbis cardialis* verbunden. Nach Durchstoßen des Zwerchfells knüpft sie an den *Orbis intestini tenuis*. – Ein Seitenzweig zieht vom *Orbis cardialis* an die Speiseröhre nach oben und stellt eine Verbindung zum optischen System (Augapfel und seiner Umgebung) her. – Die Leitbahn selbst verläuft nach oben in den *Orbis pulmonalis*, tritt dann in der Axilla an die Innenseite des Arms, an der sie hinter den *Cc. pulmonalis et pericardialis* – stets an der Innenseite – über den Ellbogen an den Unterarm um Caput des *Os capitatum* zieht, um von dort durch den Handteller entlang der Innenseite des kleinen Fingers bis zu dessen Spitze vorzudringen[68].

Symptomatik: Trockenheit der Kehle und heftiger Durst, Herzschmerzen, Kontravektion und Flexus des Unterarms [Durchblutungsstörungen, Taubheit], Schmerzen und Steifheit des Unterarms; Trübsichtigkeit, Schmerzen des Brustkorbs und der Rippen; Hitze und Schmerzhaftigkeit der Innenhand.

Foramina propria Cardinalis cardialis:

1. *Fons culminis* (1) – *chi-ch'üan* 極泉
cC1

2. *Fons caeruleus* (3) – *ch'ing-ling(ch'üan)* 青靈泉
cC2

3. *Mare minus* (1) – *shao-hai* 少海; ch'ü-chieh 曲節
c – cC3

4. *Via vis structivae* (1) – *ling-tao* 靈道
t – cC4

[68] *Ling-shu* 10/1001.

5. *Vicus communicans* (1) N – cC5	– *t'ung-li* 通里, 通理
6. *Rimicum yin minoris* (2,5) R – cC6	– *yin-hsi* 陰郄; *shao-yin-hsi* 少陰郄, shih-kung 石宮, t'ung-kuan 通關
7. *Impedimentale laetitiae* (5) Oi – cC7	– *shen-men* 神門; *tui-ch'ung* 兌衝, chung-tu 中都, jui-chung 銳中, tui-ku 兌骨
8. *Aula minor* (1) e – cC8	– *shao-fu* 少府
9. *Impedimentale minus* (1) p – cC9	– *shao-ch'ung* 少衝; ching-shih 經始

f) Die Cardinalis intestini tenuis yang maioris manus.

Verlauf [Tafel XXVIII]: Die Cardinalis beginnt an der Spitze des kleinen Fingers, zieht von dort an dessen Außenseite und über den Handrücken auf die dorsale Seite des Handgelenks, überquert den Spalt zwischen *Os triquetum* und dem *Epicondylus medialis* (= *Processus styloides ulnae*), in dem das *Vallis yang* (cIT5) liegt; von dort verläuft sie an der Unterseite der *Ulna* um den Ellbogen, durchquert den Spalt zwischen *Olecranon* und *Epicondylus medialis humeri* und zieht an der Außenseite des Oberarms empor an die Rückseite des Schultergelenks; von dort verläuft sie weiter über das Schulterblatt und die Schulter durch die *Fossa supraclavicularis* zum *Orbis cardialis*, an welchen sie anknüpft, zieht dann an der Speiseröhre abwärts zum *Orbis stomachi* und verbindet sich schließlich mit dem *O. intestini tenuis*. – Ein Seitenzweig zieht durch die *Fossa supraclavicularis* an den Hals und über die *Mandibula* an das *Os zygomaticum* und von dort zum *Canthus lateralis* und von dort wiederum weiter seitlich in das Gehörorgan. Ein weiterer Seitenzweig geht (vom erstgenannten) auf der *Mandibula* aus, zieht unter dem Auge hinweg an die Nase und schließlich zum *Canthus nasalis* (*medialis*)[69].

Symptomatik: Halsschmerzen; Schmerzen und Schwellung der Halsmuskulatur; Unfähigkeit, den Kopf zu wenden; ziehende Schmerzen im Schultergürtel, Zerschlagenheitsgefühl im Oberarm. Ferner alle Symptome, die mit einer Dyskrasie der struktiven Säfte (*yeh*) zusammenhängen: Schwerhörigkeit, Trübsichtigkeit, Schwellung der mandibulären Gesichtspartien, Schmerzhaftigkeit von Hals, Schulterblättern, Oberarm, Kleinfingerseite außen des Unterarms.

[69] *Ling-shu* 10/1004.

Foramina propria Cardinalis intestini tenuis:

1. *Lacus minor* (1) – *shao-tsê* 少澤; hsiao-chi 小吉
   p – cIT1
2. *Vallis anterior* (1) – *ch'ien-ku* 前谷; shou t'ai-yang 手太陽
   e – cIT2
3. *Rivulus posterior* (1) – *hou-hsi* 後谿
   i – cIT3
4. *Foramen carpicum* (2) – *wan-ku* 腕骨
   O – cIT4
5. *Vallis yang* (1) – *yang-ku* 陽谷
   t – cIT5
6. *Senectus felix* (2,3) – *yang-lao* 養老
   R – cIT 6
7. *Adminiculans orthopathiam* (1) – *chih-cheng* 支正[70]
   N – cIT7
8. *Mare parvum* (1) – *hsiao-hai* 小海
   c – cIT8
9. *Rectum alae*[71] (2) – *chien-chen* 肩貞
   cIT9
10. *Inductorium lacerti* (1) – *nao-shu* 臑俞
    cIT10
11. *Genus caeleste* (1) *t'ien-tsung* 天宗
    cIT11
12. *Continens ventum* (1) – *ping-feng* 秉風
    cIT12
13. *Murus curvus* (1) – *ch'ü-yüan* 曲垣
    cIT13
14. *Inductorium externum alae* (1) – *chien wai shu* 肩外俞
    cIT14 [cT14]
15. *Inductorium medium alae* (1) – ***chien chung shu*** 肩中俞
    cIT15 [cT15]
16. *Fenestra caeli* (1) – *t'ien-ch'uang* 天窗; ch'uang-lung 窗籠, 窗聾, 窗龍
    cIT16 [cIT13]
17. *Vultus caelestis* (1) – *t'ien-jung* 天容
    cIT17 [cT19]

[70] *chih* [1] ‚stützen'; *adminiculum*: ‚Stütze', ‚Stützpfahl'.

[71] Sc. ‚*foramen*'.

[1] 支

18. *Cella zygomatica* (1) cIT18 [cIT14]	– *ch'üan-chiao* 顴窌; ch'üan-liao 顴髎, tui-ku 兌骨
19. *Conclave auditus* (1) cIT19 [cIT15]	– *t'ing-kung* 聽宮; to so-wen 多所聞

Foramina copulo-conventoria Cardinalis intestini tenuis:

Omnium defatigationum	(*ta-chui*)	[Rg14]
Foramen cardiacum	(*shang-kuan*)	[Rs13]
Foramen pyloricum	(*hsia-kuan*)	[Rs10]
Canthus nasalis	(*ching-ming*)	[cV1]
Radius magnus	(*ta-chu*)	[cV11]
Pars addita	(*fu-fen*)	[cV41]
Cella harmoniae	(*ho-chiao*)	[cT22]
Cella pupillae	(*t'ung-tzu-chiao*)	[cF1]

g) Die Cardinalis vesicalis yang maioris pedis.

Verlauf [Tafel XXIX: Die Cardinalis beginnt im *Canthus medialis*, zieht empor über die Stirn zu einem Knotenpunkt auf dem Schädeldach. Ein Seitenzweig zieht von dort an die obere Spitze des Ohres. – Die direkte Fortsetzung knüpft, vom Schädeldach aus kommend, an das Gehirn, tritt daraus wieder hervor und zieht über Hinterhaupt und Nacken auf das Schulterblatt, wo sie senkrecht durch das Fleisch der verschiedenen Musculi am medialen Rand derselben parallel zur Wirbelsäule nach unten läuft, an den *Orbis renalis* anknüpft und sich mit dem *Orbis vesicalis* verbindet. Ein Seitenzweig geht oben medial am Schulterblatt schräg lateral und nach unten gerichtet von der Cardinalis aus, biegt dann senkrecht nach unten in eine (annähernde) Parallele zur Wirbelsäule, zieht über die Hüfte und den *Glutaeus maximus* auf die Außenseite des Oberschenkels, biegt an der lateralen Seite des Kniegelenks nach hinten in die Kniekehle, verläuft dann an der Rückseite des Unterschenkels bis zur Unterseite der Wade, zieht dann wieder auf der lateralen Seite des Unterschenkels abwärts, hinten am *Malleollus lateralis* vorbei an die Ferse und von dieser an der lateralen Seite des Fußes zur Spitze der kleinen Zehe[72].

Symptomatik: Heftige Kopfschmerzen; Gefühl, als würden die Augen aus den Höhlen gedrückt; ziehender Schmerz im Hinterhaupt; Schmerzen der Wirbelsäule; Zerschlagenheitsgefühl in den Lenden, Steifheit des Hüft- und des Kniegelenks; Gefühl, als ob die Waden bersten wollten; [Durchblutungsstörungen,] Steifheit, Schmerzen in der Knöchelgegend außen. Ferner alle Symptome, die mit einer Dysfunktion der *nervus* [der Bewegungsmuskeln] zusammenhängen: Hämorrhoiden, Malaria, *Chorea maniacalis*; epileptiforme Symptome. Fontanellenschmerz, Trübsichtigkeit, Tränenfluß, verstopfte Nase, Fließschnupfen, Nasenbluten. Pathologischer Schmerz in Hinterkopf, Rücken und Lende, Steiß, Kniekehle, Wade und Fuß; Bewegungsunfähigkeit der kleinen Zehe.

[72] *Ling-shu* 10/1006 f.

Foramina propria Cardinalis vesicalis:

1. *Canthus nasalis* (5,4) cV1	– *ching-ming* 睛明; lei-k'ung 淚孔, 淚空 *mu nei-tzu* 目內眦, nei-tzu wai 內眦外, ching-ming 精明
2. *Bambusae colligatae* (1) cV2	– *ts'uan-chu* 攢竹; shih-kuang 始光, yeh-kuang 夜光, ming-kuang 明光, yüan-chu 員柱, mei-chung 眉中, kuang-ming 光明, yüan-chu 元柱, *mei-pen* 眉本, yüan-tsai 員在, mei-t'ou 眉頭, hsiao-chu 小竹
3. *Impedimentale supercilii* (1) cV3	– *mei-ch'ung* 眉衝
4. *Impedimentale nasi* (5) (*Deviatio curva*) cV4	– *ch'ü-ch'a* 曲差; *pi-ch'ung* 鼻衝
5. *Quinto loco* (1) (*Amplo loco*) cV5	– *wu-ch'u* 五處; chü-ch'u 巨處
6. *Recipiens luminem* (1) cV6	– *ch'eng-kuang* 承光
7. *Caelo communicans* (1) cV7	– *t'ung-t'ien* 通天; t'ien-chiu 天臼, t'ien-pai 天白, t'ien-po 大伯
8. *Nectens recedentem* (1) cV8	– *luo-chüeh* 絡卻; ch'iang-yang 强陽, nao-kai 腦蓋, luo-hsi 絡郄
9. *Cervical iaspidis* (1) cV9	– *yü-chen* 玉枕
10. *Columna caeli* (1) cV10	– *t'ien-chu* 天柱
11. *Radius magnus* (1) *Inductorium dorsale* cV11	– *ta-chu* 大杼[73]; pei-shu 背俞, pai-lao 百勞

[73] *chu* [1] ‚Weberschiffchen', lateinisch ‚*radius*'.

[1] 杼

12. *Porta ventorum* (1) (*Aula caloris*) cV12	– *feng-men* 風門; *jo-fu* 熱府
13. *Inductorium pulmonale* (1) cV13	– *fei-shu* 肺俞; san-chiao chih chien 三焦之間
14. *Inductorium yin flectentis* (1) cV14	– *chüeh-yin-shu* 厥陰俞; ch'üeh-shu 闕俞, chüeh-shu 厥俞
15. *Inductorium cardiale* (1) cV15	– *hsin-shu* 心俞; pei-shu 背俞, wu-chiao chih chien 五焦之間
16. *Inductorium regentis* (1) cV16	– *tu-shu* 督俞; kao-i 高益, kao-kai 高蓋
17. *Inductorium diaphragmatis* cV17	– *ko-shu* 膈俞; ch'i-chiao chih chien 七焦之間
18. *Inductorium hepaticum* (1) cV18	– *kan-shu* 肝俞; chiu-chiao chih chien 九焦之間
19. *Inductorium felleum* (1) cV19	– *tan-shu* 膽俞
20. *Inductorium lienale* (1) cV20	– *p'i-shu* 脾俞; shih-i-chiao chih chien 十一焦之間
21. *Inductorium stomachi* (1) cV21	– *wei-shu* 胃俞
22. *Inductorium tricalorii* (1) cV22	– *san-chiao-shu* 三焦俞
23. *Inductorium renale* (1) cV23	– *shen-shu* 腎俞; kao-kai 高蓋, ching-kung 精宮
24. *Inductorium maris qi* (1) cV24	– *ch'i-hai-shu* 氣海俞
25. *Inductorium intestini crassi* (1) cV25	– *ta-ch'ang-shu* 大腸俞
26. *Inductorium primae clusarum* (1) cV26	*kuan-yüan-shu* 關元俞

27. *Inductorium intestini tenuis* (1) cV27 – *hsiao-ch'ang-shu* 小腸俞

28. *Inductorium vesicale* (1) cV28 – *p'ang-kuang-shu* 膀胱俞

29. *Inductorium pro medio tergo* (1) cV29 – *chung-lü-shu* 中膂俞[74]; chung-lü nei-shu 中膂內俞, chi-nei-shu 脊內俞, chung-lü 中膂, hsüan-shu 旋俞

30. *Inductorium anuli candidi* (1) cV30 – *pai-huan-shu* 白環俞; yü-fang-shu 玉房俞, yü-huan-shu 玉環俞

31. *Cella superior* (1) cV31 – *shang-chiao* 上窌; shang-liao 上髎

32. *Cella secunda* (1) cV32 – *tz'u-chiao* 次窌; tz'u-liao 次髎

33. *Cella media* (1) cV33 – *chung-chiao* 中窌; chung-liao 中髎, chung-k'ung 中空

34. *Cella inferior* (1) cV34 – *hsia-chiao* 下窌; hsia-liao 下髎

35. *Yang conventa* (1) cV35 [Rg3] – *hui-yang* 會陽; li-chi 利機

36. *Rima carnis* (5) cV36 [cV49] – *ch'eng-fu* 承扶; *jou-hsi* 肉郄, yin-kuan 陰關, p'i-hsi 皮郄, fu-ch'eng 扶承 p'i-pu 皮部, ch'eng-fu p'i-pu 承扶皮部

37. *Porta femoris* (3,4) cV37 [cV50] – *yin-men* 殷門

38. *Rima superficialis* (1) cV38 [cV51] – *fu-hsi* 浮郄

39. *Yang lacunae* (1) cV39 [cV52] – *wei-yang* 委陽[75]

[74] *lü* [1] bedeutet das ‚Fleisch zu beiden Seiten der Wirbelsäule' [entspricht mithin in etwa dem sacrospinalen System der Rückenmuskulatur, vor allem den *mm. longissimi*].

[75] *wei* [2] bezeichnet die Stelle, an der ein fließendes Gewässer sich staut; *lacuna*: ‚Vertiefung' = ‚Weiher'.

[1] 膂 [2] 委

40. *Medium lacunae* (1) – *wei-chung* 委中; hsüeh-hsi 血郄, wei-chung-yang 委中陽, chung-hsi 中郄, hsi-chung 郄中, t'ui-wa 腿凹, ch'ü-ch'iu-nei 曲脉內
c – cV40 [cV53]

41. *Pars addita* (1) – *fu-fen* 附分
cV41 [cV35]

42. *Ostium animae* (2,3) – *p'o-hu* 魄戶; hun-hu 魂戶
cV42 [cV36]

43. *Venae et viscera* (2) – *kao-huang* 膏肓[76]; kao-huang-shu 膏肓俞
cV43 [cV37]

44. *Atrium shen* (1) – *shen-t'ang* 神堂[77]
cV44 [cV38]

45. *Exoptatum!* (2) – *i-hsi* 譩譆[78]; wu-ch'ü-shu 五胠俞
cV45 [cV39]

46. *Clusa diaphragmatis* (1) – *ko-kuan* 膈關
cV46 [cV40]

47. *Porta animi* (2) – *hun-men* 魂門[79]
cV47 [cV41]

48. *Generale yang* (2) – *yang-kang* 陽綱[80]
cV48 [cV42]

49. *Domus phantasiae* (2) – *i-shê* 意舍
cV49 [cV43]

50. *Granarium stomachi* (1) – *wei-ts'ang* 胃倉
cV50 [cV44]

51. *Porta viscerum* (2) – *huang-men* 肓門
cV51 [cV45]

[76] *huang* [1] = ‚Herzgrube', ‚Lebensnerv'; *venae*: ‚inneres Herz', ‚Mark'.

[77] *shen*, ‚konstellierende Kraft' vgl. oben SS. 17 und 144.

[78] *i-hsi* [2]: erfreuter, zustimmender Ausruf; *exoptatum*! ‚erwünscht', ‚angenehm', ‚ersehnt'.

[79] Wir setzen für die im Grunde unübersetzbaren und daher in technischem Kontext nur zu definierenden Ausdrücke *hun* und *p'o* hier, wo es auch um ein memnotechnisches Problem geht, in Anlehnung an Jung und Steininger ‚*animus*' und ‚*anima*' (Vgl. auch oben die SS. 145 ff).

[80] *kang* [3] bezeichnet eine ‚Netztrosse', in abgeleiteter Bedeutung dann die ‚Grundposition' einer Situation, den ‚Hauptgedanken' einer Theorie etc.; – *generale sc. foramen*.

[1] 肓 [2] 譩譆 [3] 綱

52. *Conclave potentiae* (5,2) cV52 [cV46]	– *chih-shih* 志室; *ching-kung* 精宮[81]
53. *Viscera involuta* (3,2) cV53 [cV47]	– *pao-huang* 胞肓[82]
54. *Margo subsequens* (1) cV54 [cV48]	– *chih-pien* 秩邊
55. *Yang coniuncta* (1) cV55 [cV54]	– *ho-yang* 合陽
56. *Recipiens nervos* (1) cV56 [cV55]	– *ch'eng-chin* 承筋; chih-ch'ang 直腸, shuan-ch'ang 腨腸, 踹腸
57. *Columna carnis* (5) cV57 [cV56]	– *ch'eng-shan* 承山; yü-fu 魚腹, *jou-chu* 肉柱, ch'ang-shan 腸山, yü-yao 魚腰, shang-shan 傷山
58. *Yang flectens* (5) N – cV58 [cV57]	– *fei-yang* 飛揚; *chüeh-yang* 厥陽, chüeh-yang 厥揚, fei-yang 飛陽
59. *Yang tarsi* (1) cV59 [cV28]	– *fu-yang* 跗陽; fu-yang 附陽, 付陽, 跗揚
60. *Olympus* (3) t – cV60 [cV59]	– *k'un-lun* 崑崙, hsia k'un-lun 下崑崙
61. *Servi salutatio* (1) cV61 [cV60]	– *p'u-ts'an* 僕參; an-hsieh 安邪
62. *Origo ascendentis yang* (2,5) cV62 [cV61]	– *shen-mo* 申脈; *yang-ch'iao* 陽蹻, kuei-lu 鬼路
63. *Porta metalli* (1) R – cV63 [cV62]	– *chin-men* 金門; kuan-liang 關梁, liang-kuan 梁關

[81] Für den Terminus *ching* gilt hier Ähnliches wie in der Anm. 79 für die *tt hun* und *p'o*: aus memnotechnischen Gründen und im Hinblick darauf, daß *ching*, das wir als ‚disponible Energie' definiert haben [Vgl. S. 144], hier nicht emphatisch gebraucht wird, scheint es vertretbar, den mehrdeutigen Ausdruck ‚*potentia*' = (biologisches) ‚Vermögen' hier einzusetzen.

[82] *pao* [1] bezeichnet eine ‚Hülle', speziell die ‚Hülle des Foetus'; indes wird *pao* auch *promiscue* mit *pao* [2] angewendet, so daß eine Partizipialkonstruktion vertretbar erscheint.

[1] 胞 [2] 包

64. *Os pyramidale* (2) O – cV64 [cV63]	– *ching-ku* 京骨[83]
65. *Os ligatum* (1) i – cV65 [cV64]	– *shu-ku* 束骨; tz'u-ku 刺骨
66. *Vallis communicans vesicalis* (1,2) e – cV66 [cV65]	– *t'ung-ku* 通谷
67. *Yin supremum* (1) p – cV67 [cV66]	– *chih-yin* 至陰

Foramina copulo-conventoria Cardinalis vesicalis:

Curvatura coruli	(*ch'ü-pin*)	[cF7]
Apex auriculi	(*shuai-ku*)	[cF8]
Impedimentale caeleste	(*t'ien-ch'ung*)	[cF9]
Candor superficialis	(*fu-pai*)	[cF10]
Yin penetrans capitis	(*ch'iao-yin*)	[cF11]
Processus mastoideus	(*wan-ku*)	[cF12]
Lacrimum instantium capitis	(*lin-ch'i*)	[cF15]
Cardo femoralis	(*huan-t'iao*)	[cF30]
Vestibulum shen	(*shen-t'ing*)	[Rg24]
Conventus omnium	(*pai-hui*)	[Rg20]
Ostium cerebri	(*nao-hu*)	[Rg17]
Aula venti	(*feng-fu*)	[Rg16]
Omnium defatigationum	(*ta-chui*)	[Rg14]
Via figulina	(*t'ao-tao*)	[Rg13]

h) Die Cardinalis renalis yin minoris pedis.

Verlauf [Tafel XXX]: Die Cardinalis beginnt an der lateralen Seite der kleinen Zehe, zieht schräg in die Mitte der Fußsohle und tritt im *Foramen fons draconis* (cR2) an der Unterseite des *Naviculare* hervor, zieht sodann hinten um den *Malleolus medialis* und verzweigt sich in die Ferse hinein. Sodann verläuft sie im *M. gastrocnemius* nach oben und tritt an der lateralen Seite durch die Kniekehle, zieht von dort auf die mediale Seite des Oberschenkels, dringt in die Wirbelsäule, verbindet sich mit dem *Orbis renalis* und knüpft an den *Orbis vesicalis* an. Ihre direkte Fortsetzung verläuft vom *Orbis renalis* aufwärts, tritt zum *Orbis hepaticus* in Beziehung, durchquert das Zwerchfell und dringt in den *Orbis pulmonalis*; von diesem zieht sie an Trachaea und Kehlkopf entlang nach oben zur Zungenwurzel. – Eine Abzweigung geht aus der genannten Bahn im *O. pulmonalis* hervor, knüpft an den *O. cardialis* und mündet in den Brustraum[84].

Symptomatik: Appetitlosigkeit trotz Hungergefühls; dunkle, schwarz glänzende Gesichtsfarbe; Husten, Auswurf mit Blut vermischt; hechelnder Atem;

[83] *ching* [1] bedeutet zunächst ‚einen von Menschenhand geschaffenen hohen Hügel' → ‚Pyramide'. [84] *Ling-shu* 10/1010 f.

[1] 京

beim Aufstehen Flimmern und Schwarzwerden vor den Augen, Herzflattern; nagendes Hungergefühl; bei Erschöpfung der Energie: Schreckhaftigkeit, Ängstlichkeit; jagender Puls; Kälte, Schmerzhaftigkeit und Parese der Extremitäten als Folge eines Flexus (Zurückweichen der Energie) [Kreislaufstörung]. – Heiße (fiebrige), trockene Zunge; Schwellung, Verengung, Schmerzhaftigkeit des Rachens, Herzbeklemmung, Herzstiche; Ikterus, Diarrhöe; Schmerzen im Rückgrat, an der medialen, hinteren Seite des Oberschenkels; atrophierende Parese, Kälteflexus, großes Ruhebedürfnis; Fußsohlen brennend heiß und schmerzhaft.

Foramina propria Cardinalis renalis:

1. *Fons scatens* (1) p – cR1	– *yung-ch'üan* 湧泉; ti-ch'ung 地衝, ti-ch'ü 地衢
2. *Fons draconis* (5) o – cR2	– *jan-ku* 然谷; *lung-ch'üan* 龍泉, lung-yüan 龍淵, jan-ku 然骨
3. *Rivulus maior* (1) i – cR3 [cR6]	– *t'ai-hsi* 太谿; lü-hsi 呂細
4. *Campana magna* (1) cR4 [cR5]	– *ta-chung* 大鍾
5. *Fons aquarum* (1) R – cR5 [cR4]	– *shui-ch'üan* 水泉
6. *Mare illuminationis* (1) cR6 [cR3]	– *chao-hai* 照海; yin-ch'iao 陰蹻
7. *Amnis recurrens* (1) t – cR7	– *fu-liu* 復溜; ch'ang-yang 昌陽, wai-ming 外命, fu-pai 伏白, fu-liu 伏留
8. *Cursores copulati* (1) cR8	– *chiao-hsin* 交信[85]
9. *Ripa spissa* (5) cR9	– *chu-pin* 築賓[86], 築濱
10. *Vallis yin* (1) c – cR10	– *yin-ku* 陰谷

[85] *hsin* [1] = *shih* [2] ‚Kurier'.
[86] *chu* [3] = ‚feststampfen', *spissare*: ‚verdichten', ‚kompakt machen'.

[1] 信 [2] 使 [3] 築

11. *Os transversum* (1) cR11 – *heng-ku* 橫骨; hsia-chi 下極, ch'ü-ku 屈骨, sui-k'ung 髓空, heng-ku 橫谷, ch'ü-ku 曲骨

12. *Clusa yin* (5) cR12 – *ta-ho* 大赫; *yin-kuan* 陰關, yin-wei 陰維

13. *Foramen qi* (1) cR13 – *ch'i-hsüeh* 氣穴; pao-men 胞門, tzu-hu 子戶

14. *Plenum quartum*[87] (1) cR14 – *szu-man* 四滿; sui-fu 髓府, sui-chung 髓中, sui-fu 隋府

15. *Infusio media* (1) cR15 – *chung-chu* 中注

16. *Inductorium viscerum* (1,2) cR16 – *huang-shu* 肓俞

17. *Curvatura alta* (5) cR17 – *shang-ch'ü* 商曲; *kao-ch'ü* 高曲, shang-shê 商舍

18. *Clusa lapidea* (1) cR18 – *shih-kuan* 石關; shih-ch'üeh 石闕, yu-kuan 右關

19. *Urbs yin* (1) cR19 – *yin-tu* 陰都; t'ung-kuan 通關, shih-kung 食宮, shih-lü 石宮, 食呂

20. *Vallis communicans renalis* (1,2) cR20 – *t'ung-ku* 通谷

21. *Porta pylorica* (2,4) cR21 – *yu-men* 幽門[88]; shang-men 上門

22. *Porticus peripatetica* (1,2) cR22 – *pu-lang* 步廊; pu-lang 步郎

23. *Altare shen* (1) cR23 – *shen-feng* 神封[89]

[87] *Sc. foramen (quartum)* vom *Os pubicum* an auf der *Cardinalis renalis* nach oben gezählt.

[88] *yu-men* [1] ist das *Nomen anatomicum* für den Pylorus; vgl. Rs10.

[89] *feng* [2] bezeichnet eine ‚Aufschüttung' für kultische Handlungen, im weiteren diese Handlungen selbst.

[1] 幽門 [2] 封

24. *Murus vis structivae* (1) cR24	– *ling-hsü* 靈虛，靈墟[90]; ling-ch'iang 靈墻
25. *Horreum shen* (1) cR25	– *shen-tsang* 神藏
26. *Perflorescens centrum* (1) cR26	– *yü-chung* 彧中[91]，域中，huo-chung 或中
27. *Aula inductoria* (1) cR27	– *shu-fu* 俞府；輸府，俞府

Foramina copulo-conventoria Cardinalis renalis:

Copulatio trium yin	(*san-yin-chiao*)	[cL6]
Stagnum caeleste	(*t'ien-ch'ih*)	[cPC1]
Incrementum et vigor	(*ch'ang-ch'iang*)	[Rg1]
Prima clusarum	(*kuan-yüan*)	[Rs4]
Conquisitorium felleum	(*chung-chi*)	[Rs3]

i) Die Cardinalis pericardialis yin flectentis manus.

Verlauf [Tafel XXXI]: Die Cardinalis beginnt im Brustraum, wo sie mit dem *Orbis pericardialis* verbunden ist, zieht hinab durch das Zwerchfell, durchquert die Drei Wärmebereiche (*Tricalorium*), an die sie anknüpft. – Ein Seitenzweig zieht durch den Brustraum an die Rippen, durchquert diese drei Zoll unter der Axilla, zieht in die Axilla, verläuft dann an der Innenseite des Arms zwischen den *Cardinales pulmonalis* und *cardialis* bis in die Ellbogenbeuge und von dort zwischen den *mm. palmaris longus et flexor carpi radialis* über das Handgelenk in den Handteller und den Mittelfinger entlang bis zu dessen Spitze. – Eine Verzweigung des Seitenzweigs verläßt diesen im Handteller und zieht entlang des Ringfingers bis an dessen Spitze[92].

Symptomatik: Hitzewallungen zum Herzen, Zuckungen und Krämpfe in Ellbogen und Unterarm, Schwellung in der Axilla. – Spannungsgefühl in Brustkorb und Rippen, Herzklopfen, rotes Gesicht, Schwarzwerden vor den Augen; Lachkrämpfe. – Speziell auf eine Dysfunktion der *mo* (‚Leitbahnen') bezogene Symptome: Depressionen, Herzschmerzen [Endo- und Pericarditis], Hitze der Handteller.

[90] *ling* [1] („mit Struktivkraft ausgestattet") und *hsü* [2], („leer") sind in nichtmedizinischem, technischem Kontext praktisch Synonyme: die für den „Neutralen Punkt" (vgl. *Untersuchungen einiger* . . . S. 449) charakteristische „Leere" ist eine Voraussetzung für höchste Struktivität. Im Hinblick darauf erscheint die von der medizinischen Normübersetzung abweichende Entsprechung zu *hsü* (‚*vacuitas*') nicht nur erlaubt, sondern geboten.

[91] Wir übersetzen die Variante [3] ‚auf unserem Gebiet'.

[92] *Ling-shu* 10/1014.

[1] 靈 [2] 虛 [3] 域中

Foramina propria Cardinalis pericardialis:

1. *Stagnum caeleste* (1) cPC1	– *t'ien-ch'ih* 天池; t'ien-hui 天會
2. *Fons caelestis* (1) cPC2	– *t'ien-ch'üan* 天泉; t'ien-shih 天濕, t'ien-wen 天溫
3. *Lacus curvus* (1) cPC3	– *ch'ü-tsê* 曲澤
4. *Porta rimica* (1) R – cPC4	– *hsi-men* 郄門
5. *Foramen intermedium* (3,2) cPC5	– *chien-shih* 間使[93]; kuei-lu 鬼路
6. *Clusa interna* (1) N – cPC6	– *nei-kuan* 內關
7. *Tumulus magnus* (1) O – cPC7	– *ta-ling* 大陵; hsin-chu 心主, kuei-hsin 鬼心
8. *Medium palmae* (5,4) cPC8	– *lao-kung* 勞宮; kuei-lu 鬼路, wu-li 五里, *chang-chung* 掌中
9. *Impedimentale medium* (1) cPC9	– *chung-ch'ung* 中衝

Foramen copulo-conventorium Cardinalis pericardialis:

Stagnum caeleste	(*t'ien-ch'ih*)	[cPC1]

j) Die Cardinalis tricalorii yang minoris manus.

Verlauf [Tafel XXXII]: Die Cardinalis beginnt an der Spitze des Ringfingers, zieht zunächst zwischen den *Ossa metacarpalia IV et V* hindurch auf der Außenseite des Unterarms zur Spitze des Ellbogens, von dort lateral dorsal über den Oberarm auf die Schulter, wo sie sich mit der *Cardinalis fellea* trifft, tritt dann durch die *Fossa supraclavicularis* in den Brustraum und in die Sternalregion, knüpft an den *Orbis pericardialis*, durchquert dann das Zwerchfell und verbindet sich darunter allenthalben mit den Drei Wärmebereichen (*Caloria superius, medium et inferius*). – Ein Seitenzweig zieht aus der Sternalregion durch die *Fossa supraclavicularis* auf die lateral-dorsale Seite des Halses, von dort um das Ohr von hinten herum, facial vor dem Ohr herab und dann auf- und medialwärts unter das Auge. – Eine Verzweigung des Seitenzweigs geht von diesem,

[93] *chien-shih*, wörtlich ‚Vermittler', ‚Zwischenträger', ‚vermittelnder Bote' weist auf das Foramen, das zwischen *Rimicum* und *Nexorium pericardiale* „vermittelt".

hinter dem Ohr ab, tritt in das Ohr ein, tritt aus diesem an der Vorderseite wieder hervor und zieht zunächst abwärts, sodann zum *Canthus lateralis*[94].

Symptomatik: Taubheit, Benommenheit, Geistesabwesenheit; Rachen verengt, geschwollen, schmerzhaft. – Symptome, die mit der Beschaffenheit des *ch'i* (der ‚aktiven physiologischen Energie') in Zusammenhang gebracht werden: Spontane Schweißausbrüche, Schmerzen im *Canthus lateralis*, Schwellung der Wange (*Pars mandibularis*) [Parotitis . . .]; Schmerzen in den von der Cardinalis durchzogenen Regionen vor dem Ohr, in Schulter, Ober- und Unterarm und Ellbogen; Steifheit des Ringfingers.

Foramina propria Cardinalis tricalorii:

1. *Impedimentale clusae* (1) – *kuan-ch'ung* 關衝
   p – cT1
2. *Porta suci* (1) – *yeh-men* 液門, 腋門; 掖門
   e – cT2
3. *Insula media* (2) – *chung-chu* 中渚[95]
   i – cT3
4. *Stagnum yang* (1) – *yang-ch'ih* 陽池; pieh-yang 別陽
   O – cT4
5. *Clusa externa* (1) – *wai-kuan* 外關
   N – cT5
6. *Tigris volans* (5) – *chih-kou* 支溝; *fei-hu* 飛虎
   t – cT6
7. *Genus conventum* (1) – *hui-tsung* 會宗
   R – cT7
8. *Porta comunicans* (5) – *san-yang-luo* 三陽絡; t'ung-t'ien 通天, t'ung-kuan 通關, *t'ung-men* 通門
   Nexorium trium yang
   cT8
9. *Incilis quarti* (1) – *szu-tu* 四瀆
   cT9
10. *Puteus caelestis* (1) – *t'ien-ching* 天井
    c – cT10
11. *Fons limpidus ac frigidus* (5) – *ch'ing-leng yüan* 淸冷淵; ch'ing-leng-ch'üan 淸冷泉, ch'ing-ling 靑靈
    cT11

[94] *Ling-shu* 10/1017. [95] *chu* [1] = ‚Werder'.

[1] 渚

12. *Quod dispellit* (2,5) cT12	– *hsiao-shuo* 消鑠[96]; hsiao-li 消瀝, hsiao-luo 消濼, hsiao-shuo 消爍
13. *Conventus lacerti* (1) cT13 [cIC15]	– *nao-hui* 臑會; nao-chiao 臑交, nao-liao 臑髎
14. *Cella alae* (1) cT14 [cIC16]	– *chien-chiao* 肩窌; chien-liao 肩髎
15. *Cella caelestis* (1) cT15 [cT17]	– *t'ien-chiao* 天窌; t'ien-liao 天髎
16. *Apertura caeli* (1) cT16 [cT18]	– *t'ien-yu* 天牖
17. *Pluteus venti* (1) cT17 [cT20]	– *i-feng* 翳風
18. *Foramen spasticum* (3,2) cT18 [cT21]	– *chi-mo* 瘈脈[97]; tzu-mo 資脈, t'i-mo 體脈
19. *Auriculare posterius*[98] (4,3) cT19 [cF12]	– *lu-hsi* 顱息; lu-hsin 顱顖
20. *Temporale superius* (4) cT20 [cT22]	– *chüeh-sun* 角孫
21. *Porta auris* (1) cT21 [cT24]	– *erh-men* 耳門
22. *Cella harmoniae* (1) cT22 [cT23]	– *ho-chiao* 和窌; ho-liao 和髎
23. *Fides et fistulae* (2) cT23 [cF1]	– *szu-chu-k'ung* 絲竹空[99]; chü-liao 巨髎; mu-liao 目髎, yüeh-liao 月髎

Foramina copulo-conventoria Cardinalis tricalorii

Continens ventum	(*ping-feng*)	[cIT12]
Cella zygomatica	(*ch'üan-chiao*)	[cIT18]
Conclave auditus	(*t'ing-kung*)	[cIT19]

[96] [1], ‚zerstreuen'; *dispellere.*

[97] *chi* [2] bezeichnet verschiedene Formen der Krämpfe, in Sonderheit die *Paralysis infantilis spastica.*

[98] *Sc. foramen.* Es liegt im *M. auricularis posterior.*

[99] *szu* [3] ‚Saiten' und *chu* [4] ‚Bambus(rohre)' sind eine Sammelbezeichnung für ‚Saiten und Blasinstrumente', lat. ‚*fides*' (Saiten) *et* ‚*fistulae*' (Rohre).

[1] 鑠 [2] 瘈 [3] 絲 [4] 竹

Conquisitorium stomachi	(*chung-kuan*)	[Rs12]
Cella pupillae	(*t'ung-tzu-chiao*)	[cF1]
Clusa superior	(*shang-kuan*)	[cF3]
In angulo sphenoidalis	(*han-yen*)	[cF4]
Foramen medullae	(*hsüan-lu*)	[cF5]
Lobulus suspensus	(*hsüan-li*)	[cF6]
Puteus alae	(*chien-ching*)	[cF21]
Omnium defatigationem	(*ta-chui*)	[Rg14].

k) Die Cardinalis fellea yang minoris pedis.

Verlauf [Tafel XXXIII]: Die Cardinalis beginnt im *Canthus lateralis*, zieht empor an die Haargrenze, folgt dieser zunächst abwärts, sodann nach hinten – und hinter dem Ohr herum wieder abwärts. Sie verläuft dann vor der *Cardinalis tricalorii* am Halse abwärts, kreuzt diese auf der Schulter und dringt in der *Fossa supraclavicularis* in die Tiefe. – Ein Seitenzweig geht hinter dem Ohr von der Cardinalis ab, dringt in das Ohr, taucht vor diesem wieder an die Oberfläche und verläuft dann bis nahe an den *Canthus lateralis*. – Von diesem Seitenzweig zieht eine Verzweigung vom *Canthus lateralis* abwärts in Richtung auf das *Foramen magnum accipiens* (cS5), gelangt im Verein mit der *Cardinalis tricalorii* bis unter das Auge und zieht dann über Mandibula und Hals in die *Fossa supraclavicularis*. Von dieser verläuft sie in den Brustraum, knüpft nach dem Durchtritt durch das Zwerchfell an den *Orbis hepaticus*, verbindet sich mit dem *Orbis felleus*, zieht sodann an der Innenseite der Rippen und des Bauches bis zum *Foramen impedimentale qi* (cS30), in dem sie hervortritt, darauf an der Schamhaargrenze horizontal verläuft und schließlich im *Foramen Cardo femoralis* (cF30) am Hüftgelenk endet. – Die direkte Fortsetzung der Cardinalis verläuft aus der *Fossa supraclavicularis* abwärts in die Axilla, von da an der Außenseite des Brustkorbs abwärts bis zum *Foramen Cardo femoralis* (cF30). Von diesem aus setzt sie sich an der Außenseite von Oberschenkel, Knie und Unterschenkel bis auf den *Malleolus lateralis* fort und zieht von diesem auf dem Fußrücken lateral an die Spitze der 4. Zehe. – Ein Seitenzweig tritt am Fußrücken aus der Cardinalis hervor, dringt in den Spalt zwischen [den Muskeln von] Halux und 2. Zehe und zieht über *Metatarsale I et II* an die Spitze des Halux, umrundet diese und verläuft durch das Nagelbett hindurch bis zur Behaarung der *Phalanx I* zurück[100].

Symptomatik: Bitterer Mundgeschmack, häufiges Bedürfnis zu seufzen, tief zu atmen; Schmerz in der Muskulatur des Brustkorbs und damit verbundene Schwierigkeit, sich zu beugen und zu wenden; in schweren Fällen fahles Aussehen, schmutzige Gesichtsfarbe, Abmagerung, matte Haut, Hitze der Außenseiten der Beine. Flexus und Schmerzen der unteren Extremitäten. – Alle mit der Funktion des „Knochengerüsts" (*ku*) in Zusammenhang gebrachten Symptome: Schmerzen im *Os temporale*, am Mundboden [Schlundring], im *Canthus lateralis*; Schwellung und Schmerz in der *Fossa supraclavicularis*; Schwellung in

[100] *Ling-shu* 10/1019 f.

der Axilla [Lymphknoten], spontane Schweißausbrüche, Schüttelfrost; Malaria. Schmerzen in Brust und Rippen, in Ober- und Unterschenkel, Knie und Fußgelenk (*Malleolus lateralis*) oder allgemeine Schmerzen aller Gelenke; Bewegungsunfähigkeit der 4. Zehe.

Foramina propria Cardinalis felleae:

1. *Cella pupillae* (1) cF1 [cT27]	– t'ung-tzu-chiao 瞳子窌; t'ung-tzu-liao 瞳子髎; t'ai-yang 太陽, ch'ien-kuan 前關, hou-ch'ü 後曲
2. *Conventus auditus* (1) cF2 [cT25]	– *t'ing-hui* 聽會; t'ing-ho 聽呵; hou-kuan 後關, chi-kuan 機關
3. *Clusa superior* (1) cF3 [cT26]	– *shang-kuan* 上關; k'o-chu-jen 客主人, t'ai-yang 太陽, k'o-chu 客主, jung-chu 容主
4. *In angulo sphenoidalis* (4) cF4 [cF3]	– *han-yen* 頷厭[101]
5. *Foramen medullae* (5,2) cF5 [cF4]	–*hsüan-lu* 懸顱; sui-chung 髓中, *sui-k'ung* 髓孔, mi-nieh 米齧
6. *Lobulus suspensus* (3,2) cF6 [cF5]	– *hsüan-li* 懸釐[102]
7. *Curvatura coruli* (1,2) cF7 [cF6]	– *ch'ü-pin* 曲鬢[103]; ch'ü-fa 曲髮
8. *Apex auriculi* (5) cF8 [cF7]	– *shuai-chüeh* 率角; shuai-ku 蟀谷, *erh-chien* 耳尖
9. *Impedimentale caeleste* (1) cF9 [cF8]	– *t'ien-ch'ung* 天衝; t'ien-ch'ü 天衢

[101] Das Foramen liegt an der Spitze des *Os sphenoidale* (Keilbeins), die zwischen die *Ossa parietale* und *temporale* vorstößt. Die dunkle chinesische Bezeichnung ‚*han-yen*', „volle Kinnlinie" deutet möglicherweise auf eine früher bei der Behandlung geübte Kopfhaltung, die zur Ausbildung einer Kinnfalte führte.

[102] *li* [1] bedeutet eine sehr kleine Menge (1/1000 Unze bzw. Fuß), ursprünglich das Opferfleisch beim Ahnenopfer.

[103] *chü-pin*: ‚Schläfenhaar'; *corulus*: ‚Haselbusch' → ‚Büschel'.

[1] 釐

10. *Candor superficialis* (1) – *fu-pai* 浮白
cF10 [cF9]

11. *Yin penetrans capitis* (1,2) – *ch'iao-yin* 竅陰[104]; chen-ku 枕骨
Protuberantia occipitalis
cF11 [cF10]

12. *Processus mastoideus* (4) – *wan-ku* 完骨
cF12 [cF11]

13. *Shen stirpis* (1) – *pen-shen* 本神
cF13

14. *Candor yang* (1) – *yang-pai* 陽白
cF14

15. *Lacrimarum instantium capitis* (1,2) – *lin-ch'i* 臨泣 [*sc. foramen*]
cF15

16. *Fenestra oculi* (1) – *mu-ch'uang* 目窗; chih-jung 至榮
cF16 [cF17]

17. *Castra praetoriana* (1,3) – *cheng-ying* 正營
cF17 [cF18]

18. *Recipiens vim structivam* (1) – *ch'eng-ling* 承靈[105]
cF18 [cF19]

19. *Hiatus cerebri* (2) – *nao-k'ung* 腦空; nieh-ju 顳顬
cF19 [cF20]

20. *Stagnum venti* (1) – *feng-ch'ih* 風池
cF20 [cF21]

21. *Puteus alae* (1) – *chien-ching* 肩井; po-ching 髆井
cF21

22. *Porta axillae* (5) – *yüan-yeh* 淵腋; ch'üan-yeh 泉腋 *yeh-men* 腋門; 液門, yüan-yeh 淵液
cF22

23. *Atrium axillae* (4,3) – *chê-chin* 輒筋
cF23

24. *Sol et luna* (1) – *jih-yüeh* 日月; shen-kuang 神光, *tan-mu* 膽募
Conquisitorium felleum
C – cF24

[104] *ch'iao* bedeutet verbal ‚ins Leere stoßen', ‚durchdringen' (*t'ung*).
[105] Zu *‚ling'* vgl. die Anmerkung 90 oben sowie die S. 148.

25. *Porta pyramidis* (1) *Conquisitorium renale* CR – cF25	– *ching-men* 京門; ch'i-fu 氣府 ch'i-shu 氣俞, *shen-mu* 腎募
26. *Foramen sinarteriae zonalis* (1,2) cF26	– *tai-mo* 帶脈
27. *Cardo quintus* (1) cF27	– *wu-shu* 五樞
28. *Via retinenta* (1) (*Cardo externus*) cF28	– *wei-tao* 維道; *wai-shu* 外樞 [sc. foramen]
29. *Cella habitationis* (1) cF29	– *chü-chiao* 居窌; chü-liao 居髎
30. *Cardo femoralis* (5) *Articulatio coxae* cF30	– *huan-t'iao* 環跳; huan-ku 環骨, – huan-t'iao 鐶銚, k'uan-ku 髖骨, *pi-shu* 髀樞, pi-ku 髀骨, pi-yen 髀厭, shu-ho chung 樞合中, shu-chung 樞中
31. *Forum ventorum* (1) cF31	– *feng-shih* 風市
32. *Incile medium* (1) cF32	– *chung-tu* 中瀆; 中犢
33. *Clusa yang fellea* (1,2)[106] cF33	– *yang-kuan* 陽關; kuan-yang 關陽, kuan-ling 關陵, han-fu 寒府
34. *Fons tumuli yang* (1) c – cF34	– *yang-ling-ch'üan* 陽陵泉; yang-ling 陽陵, yang chih ling-ch'üan 陽之陵泉
35. *Copulatio yang* (1) cF35	– *yang-chiao* 陽交; pieh-yang 別陽, tsu-chiao 足窌, tsu-liao 足髎
36. *Monticulus externus* (1) R – cF36	– *wai-ch'iu* 外丘
37. *Lumen ac splendor* (1) N – cF37	– *kuang-ming* 光明

[106] Wir ergänzen hier ‚*fellea*', um dieses Foramen von dem gleichnamigen Foramen der *Sinarteria regentis* : *Clusa yang regentis* (Rg3 [Rg6]) zu unterscheiden.

38. *Subsidia yang* (1) – *yang-fu* 陽輔; *fen-jou* 分肉
Divisio carnis
t – cF38

39. *Campana suspensa* (1) – *hsüan-chung* 懸鍾; chüeh-ku 絶骨
cF39

40. *Agger monticuli* (1) – *ch'iu-hsü* 丘墟
O – cF40

41. *Lacrimarum instantium pedis* (1) – *lin-chi* 臨泣; [*sc. foramen*; vgl. cF5]
i – cF41

42. *Conventus quintus terrae* (1) – *ti wu-hui* 地五會; ti-wu 地五
cF42

43. *Rivulus coërcitus* (1,2) – *chia-hsi* 俠谿, 夾谿
e – cF43

44. *Yin penetrans pedis* (1,2) – *ch'iao-yin* 竅陰 [vgl. cF11]
p – cF44

Foramina copulo-conventoria Cardinalis felleae:

Retinens capiti	(*t'ou-wei*)	[cS8]
Clusa inferior	(*hsia-kuan*)	[cS7]
Cella caelestis	(*t'ien-chiao*)	[cT15]
Pluteus venti	(*i-feng*)	[cT17]
Temporale superius	(*kung-sun*)	[cT20]
Cella harmoniae	(*ho-chiao*)	[cT22]
Conclave auditus	(*t'ing-kung*)	[cIT19]
Continens ventum	(*ping-feng*)	[cIT12]
Omnium defatigationum	(*ta-chui*)	[Rg14]
Conventus omnium	(*pai-hui*)	[Rg20]
Incrementum et vigor	(*chang-ch'iang*)	[Rg1]
Conquisitorium lienale	(*chang-men*)	[cH13]
Cella superior	(*shang-chiao*)	[cV31]
Cella media	(*chung-chiao*)	[cV33]
Cella inferior	(*hsia-chiao*)	[cV34]
Stagnum caeleste	(*t'ien-chih*)	[cPC1].

1. *Die Cardinalis hepatica yin flectentis pedis.*

Verlauf [Tafel XXXIV]: Die Cardinalis beginnt auf der dorsalen Seite des Halux im Gebiet der Behaarung der Phalanx I und zieht über den Fußrücken in 1 Zoll Abstand vom *Malleolus medialis* auf die Innenseite des Unterschenkels. Dort kreuzt sie sich 8 Zoll über dem *Malleolus* mit der *Cardinalis lienalis*, verläuft dann hinter dieser zum Kniegelenk medial und vorn. Sie setzt sich sodann an der Innenseite des Oberschenkels nach oben bis in die Schambehaarung fort, zieht um das Genitale in das Hypogastrium, verläuft am Magen entlang, verbindet sich mit dem *Orbis hepaticus* und knüpft an den *Orbis felleus*.

Nach dem Durchtritt durch das Zwerchfell strahlt sie an die Rippen aus, zieht sodann an der Rückseite von Trachaea und Kehlkopf zum Schlundring, tritt in Verbindung zu den Leitungsbahnen der Augenregion und erreicht schließlich über das *Os frontale* das *Os parietale*. – Ein Seitenzweig geht im Okularsystem aus der Leitbahn hervor, zieht zur Mandibula und umfängt die Innenseite der Mundöffnung. – Ein weiterer Seitenzweig geht vom *Orbis hepaticus* aus durch das Zwerchfell und mündet in den *Orbis pulmonalis*[107].

Symptomatik: Schmerz in der Taille erschwert jede Bewegung nach vorn oder rückwärts; Hernien, besonders *hernia scrotalis* und ihre Komplikationen, Unterleibsschwellung (in der Gynäkologie); trockener Rachen, fahle, schmutzige Gesichtsfarbe. Fülle im Brustraum und Epigastrium, Erbrechen, Würgen, Aufstoßen; Diarrhöe, vollkommenes Darniederliegen der Verdauung; Hernien, Unterleibsschmerzen (Koliken), Urininkontinenz oder Urinverhaltung, Obstipation.

Foramina propria Cardinalis hepaticae:

1. *Lanx magna* (1) p – cH1	– *ta-tui* 大敦[108]; ta-shun 大順, shui-ch'üan 水泉
2. *Interstitium ambulatorium* (2) e – cH2	– *hsing-chien* 行間
3. *Impedimentale maius* (1) Oi – cH3	– *t'ai-ch'ung* 太衝
4. *Altare medium* (1) t – cH4	– *chung-feng* 中封; hsüan-ch'üan 懸泉
5. *Canalis teredinis* (1) N – cH5	– *li-kou* 蠡溝[109]; chiao-i 交儀
6. *Urbs media* (1) *Rimicum medium* R – cH6	– *chung-tu* 中都; *chung-hsi* 中郄, t'ai-yin 太陰
7. *Clusa genus* (1) cH7	– *hsi-kuan* 膝關
8. *Fons curvus* (1) c – cH8	– *ch'ü-ch'üan* 曲泉
9. *Foramen uteri* (32) cH9	– *yin-pao* 陰包

[107] = *Ling-shu* 10/1023 f.

[108] Das Zeichen [1] bezeichnet mit der Aussprache *tui* eine größere Schüssel zur Aufnahme von Cerealien; *lanx*: ‚eine metallene Schüssel', die auch beim Opfer Verwendung findet.

[109] *li* [2] ‚Holzwurm', lateinisch *teredo*.

[1] 敦 [2] 蠡

10. *Vicus quintus pedis* (1,2) cH10 – *wu-li* 五里

11. *Angustiae yin* (1) cH11 – *yin-lien* 陰廉

12. *Pulsus excitatus* (1) cH12 – *chi-mo* 急脈

13. *Conquisitorium lienale* (5) CL – cH13 – *chang-men* 章門; ch'ang-p'ing 長平, chou-chien 肘尖, *p'i-mu* 脾募, lei-liao 肋髎, chi-lei 季肋, hsieh-liao 脇髎

14. *Conquisitorium hepaticum* (5) C – cH14 – *ch'i-men* 期門; *kan-mu* 肝募

Foramina copulo-conventoria Cardinalis hepaticae:

Copulatio trium yin	(*san-yin-chiao*)	[cL6]
Porta impedimentalis	(*ch'ung-men*)	[cL12]
Domus aulicus	(*fu-shê*)	[cL13]
Os curvum	(*ch'ü-ku*)	[Rs2]
Conquisitorium vesicale	(*chung-chi*)	[Rs3]
Prima clusarum	(*kuan-yüan*)	[Rs4]
Conventus omnium	(*pai-hui*)	[Rg20].

5. *Die Acht Unpaarigen Leitbahnen* (*Chi-ching pa-mo* [1], *Cardinales impares*).

Die Unpaarigen Leitbahnen stehen zwar mit den verschiedenen Orbes durch Verschränkungen mit den Hauptleitbahnen in Beziehung, gehören (*shu* [2]) aber niemals zu einem bestimmten Orbis. Auch weisen sie, wie schon erwähnt, mit Ausnahme der beiden ersten, der *Sinarteriae regens et respondens*, keine eigenen Foramina auf. Die *Sinarteriae regens et respondens* werden deshalb mitunter auch zu den Hauptleitbahnen gerechnet.

a) Die Sinarteria regens (*tu-mo* [3]).

Verlauf [Tafel XXXV]: Die *Sinarteria* beginnt am Perineum, zieht entlang der Wirbelsäule geradewegs zur Vertiefung zwischen *Os occipitale* und Atlas (= Foramen *Aula venti*, Rg16), tritt in das Hirn, zieht auf das Schädeldach und von dort über die Stirn bis zur Nasenbasis (*Philtrum*), wo sie sich mit der *Sinarteria respondens* und der *Cardinalis stomachi splendoris yang pedis* trifft[110].

Symptomatik: Steifheit oder spastische Verkrümmung des Rückens. – Benommenheit; epileptiforme Symptome [Meningitis, Encephalitis]; Urininkontinenz; Sterilität des Weibes.

110 *Su-wen* 60/518 f.

[1] 奇經八脈 [2] 屬 [3] 督脈

Funktionen: Die *Sinarteria regens* verläuft über den Rücken (yang) und steht mit allen *Cardinales yang* in Verbindung. Deshalb kann sie (1) als Regulator und Erreger („Schrittmacher") aller aktiven Energie (*yang-ch'i*) des Körpers wirken. Denn während die *Sinarteria regens* selbst eine Verbindung zwischen dem Geschlechtsteil, den Yang-Leitbahnen und dem Kopf, der als „*conventus omnium yang*" fungiert – herstellt, ist sie gleichzeitig durch ihre Netzbahn indirekt mit dem *Orbis renalis* (den beiden Nieren) verbunden. Auf diese Weise besitzt sie (2) maßgebende Bedeutung für die Koordination und Verteilung des *ch'i primum*, also des angeborenen struktiven Vitalpotentials[111].

Foramina Propria Sinarteriae regentis:

1. *Incrementum et vigor* (1,2) – *chang-ch'iang* 長强; ch'iung-ku 窮骨, chüeh-ku 撅骨, wei-ts'ui-ku 尾翠骨, kuei-wei 龜尾, ti-ku 骶骨, wei-lü 尾閭; lung-hu-hsüeh 龍虎穴, ts'ao-hsi-lu 曹溪路, san-fen-lü 三分閭, ho-ch'ê-lu 河車路, ch'ao-t'ien-tien 朝天巔, shang-tien-t'i 上天梯, ch'i yin-hsi 氣陰郄, wei ch'iung-ku 尾窮骨, ch'i-hsi 氣郄, chi-ku-hsia-k'ung 脊骨下空, kuei-wei chang-ch'iang 龜尾長强 ti-shang 骶上
   Rg1 [Rg4]

2. *Inductorium lumbale* (1) – *yao-shu* 腰俞; pei-chieh 背解, sui-k'ung 髓空, yao-hu 腰戶, yao-chu 腰柱, pei-hsien 背鮮, sui-shu 髓俞 sui-fu 髓府, sui-k'ung 髓孔
   Rg2 [Rg5]

3. *Clusa yang regentis* (1,2) – *yang-kuan* 陽關; [vgl. *Clusa yang fellea* cF33]
   Rg3 [Rg6]

4. *Porta fortunae* (1) – *ming-men* 命門; shu-lei 屬累
   Rg4 [Rg7]

5. *Cardo suspensus* (1) – *hsüan-shu* 懸樞
   Rg5 [Rg8]

6. *Medium spinae* (1) – *chi-chung* 脊中; shen-tsung 神宗, chi-shu 脊俞, chi-chu 脊柱
   Rg6 [Rg9]

[111] Vgl. die S. 143 oben.

7. *Cardo medius* (1) Rg7 [Rg10]	– *chung-shu* 中樞
8. *Nervi constricti* (1) Rg8 [Rg11]	– *chin-su* 筋縮; chin-shu 筋束
9. *Yang supremum* (1) Rg9 [Rg12]	– *chih-yang* 至陽
10. *Turris vis structivae* (1) Rg10 [Rg13]	– *ling-t'ai* 靈臺[112]
11. *Via shen* (1) *Inductorium orbium* Rg11 [Rg14]	– *shen-tao* 神道; tsang-shu 臟俞
12. *Columna personae* (1) Rg12 [Rg15]	– *shen-chu* 身柱[113]; ch'en-ch'i 塵氣, chih li-ch'i 知利氣, chih li-chieh 知利介, chih li mao 智利毛
13. *Via figulina* (1) Rg13 [Rg16]	– *t'ao-tao* 陶道 [*figulus* ,Töpfer']
14. *Omnium defatigationum* (5,2) Rg14 [Rg17]	– *ta-chui* 大椎; pai-lao 百勞 [*sc. foramen*]
15. *Porta infantiae* (1) Rg15 [Rg18]	– *ya-men* 啞門[114]; shê-heng 舌橫, she-yen 舌厭, yen-shê 厭舌, shê-ken 舌根, shê-chung 舌腫, yin-men 瘖門, ya-men 瘂門
16. *Aula venti* (1) Rg16 [Rg19]	– *feng-fu* 風府; shê-pen 舌本, kuei-chen 鬼枕, ts'ao-hsi 曹谿, kuei-hsüeh 鬼穴, hsing-hsing
17. *Ostium cerebri* (1) Rg17 [Rg20]	– *nao-hu* 腦戶; tsa-feng 匝風, hui-eh 會額, ho-lu 合顱
18. *Interstitium vigoris* (1) Rg18 [Rg21]	– *ch'iang-chien* 强間; ta-yü 大羽

[112] *t'ai* [1] bedeutet, wie wir wissen, eine ,Terrasse', einen ,erhöhten Aussichtspunkt'; zu ,*ling*' vgl. die S. 148 oben. ,*Ling-t'ai*' ist eine traditionelle Metapher für das ,Herz'.

[113] *shen*: ,Körper', ,Stand', ,Individualität'; ,*persona*': ,Stand', ,Stellung', ,Individualität'.

[114] *yin ya* [2]: *infans*: ,stumm', ,sprachlos'.

[1] 臺 [2] 瘖瘂

19. *Parietale posterius* (1,4) Rg19 [Rg22] – *hou-ting* 後頂; chiao-ch'ung 交衝

20. *Conventus omnium* (2) Rg20 [Rg23] – *pai-hui* 百會; san-yang wu-hui 三陽五會, tien-shang 巔上, t'ien-man 天滿, wei-hui 維會, ni-wan-kung ling-shang 泥丸宮嶺上, san-yang 三陽, wu-hui 五會, ling-shang t'ien-wan 嶺上天滿

21. *Parietale anterius* (1,4) Rg21 [Rg24] – *ch'ien-ting* 前頂

22. *Fonticulus maior* (4,2) Rg22 [Rg25] – *hsin-hui* 顖會[115]; hsin-men 顖門, ting-men 頂門, kuei-men 鬼門, hsin-shang 顖上

23. *Stella superior* (1) Rg23 [Rg26] – *shang-hsing* 上星; shen-t'ang, 神堂 kuei-t'ang 鬼堂, ming-t'ang 明堂 kuei-kung 鬼宮

24. *Vestibulum shen* (1) Rg24 [Rg27] – *shen-t'ing* 神庭; fa-chi 髮際

25. *Rex faciei* (5) Rg25 [Rg28] – *su-chiao* 素窌; su-liao 素髎, *mien-wang* 面王, mien-cheng 面正, pi-chun 鼻準, chun-t'ou 準頭

26. *Canalis aquae* (1) Rg26 [Rg29] – *shui-kou* 水溝; jen-chung 人中, kuei-kung 鬼宮, kuei-k'o-t'ing 鬼客廳, kuei-shih 鬼市, pi-jen-chung 鼻人中

27. *Promontorium laetitiae* (1,2) Rg27 [cIC21] – *tui-tuan* 兌端; ch'un-shang-tuan 脣上端, tui-t'ung-jui 兌通銳, chuang-ku 壯骨, tui-ku 兌骨

28. *Copulatio gingivalis* (1) Rg28 [Rs24] – *yin-chiao* 齦交; yin-feng chin-chung 齦縫筋中

[115] *hsin* [1] = ‚*fonticulus maior sive frontalis*'.

[1] 顖

b) Die Sinarteria respondens (*jen-mo* [1]).

Verlauf [Tafel XXXVI]: Die Sinarteria beginnt am Perineum, steigt von dort durch das Genitale und über die Schamhaargrenze gerade nach oben, durchquert das Hypogastrium, tritt unterhalb des Nabels im Foramen *Prima clusarum* (Rs3) wieder hervor, zieht in gerader Linie zum Kehlkopf, von diesem auf Hals und Kinn und verläuft schließlich über das Gesicht in die Augen (nach *Suwen* 60/517). Im *Ling-shu* 65/1292 f. heißt es hingegen, sie beginne (zusammen mit der *Sinarteria impedimentalis*) im Uterus. Dies ist ein verbaler, kein prinzipieller Widerspruch, wenn man sich gegenwärtig hält, 1. daß die im Körperinnern verlaufenden Leitbahnen nur der systemkonforme Ausdruck einer empirisch gegebenen Funktion sind, 2. daß oft auch Seitenzweige einer Leitbahn, die von einem Autor nicht erwähnt werden, nach Ansicht eines anderen Autors als integrierender Bestandteil der eigentlichen Leitbahn verstanden werden.

Symptomatik: beim Mann: alle Arten von Schmerzen und Schwellungen der Geschlechtsorgane (Hoden, Samenleiter); *Ejaculatio praecox*, Atrophie des Gliedes. Beim Weib: alle Arten von Störungen der Regel sowie damit einhergehende Schmerzen im Unterleib, fliegende Hitzen etc.; Sterilität; Epilepsie.

Funktionen: Die *Sinarteria respondens* verläuft über die Bauchseite (yin) und steht mit allen *Cardinales yin*, mit der *Retinens yin* sowie mit der *Sinarteria impedimentalis* in Verbindung. Deshalb kann sie als Ausgleichsreservoir (*mare*) und Regulator der gesamten struktiven Energie [2] fungieren. Aus der beim *Para-Orbis uteri* erwähnten Verbindung der *Sinarteria respondens* mit jenem Funktionskreis, und nachdem überdies das weibliche Geschlecht relativ zum männlichen als yin gilt, ergibt sich eine spezielle Beziehung der Respondens zum gesamten gynäkologischen Funktions- und Symptomenkreis.

Foramina propria Sinarteriae respondentis:

1. *Yin conventi* (1) Rs1 [Rg2]	– *hui-yin* 會陰; p'ing-i 平翳, hsia-chi 下機, chin-men 金門, ping-i 屏翳, hai-ti 海底, hsia-yin-pieh 下陰別
2. *Os curvum* (1) Rs2 [Rs1]	– *ch'ü-ku* 曲骨; ch'ü-ku 屈骨, ch'ü-ku tuan 屈骨端, niao-pao 尿胞
3. *Conquisitorium vesicale* (5) (*Culmen medium*) CV – Rs3 [Rs2]	– *chung-chi* 中極; ch'i-yüan 氣原, yü-ch'üan 玉泉, *p'ang-kuang-mu* 膀胱募

[1] 任脈 [2] 陰氣

4. *Prima clusarum* (1)
Conquisitorium intestini tenuis
– *kuan-yüan* 關元; hsia-chi 下紀, tz'u-men 次門, tan-t'ien 丹田, ta-chung-chi 大中極, *hsiao-ch'ang-mu* 小腸募, kuan-yüan 關原, ta-chung 大中, san-chieh-chiao 三結交, ta-hai 大海, niao-shui 溺水, ta-k'un 大涃, k'un-lun 崑崙, ch'ih-shu 持樞, wu-ch'eng 五城, ch'an-men 產門, tzu-ch'u 子處, hsüeh-hai 血海, hsüeh-shih 血室, tzu-hu 子戶, pao-men 胞門, tzu-kung 子宮, tzu-ch'ang ming-men 子腸命門

CIT – Rs4 [Rs3]

5. *Porta lapidea* (1)
Conquisitorium tricalorii
– *shih-men* 石門; li-chi 利機, ching-lu 精露, tan-t'ien 丹田, ming-men 命門, chüeh-yün 絶孕, shu-men 俞門, *san-chiao-mu* 三焦募

CT – Rs5 [Rs4]

6. *Mare qi* (1)
– *ch'i-hai* 氣海; tan-t'ien 丹田, po-yang 脖胦, hsia-huang 下肓, chi-yang 季胦, huang-chih-yüan 肓之原, hsia ch'i-hai 下氣海

Rs6 [Rs5]

7. *Copulatio yin* (1)
– *yin-chiao* 陰交; shao-kuan 少關, heng-hu 橫戶, tan-t'ien 丹田, hsiao-kuan 小關

Rs7 [Rs6]

8. *Medium umbilici* (4,5)
– *shen-ch'üeh* 神闕; ch'i-shê 氣舍, *ch'i-chung* 臍中, ch'i-ho 氣合, ming-ti 命蒂, wei-hui 維會

Rs8 [Rs7]

9. *Aquae divisae* (1,5)
– *shui-fen* 水分; fen-shui 分水, chung-shou 中守

Rs9 [Rs8]

10. *Foramen pyloricum* (3,4)
– *hsia-kuan* 下脘; yu-men 幽門 [*hsia-kuan* 下脘 = ,*pars pylorica*']

Rs10 [Rs9]

11. *Vicus constitutus* (1)
– *chien-li* 建里

Rs11 [Rs10]

12. *Conquisitorium stomachi* (5) CS – Rs12 [Rs11]	– *chung-kuan* 中脘 t'ai-ts'ang 太倉, *wei-mu* 胃募
13. *Foramen cardiacum* (3,4) Rs13 [Rs12]	– *shang-kuan* 上脘; wei-kuan 胃脘, shang-chi wei-kuan 上紀胃管 [*shang-kuan* = ‚*pars cardiaca*']
14. *Conquisitorium cardiale* (5) CC – Rs14 [Rs13]	– *chü-ch'üeh* 巨闕; *hsin mu* 心募
15. *Cauda columbina* (1) Rs15 [Rs14]	– *chiu-wei* 鳩尾; shen-fu 神府, wei-i 尾翳, ho-ho 䯧䯧, i-ch'ien 臆前, ho-yü 䯧肟, kan-yü 骭肟
16. *Vestibulum medium* (1) Rs16 [Rs15]	– *chung-t'ing* 中庭
17. *Atrium pectoris* (5) *Conquisitorium pericardiale* CPC – Rs17 [Rs16]	– *tan-chung* 膻中; shang ch'i-hai 上氣海, *hsiung-t'ang* 胸堂, yüan-êrh 元兒, yüan-chien 元見
18. *Atrium iaspidis* (1) Rs18 [Rs17]	– *yü-t'ang* 玉堂; yü-ying 玉英
19. *Conclave purpureum* (1) Rs19 [Rs18]	– *tzu-kung* 紫宮
20. *Tegmen floreum* (1) Rs20 [Rs19]	– *hua-kai* 華蓋
21. *Dioptra mobilis* (3) Rs21 [Rs20]	– *hsüan-chi* 璇璣, 旋機[116];
22. *Ruina caelestis* (1) Rs22 [Rs21]	– *t'ien-t'u* 天突; t'ien-ch'ü 天瞿, yü-hu 玉戶
23. *Fons in angustiis* (1) Rs23 [Rs22]	– *lien-ch'üan* 廉泉; pen-ch'ih 本池, shê-pen 舌本
24. *Recipiens liquoris* (1,2) Rs24 [cS6]	– *ch'eng-chiang* 承漿; t'ien-ch'ih 天池, hsüan-chiang 懸漿, ch'ui-chiang 垂漿, chung-chian 重漿

[116] *hsüan-chi* [1]: ‚ein astronomisches Visierrohr' vgl. Needham, *Science and Civilization* . . . Vol. III, p. 334.

[1] 璇璣

c) Die Sinarteria impedimentalis (*ch'ung-mo* [1]).

Verlauf [Tafel XXXVII]: Nach dem *Su-wen* beginnt die *Sinarteria impedimentalis* [in der Leistengegend] im *Foramen impedimentale ch'i* (cS30), zieht gemeinsam mit der *Cardinalis renalis yin minoris pedis* am Nabel vorbei nach oben und strahlt in die Brust aus[117]. Nach der eher komplementären als gegensätzlichen Angabe im *Ling-shu* verläuft sie [bzw. einer ihrer Zweige] im Innern des Rückens nach oben und bildet dabei das *Mare sinarteriarum* [2]; ihr oberflächlicher, außen verlaufender Teil zieht auf der Bauchseite nach oben, vereinigt sich am Kehlkopf mit einem in der Brust emporsteigenden Ast und umgibt dann netzförmig den Mund[118].

Symptomatik: Allgemeine Kontravektion (*ch'i-ni* [3]), [d. h. Hitze im Körper und zum Kopf bei kalten Extremitäten, heftiger Schmerz im Hypogastrium.

Funktionen: Die *Sinarteria impedimentalis* hat oben Anastomosen mit allen Yang-, unten Anastomosen mit allen Yin-Leitbahnen[119] und knüpft überdies an die *Sinarteriae impares regens, respondens et zonalis* an. Deshalb wirkt sie nicht nur als Ausgleichsreservoir für alle Cardinales (= *Mare* 12 *Cardinalium*[120]), sondern auch allgemeiner als Ausgleichsreservoir der gesamten individualspezifischen struktiven Energie (*hsüeh* [4]). Ihren Namen („*impedimentalis*", *ch'ung* [5] „breite Troßstraße"[121]) trägt sie bereits so zu Recht. Hinzu kommt ihre direkte und enge Verbindung zu den *Cardinales renalis et stomachi*, also den Leitbahnen jener Orbes, die Grundlage der angeborenen Konstitution (*ch'i nativum*) und der erworbenen Konstitution (*ch'i ascitum*) sind[122].

Foramina copulo-conventoria Sinarteriae impedimentalis:

Yin conventi	(*hui-yin*)	[Rs1]
Impedimentale qi	(*ch'i-ch'ung*)	[cS30]
Os transversum	(*heng-ku*)	[cR11]
Clusa yin	(*ta-ho*)	[cR12]
Foramen qi	(*ch'i-hsüeh*)	[cR13]
Plenum quartum	(*szu-man*)	[cR14]
Infusio media	(*chung-chu*)	[cR15]
Inductorium viscerum	(*huang-shu*)	[cR16]
Curvatura alta	(*shang-ch'ü*)	[cR17]
Clusa lapidea	(*shih-kuan*)	[cR18]

117 *Su-wen* 60/517.

118 *Ling-shu* 65/1292 f. – Im gleichen Passus wird als Ursprung der *Sinarteria impedimentalis* der Uterus angegeben, ein Datum, das sich mit der vorher zitierten Auskunft des *Su-wen* leicht vereinbaren läßt, insofern Ovarien (und Uterus) sagittal hinter dem *Foramen impedimentale ch'i* (cS30) zu finden sind – das aber, anders als jene Auskunft, nur beim Weibe konkrete Signifikanz haben kann.

119 *Ling-shu* 38/1173; *Su-wen* 44/405; *Ling-shu* 65/1292 f.

120 *Ling-shu* 33/1156 f.

121 Vgl. die Anmerkung 62 oben S. 173. 122 Vgl. oben S. 140.

[1] 衝脈 [2] 經絡之海 [3] 氣逆 [4] 血 [5] 衝

Urbs yin	(*yin-tu*)	[cR19]
Vallis communicans renalis	(*t'ung-ku*)	[cR20]
Porta pylorica	(*yu-men*)	[cR21]

d) Die Sinarteria zonalis (*tai-mo* [1]).

Verlauf [Tafel XXXVIII]: Die Sinarterie entspringt an den kleinen Rippen (*Costae fluctuantes*) und zieht gürtelartig hinten um den Körper herum[123].

Symptomatik: *Plethora abdominalis*, schwabberndes Gefühl, als säße man im Wasser; Regelstörungen; paretische Atrophien der Extremitäten; Schmerzen im Hypogastrium und in den Lenden.

Funktion: Die *Sinarteria zonalis* (welche, wie ihr Name[124] anzeigt, den Körper oberhalb der Taille wie ein Gürtel horizontal umfaßt) berührt alle vertikal auf Rücken, Bauchseite und Flanken verlaufenden Cardinales und Reticulares. Anders als die bisher betrachteten *Sinarteriae impares*, deren Verbindungen mit Hauptleitbahnen (Cardiales) am unteren Rumpfende oder gar am Kopf liegen, dient die Zonalis dem allgemeinen Energieausgleich in der Körpermitte.

Foramina copulo-conventoria Sinarteriae zonalis:

Conquisitorium lienale	(*chang-men*)	[cH13]
Foramen sinarteriae zonalis	(*tai-mo*)	[cF26]
Cardo quintus	(*wu-shu*)	[cF27]
Via retinenta	(*wei-tao*)	[cF28]

e) Die Sinarteria ascendens yin (*yin-ch'iao-mo* [2]).

Verlauf [Tafel XXXIX]: Die Sinarterie bildet einen Seitenzweig der *Cardinalis renalis yin minoris pedis*, der hinten an der *Protuberantia navicularis* (Foramen *Fons draconis*, cR2) entspringt, oberhalb des *Malleolus medialis* vorbei an der Innenseite des Beins empor zum Geschlechtsorgan zieht, sich von dort innerhalb des Rumpfes fortsetzt, in der *Fossa supraclavicularis* an die Oberfläche tritt, über Hals, Kinn, Foramen *Accipiens hominum* (cS9), über den medialen Teil des *Zygomaticum* zum *Canthus medialis* gelangt[125].

Symptome: Abspannung, Kraftlosigkeit des Yang, also der aktiven Funktionen und Körperteile, spastische Spannung des Yin, der struktiven Funktionen und Organe. Epilepsie, Spasmen und Paresen. Auf Grund der besonderen Beziehung zum *O. renalis* auch Erkrankungen der Geschlechtsorgane.

Funktion: Akzessorische Leitbahn für die Verteilung des aus dem *O. renalis* bereitgestellten freien Struktivpotentials (*ching-ch'i* [3]).

Foramina copulo-conventoria Sinarteriae ascendentis yin:

Mare illuminationis	(*chao-hai*)	[cR6]
Cursores copulati	(*chiao-hsin*)	[cR8]
Canthus nasalis	(*ching-ming*)	[cV1]

[123] *Nan* 21 = *Nan-ching* 3/87. [124] *tai* [4] = ‚*zona*' = ‚Gürtel'.
[125] *Nan 28* = *Nan-ching* 3/87.

[1] 帶脈 [2] 陰蹻脈 [3] 精氣 [4] 帶

f) Die Sinarteria ascendens yang (*yang-ch'iao-mo* [1]).

Verlauf [Tafel XL]: Die Sinarterie beginnt in der Ferse, zieht über den *Malleolus lateralis* an der Außenseite des Beins bis zum Foramen *Stagnum venti* (cF20) der *C. fellea yang maioris pedis* am Kopf[126].

Die *Symptomatik* der *Ascendens yang* ist komplementär zu jener der *Ascendens yin*: Abspannung, Kraftlosigkeit des Yin bei spastischer Gespanntheit des Yang. Muskelschmerzen allgemein, besonders in Rücken und Lende; Steifheit, Augenschmerzen.

Funktion: Die *Ascendens yang* ist eine akzessorische Leitbahn für die Verteilung und Koordination des Yang-Aspekts der struktiven Energie [präziser wohl: für die Verteilung von struktiver Energie, die zur unmittelbaren Umsetzung in Aktivität bestimmt ist, an die Erfolgsorgane].

Foramina copulo-conventoria Sinarteriae ascendentis yang:

Origo ascendentis yang	(*shen-mo*)	[cV62]
Servi salutatio	(*p'u-ts'an*)	[cV61]
Yang tarsi	(*fu-yang*)	[cV59]
Cella habitationis	(*chü-chiao*)	[cF29]
Inductorium lacerti	(*ju-shu*)	[cIT10]
Os amplum	(*chü-ku*)	[cIC16]
Promontorium humeri	(*chien-yü*)	[cIC15]
Granarium terrestre	(*ti-ts'ang*)	[cS4]
Cella ampla	(*chü-chiao*)	[cS3]
Recipiens lacrimarum	(*ch'eng-ch'i*)	[cS1]
Canthus nasalis	(*ching-ming*)	[cV1
Stagnum venti	(*feng-ch'ih*)	[cF20]

g) Die Sinarteria retinens yin (*yin-wei-mo* [2]).

Verlauf [Tafel XLI]: Die Sinarterie beginnt im Foramen *Copulatio yin* (Rs7), zieht an der Innenseite des Beins nach oben bis in die Leistenbeuge, tritt ins Hypogastrium ein, verläuft entlang der Rippen, tritt durch das Zwerchfell und endet lateral am Kehlkopf[127].

Symptomatik: Chronische Halsschmerzen, Schmerzen im Epigastrium, in den Lenden, im Geschlechtsteil.

Funktionen: Die *Retinens yin* steht mit den *Cardinales yin* in Verbindung und trifft sich mit der *Sinarteria respondens*. Auf diese Weise bildet sie das „Haltenetz" (*wang*) aller Yin-Leitbahnen. Sie dominiert die Bauenergie (*ying*), die im Grunde identisch ist mit *hsüeh*, der individualspezifischen struktiven Energie.

Foramina copulo-conventoria Sinarteriae retinentis yin:

Ripa spissa	(*chu-pin*)	[cR9]
Porta impedimentalis	(*ch'ung-men*)	[cL12]
Domus aulicus	(*fu-shê*)	[cL13]

[126] *Nan 28* = *Nan-ching* 3/87.

[127] *Nan-ching*, *loc. cit.*; *Chi-ching pa-mo k'ao*, p. 68 f.

[1] 陽蹻脈 [2] 陰維脈

Transversum magnum	(*ta-heng*)	[cL15]
Aegritudo abdominis	(*fu-ai*)	[cL16]
Conquisitorium hepaticum	(*ch'i-men*)	[cH14]
Ruina caelestis	(*t'ien-t'u*)	[Rs22]
Fons in angustiis	(*lien-ch'üan*)	[Rs23]

h) Die Sinarteria retinens yang (*yang-wei-mo* [1]).

Verlauf [Tafel XLII]: Die Sinarterie beginnt am Foramen *Porta metalli* (cV63), verläuft über die Außenseite von Unterschenkel, Knie und Oberschenkel, tritt lateral an das Hypogastrium, zieht von den Rippen auf die Schulter, wendet auf dieser und erreicht über den Hals die Seite des Kopfes hinter dem Ohr; von dort zieht sie über den lateralen Teil des *Parietale* und über das *Temporale* seitlich auf das *Os frontale*[128].

Symptomatik: Häufiger Wechsel von Hitzen und Frösteln.

Funktionen: Die *Retinens yang* steht mit den *Cardinales yang manus atque pedis* grundsätzlich und unter diesen mit den *Cardinales vesicalis yang maioris pedis et fellea yang minoris pedis* in besonders enger Verbindung. Als verbindendes Band aller Yang-Leitbahnen ist die *Retinens yang* von Einfluß auf die Regulation des Umsatzes von aktiver Energie; sie beherrscht die Wehrenergie (*wei* [2]).

Foramina copulo-conventoria Sinarteriae retinentis yang:

Porta metalli	(*chin-men*)	[cV63]
Copulatio yang	(*yang-chiao*)	[cF35]
Conventus lacerti	(*ju-hui*)	[cT13]
Cella caelestis	(*t'ien-chiao*)	[cT15]
Latus lacerti	(*pi-ju*)	[cIC14]
Puteus alae	(*chien-ching*)	[cF21]
Inductorium lacerti	(*ju-shu*)	[cIT10]
Stagnum venti	(*feng-ch'ih*)	[cF20]
Porta infantiae	(*ya-men*)	[Rg15]
Aula venti	(*feng-fu*)	[Rg16]
Hiatus cerebri	(*nao-k'ung*)	[cF19]
Recipiens vim structivam	(*ch'eng-ling*)	[cF18]
Castra praetoriana	(*cheng-ying*)	[cF17]
Fenestra oculi	(*mu-ch'uang*)	[cF16]
Lacrimarum instantium capitis	(*lin-ch'i*)	[cF15]
Candor yang	(*yang-pai*)	[cF14]
Shen stirpis	(*pen-shen*)	[cF13]
Retinens capitis	(*t'ou-wei*)	[cS8].

6. *Die Leitbahnzweige*, (*Sinarteriae*) *Paracardinales* (*ching-pieh* [3]).

Wie ihr Name andeutet, gelten die Leitbahnzweige als integrierende Bestandteile der Hauptleitbahnen (Cardinales) und weisen daher weder eigene Fora-

[128] *Nan-ching, loc. cit.*; *Chi-ching pa-mo-k'ao*, p. 69 f.

[1] 陽維脈 [2] 衛 [3] 經別

mina noch eine von der Symptomatik der entsprechenden Cardinalis sich unterscheidende Symptomatik auf. Wir haben uns an dieser Stelle gesondert also nur mit dem Verlauf der Paracardinales zu befassen[129].

a) Die Paracardinalis vesicalis yang maioris pedis.

Die Paracardinalis beginnt in der Kniekehle (Foramen *Medium lacunae*, cV40). Eine Verzweigung dringt 5 Zoll unterhalb des *Os cocoygis* in den Anus, verbindet sich mit dem *Orbis vesicalis* und strahlt in den *Orbis renalis* aus. Sie zieht von dort in der Rückenmuskulatur zu beiden Seiten der Wirbelsäule nach oben und tritt, sich verästelnd in den *O. cardialis*. Die direkte Fortsetzung setzt sich in der Rückenmuskulatur bis auf den Nacken hin fort und mündet im Foramen *Canthus nasalis* (cV1) wieder in die ursprüngliche Cardinalis.

b) Die Paracardinalis renalis yin minoris pedis.

Die Paracardinalis beginnt in der Kniekehle, verläuft gemeinsam mit der *Paracardinalis yang maioris* nach oben und tritt gleichfalls in den *Orbis renalis* ein. Sodann verbindet sie sich in der Höhe des 14. Wirbels [= 2. Lendenwirbels] mit der *Sinarteria zonalis*. Von dieser zieht sie an der Vorderseite des Körpers nach oben, berührt die Zungenwurzel, tritt an die Halsoberfläche und vereinigt sich im Foramen *Canthus nasalis* (cV1) mit der *Cardinalis speciei*, der *Cardinalis vesicalis yang maioris pedis*. (Dies ist die 1. der sechs „*coniunctiones*" [*ho*, [1]]) [Tafel XLIII].

c) Die Paracardinalis fellea yang minoris pedis.

Die Paracardinalis beginnt im Hüftgelenk (Foramen *Cardo femoralis*, cF30), zieht um dieses, tritt in das Schamhaar, vereinigt sich dort mit der *Paracardinalis yin flectentis*, zieht dann vorn an die *Costae fluctuantes* und verläuft durch den Brustraum, verbindet sich mit dem *O. felleus*, strahlt nach oben aus, verteilt sich im *O. hepaticus*, zieht durch den *Orbis cardialis* hindurch und von dort empor an die Seite des Kehlkopfs, verläuft außen lateral über Kiefer (*Mandibula*) und Wange, strahlt von dort ins Gesicht aus und vereinigt sich am *Canthus lateralis* wiederum mit der zugehörigen Cardinalis (Foramen *Cella pupillae*, cF1).

d) Die Paracardinalis hepatica yin flectentis pedis.

Die Paracardinalis beginnt am Fußrücken, nahe dem Fußgelenk (Foramen *Altare medium*, cH4), zieht empor zur Schamhaargrenze und von dort gemeinsam mit der *Paracardinalis yang minoris pedis* bis zum *Canthus lateralis* (Foramen *Cella pupillae*, CF1): hier liegt die 2. der sechs „coniunctiones" [Tafel XLIV].

e) Die Paracardinalis stomachi splendoris yang pedis.

Die Paracardinalis beginnt an der Vorderseite des Oberschenkels (Foramen *Lepus subreptus*, cS32), tritt ins Mesogastrium, verbindet sich mit dem *Orbis*

[129] Vgl. *Ling-shu* 11/1043; *Chen-chiu-hsüeh chiang-i* p. 80 ff.

[1] 合

stomachi, strahlt im *Orbis lienalis* aus, tritt nach oben mit dem *Orbis cardialis* in Verbindung, zieht sodann entlang der Speiseröhre in den Mund, gelangt dort an die Körperoberfläche, zieht zur Nasenbasis und in die Orbita, wo sie sich mit der zugehörenden Cardinalis vereint.

f) Die Paracardinalis lienalis yin maioris pedis.

Die Paracardinalis beginnt an der Vorderseite des Oberschenkels, verläuft gemeinsam in der *Paracardinalis splendoris yang pedis* nach oben, knüpft an den Kehlkopf und durchsetzt die Zunge (3. „*coniunctio*") [Tafel XLV].

g) Die Paracardinalis intestini tenuis yang maioris manus.

Die Paracardinalis verläuft von oben nach unten und beginnt an der Rückseite des Schultergelenks (Foramen *Rectum alae*, cIT9), tritt in die Axilla, läuft in den *Orbis cardialis* und verbindet sich mit dem *Orbis intestini tenuis*.

h) Die Paracardinalis cardialis yin minoris manus.

Die Paracardinalis beginnt in der Tiefe der Axilla (Foramen *Porta axillae*, cF22), zieht in den Thorax und verbindet sich mit dem *Orbis cardialis*, wendet sich dann nach oben, gelangt in den Kehlkopf, tritt auf das Gesicht und vereinigt sich im *Canthus medialis* (Foramen *Canthus nasalis*, cV1) mit der zugehörenden *Cardinalis speciei* (4. „*coniunctio*") [Tafel XLVI].

j) Die Paracardinalis tricalorii yang minoris manus.

Die Paracardinalis verläuft vom Schädeldach – dem höchsten Punkt des Körpers – in die *Fossa supraclavicularis*, zieht dann abwärts durch das Tricalorium und strahlt im Brustkorb aus.

k) Die Paracardinalis pericardialis yin flectentis manus.

Die Paracardinalis beginnt drei Zoll unterhalb der Axilla (Foramen *Stagnum caeleste*, cPC1), tritt in den Thorax, verbindet sich mit dem Tricalorium, zieht entlang der Trachaea nach oben und dann in einem Bogen hinter das Ohr, wo sie sich (nahe dem Foramen *Processus mastoideus*, cF12) mit der *Cardinalis speciei* vereint (5. „*coniunctio*") [Tafel XLVII].

l) Die Paracardinalis intestini crassi splendoris yang manus.

Die Paracardinalis trennt sich im Schultergelenk von der Cardinalis (Foramen *Promontorium humeri*. cIC15), tritt etwas höher in die Wirbelsäule (*Foramen omnium defatigationum*, Rg14), zieht dann abwärts zum *Orbis intestini crassi*, verbindet sich mit dem *O. pulmonalis*, kommt entlang der Trachaea nach oben, tritt in der *Fossa supraclavicularis* hervor und vereinigt sich wieder mit der zugehörigen Cardinalis.

m) Die Paracardinalis pulmonalis yin maioris manus.

Die Paracardinalis beginnt in der Axilla vor dem zur *Cardinalis yin minoris manus* gehörenden Foramen *Porta axillae* (cF22), tritt in der *Orbis pulmonalis*, strahlt im *Orbis intestini crassi* aus, steigt dann wieder empor, tritt in der *Fossa supraclavicularis* an die Oberfläche, zieht an den Kehlkopf und vereinigt sich dort mit der *Cardinalis speciei splendoris yang manus* (6. „*coniunctio*") [Tafel XLVIII].

7. *Die Netzbahnen* (*Sinarteriae*) *Reticulares* (*luo-mo* [1]).

Die Netzbahnen bilden die *distale* Verästelung des Systems der Leitbahnen. Jede der 15 Hauptnetzbahnen (mit Ausnahme der *Reticularis magna lienalis*) beginnt an dem *Foramen nexorium* (*luo-hsüeh*)[130] einer Cardinalis, dessen Namen auch als Bezeichnung der Reticularis gebraucht wird. In engen Grenzen weist die Reticularis Symptome auf, die von jenen der Cardinalis unabhängig sind[131].

a) Die Reticularis pulmonalis yin maioris manus.

Verlauf [Tafel XLIX]: Sie nimmt ihren Ausgang im Foramen *Series intermissum* (cP7), beginnt mithin zwischen den Sehnen des Handgelenks, begleitet die *Cardinalis pulmonalis* kurz in distaler Richtung, verzweigt sich dann im Handteller und vor allem in den Daumenballen. Die Reticularis läuft an die *Cardinalis intestini crassi* heran.

Symptome: Bei Fülle (*repletio*): Hitze der *eminentia carpi radialis* und der Innenhand; bei Erschöpfung (*inanitas*): Häufiges Niesen, Urininkontinenz.

b) Die Reticularis cardialis yin minoris manus.

Verlauf [Tafel L]: Die Reticularis nimmt ihren Ausgang im Foramen *Vicus communicans* (cC5), 1 Zoll proximal vom Handgelenk, dringt gemeinsam mit der zugehörenden Cardinalis in den *Orbis cardialis*, stellt sodann nach oben eine Verbindung zur Zungenwurzel her und tritt in das Netzsystem des Auges ein. Sie läuft an die *Cardinalis intestini tenuis*.

Symptome bei Fülle: Spannung und Druck auf der Brust; bei Erschöpfung: Aphasie.

c) Die Reticularis pericardialis yin flectentis manus.

Verlauf [Tafel LI]: Die Reticularis nimmt ihren Ausgang im Foramen *Clusa interna* (cPC6), mithin 2 Zoll proximal vom Handgelenk, tritt zwischen zwei Tendines (der *MM. palmaris longus et flexor carpi radialis*) hervor und folgt dem Verlauf der *Cardinalis pericardialis* bis in den Orbis.

Symptomatik bei Fülle: Herzschmerzen; bei Erschöpfung: Halsstarre.

d) Die Reticularis intestini tenuis yang maioris manus.

Verlauf [Tafel LII]: Sie entspringt im *Foramen adminiculans orthopathiam* (cIT7), 5 Zoll oberhalb des Handgelenks und mündet nach innen in die *Cardinalis cardialis*. Ein Nebenzweig verläuft nach oben an den Ellbogen und umgibt netzförmig das Foramen *Promontorium humeri* (cIC15).

[130] Vgl. unten S. 225 die Vorbemerkung in Petit.

[131] Vgl. *Ling-shu* 10/1036 ff. und *Chen-chiu-hsüeh-chiang-i* pp. 83 ff.

[1] 絡脈

Symptome bei Fülle: Erschlaffung der Gelenke [also wohl der Muskeln des Bewegungsapparats], Bewegungsunfähigkeit des Ellbogengelenks; bei Erschöpfung: wildes Fleisch, Schrunden und Schuppen auf der Haut.

e) Die Reticularis intestini crassi splendoris yang manus.

Verlauf [Tafel LIII]: Sie entspringt im Foramen *Pervium obliquum* (cIC6), also 3 Zoll proximal vom Handgelenk und mündet in die *Cardinalis pulmonalis*. Ein Nebenzweig zieht am Arm empor, durch das Foramen *Promontorium humeri* (cIC15) hindurch über die Wange an die Zähne; ein Nebenzweig tritt in das Ohr ein und vereint sich mit dem dort befindlichen Geflecht von Sinarterien[132].

Symptomatik bei Fülle: Kariöse Zähne, Schwerhörigkeit; bei Erschöpfung: Kältegefühl an den Zähnen, Spannungsgefühl im Mediastinum.

f) Die Reticularis tricalorii yang minoris manus.

Verlauf [Tafel LIV]: Sie entspringt im Foramen *Clusa externa* (cT5), mithin 2 Zoll proximal vom Handgelenk, zieht am Arm empor, mündet in den Thorax und vereint sich mit den *Oo. cardialis et pericardialis*.

Symptome: Bei Fülle ist das Ellbogengelenk spastisch gekrümmt; bei Erschöpfung ist es paretisch erschlafft.

g) Die Reticularis vesicalis yang maioris pedis.

Verlauf [Tafel LV]: Sie entspringt im Foramen *Yang flectens* (cV58), mithin 7 Zoll proximal vom *Malleolus lateralis* und dringt sogleich in die *Cardinalis renalis*.

Symptomatik bei Fülle: Nase verlegt, dünner Fließschnupfen, Schmerzen in Kopf und Rücken; bei Erschöpfung: Schnupfen, Nasenbluten.

h) Die Reticularis fellea yang minoris pedis.

Verlauf [Tafel LVI]: Sie entspringt im Foramen *Lumen ac splendor* (cF37), mithin 5 Zoll proximal vom *Malleolus lateralis*, dringt einerseits in die *Cardinalis hepatica*, zieht andererseits hinab auf den Fußrücken, auf dem sie sich netzförmig verzweigt.

Symptomatik bei Fülle: *Contravectio flectens* (*chüeh-ni*) [Kreislaufschwäche, – Kollaps]; bei Erschöpfung: Kraftlosigkeit oder Parese des Fußes, Unfähigkeit, aus dem Sitzen aufzustehen.

j) Die Reticularis stomachi splendoris yang pedis.

Verlauf [Tafel LVII]: Sie entspringt im Foramen *Abundantia* (cS40), mithin 7–8 Zoll über dem *Malleolus lateralis* und dringt in die *Cardinalis lienalis*; ein Nebenzweig setzt sich von der Außenseite des Unterschenkels über die Vorderseite des Rumpfes bis auf den Kopf fort, strahlt auf dem Schädeldach netz-

132 *tsung-mo* [1]. Vgl. den Kommentar im *Chen-chiu-hsüeh chiang-i* p. 85.

[1] 宗脈

förmig aus und breitet sich anschließend in gleicher Weise im Kehlkopfgebiet aus.

Symptomatik: Alle Symptome beruhen auf einer in der Reticularia auftretenden *contravectio* der Energie, so z. B. die Kehlkopflähmung mit daraus sich ergebendem Stimmverlust. Im übrigen treten auf bei Fülle: epileptiforme Symptome; bei Erschöpfung: Kraftlosigkeit, Lähmung von Fuß und Unterschenkel.

k) Die Reticularis lienalis yin maioris pedis.

Verlauf [Tafel LVIII]: Sie entspringt im Foramen *Caput metatarsalis halucis* (cL4), mithin 1 Zoll hinter dem Grundgelenk des Halux und tritt sogleich in die *Cardinalis stomachi*; ein Nebenzweig zieht an der Innenseite des Beins empor, um sich netzförmig in den *Oo. intestinum et stomachi* auszubreiten.

Symptomatik: Bei Kontravection: Cholera; bei Fülle: heftiger Schmerz der Eingeweide [Koliken]; bei Erschöpfung: Schmerz der Eingeweide, der stets an der gleichen Stelle bleibt, Tympanie.

l) Die Reticularis renalis yin minoris pedis.

Verlauf [Tafel LIX]: Sie entspringt im Foramen *Campana magna* (cR4), mithin hinter dem *Malleolus medialis*, zieht um das Fersenteil [Achillessehne] herum in die *Cardinalis vesicalis*; mit der letztgenannten zieht ein Seitenzweig nach oben bis unterhalb des *Orbis pericardialis* und durchsetzt dann Lendenregion und Rückgrat [d. h. den mittleren Teil der Wirbelsäule].

Symptomatik: Bei Kontravection: gedrückte, bekümmerte Stimmung; bei Fülle: Urinverhaltung; bei Erschöpfung: Lendenschmerz.

m) Die Reticularis hepatica yin flectentis pedis.

Verlauf [Tafel LX]: Sie entspringt im Foramen *Canalis teredinis* (cH5), mithin 5 Zoll proximal vom *Malleolus medialis* und tritt sogleich in die *Cardinalis fellea*; ein Nebenzweig zieht von der Wade empor in das Scrotum und verbindet sich mit dem Penis.

Symptomatik bei *Contravectio*: Schwellung des Scrotums, Hodenbruch; bei Fülle: schmerzhafte Erektionen; bei Erschöpfung: Jucken.

n) Die Reticularis Sinarteriae respondentis.

Verlauf [Tafel LXI]: Sie entspringt im Foramen *Cauda columbina* (Rs15), zieht von dort abwärts und strahlt im Mesogastrium aus.

Symptome bei Fülle: Schmerzen in der Bauchdecke; bei Erschöpfung: Jucken und Ameisenlaufen.

o) Die Reticularis Sinarteriae regentis.

Verlauf [Tafel LXII]: Sie entspringt im Foramen *Incrementum et vigor* (Rg1), zieht im Muskelfleisch zu beiden Seiten der Wirbelsäule nach oben bis in den Nacken, strahlt von dort auf den Kopf aus, zieht sodann herab auf das Schulterblatt und tritt in die *Cardinalis vesicalis* und die tiefe Rückenmuskulatur ein.

Symptomatik bei Fülle: Verspannung, Steifheit des Rückens; bei Erschöpfung: Benommenheit, Schwere des Kopfes, Kopfwackeln.

p) Die Reticularis magna lienalis (*p'i chih ta-luo* [1]).

Verlauf [Tafel LXIII]: Sie entspringt im *Foramen nexorium lienalis* (cL21), etwa 3 Zoll unterhalb des Foramens *Porta axillae* (cF22) und strahlt auf Brust und Rippen aus.

Symptomatik bei Fülle: Diffuse Schmerzen am ganzen Körper; bei Erschöpfung: Kraftlosigkeit, Schwäche in allen Gelenken.

8. *Die zwölf Muskelbahnen*, (*Sinarteriae*) *Nervocardinales* (*ching-chin* [2]).

Die Muskelbahnen verlaufen, wie ihr Name sagt, im Muskelfleisch des Bewegungsapparats und berühren die Orbes niemals direkt. Im sinarteriologischen System entsprechen sie mithin etwa den „peripheren Leitungsbahnen". Auch die Symptomatik der *Nervocardinales* ist in Grenzen von jener der zugehörigen Hauptleitbahnen unabhängig[133].

a) Die Nervocardinalis vesicalis yang maioris pedis.

Verlauf [Tafel LXIV]: Sie entspringt an der kleinen Zehe, tritt sodann in eine Bündelung am *Malleolus lateralis*, zieht von dort schräg nach oben zu einer weiteren Bündelung am Knie außen hinten. Von der Bündelung am *Malleolus lateralis* zieht ein Zweig zu einer Bündelung an der Ferse und von dort empor zu einer weiteren Bündelung in der Kniekehle. Zwischen der letztgenannten und der Bündelung des *Malleolus* vermittelt noch ein weiterer, über die Wade ziehender Zweig, der sich überdies von der Kniekehle über die Rückseite des Oberschenkels auf den *Glutaeus maximus* fortsetzt, dort in eine Bündelung eintritt, dann innerhalb der Rückenmuskulatur entlang der Wirbelsäule weiter nach oben verläuft, am *Os occipitale* in eine Bündelung eintritt, sich sodann über das Schädeldach hinweg auf das Gesicht fortsetzt und in einer Bündelung an der Nasenwurzel endet. Ein Nebenzweig zieht vom Nacken an die Zungenwurzel. Eine weitere Abzweigung bildet, von der Nasenwurzel ausgehend, das sogenannte „Obere Augengeflecht" [3] und zieht dann abwärts in eine Bündelung auf dem *Os zygomaticum*. Ein weiterer Nebenzweig tritt auf Schulterhöhe aus der Nervocardinalis, die am Rücken emporzieht, hervor und verläuft unter der Schulter vorbei und sodann nach oben in die *Fossa supraclavicularis* und von dieser weiter zum *Processus mastoideus*. Ein Nebenzweig des letztgenannten reicht von der Axilla empor in eine Bündelung im Schultergelenk. Ein weiterer Nebenzweig zieht aus der *Fossa supraclavicularis* schräg über *Mandibula* und Wange zur Bündelung auf dem *Os zygomaticum*.
Symptomatik: Von der kleinen Zehe zur Ferse ziehende Schwellung und Schmerzhaftigkeit; Krampf in der Kniekehle; Verspannung und Krämpfe der Rücken- und Halsmuskulatur; Unfähigkeit, den Arm zu heben, bohrender Schmerz zwischen *Axilla* und *Fossa supraclavicularis*, der den Patienten hin-

133 = *Ling-shu* 13/1052 ff.; *Chen-chiu-hsüeh chiang-i* p. 89 ff.

[1] 脾之大絡 [2] 經筋 [3] 目之上綱

dert, den Arm zu schwingen. – Die aufgezählten Syptome werden als *Chung-ch'un*-Syndrom [1], d. h. als „Spasmen und Lähmungen des zweiten Frühlingsmonats" zusammengefaßt.

b) Die Nervocardinalis fellea yang minoris pedis.

Verlauf [Tafel LXV]: Sie beginnt an der 4. Zehe und zieht zunächst zu einer Bündelung am *Malleolus lateralis*, sodann über die laterale Seite des Unterschenkels zu einer Bündelung am Kniegelenk außen. Ein Nebenzweig geht aus der genannten Bahn am *Capitulum fibulae* hervor, teilt sich am Oberschenkel in einen kurzen Abschnitt, der auf der Vorderseite des Oberschenkels in einer Bündelung endet, und in die gerade Fortsetzung, von der bald, in der Höhe des Hüftgelenks, ein Seitenzweig zu einer Bündelung am *Glutaeus maximus* abgeht; die gerade Fortsetzung selbst hingegen verläuft über Flanken und freie Rippen einerseits durch die *Axilla*, andererseits über das *Medium mammae* in eine Bündelung in der *Fossa supraclavicularis*. Die gerade Fortsetzung der Nervocardinalis zieht aus der *Axilla* zur genannten Bündelung in der *Fossa supraclavicularis*, von dort vor der *Cardinalis vesicalis* hinter dem Ohr herum und empor auf die Seite von *Os parietale* und auf das *Os temporale*, biegt sodann in medialer Richtung ab, um sich am Schädeldach mit der Bahn der anderen Körperseite zu vereinen; sodann zieht sie auf der Gegenseite vom *Os temporale* herab auf die Wange, wendet dort nach oben und endet in einer Bündelung unterhalb des *Os zygomaticum*; eine Abzweigung führt zu einer Bündelung am *Canthus lateralis*.

Symptomatik: Krämpfe, Ziehen, Verspannungen oder Steifheit in den von der Nervocardinalis versorgten Muskelpartien, insbesondere in der 4. Zehe, im Knie, im Oberschenkel, im Gesäß, am Rippenbogen, im Pectoralis und im Nacken. Ferner, infolge der Verschränkung der Muskelbahnen am Parietale: Gekreuzte Kombination von Symptomen auf beiden Nervocardinales: Z. B. Parese des linken Lids mit Schmerzen auf der rechten Muskelbahn. Die erwähnten Symptome werden insgesamt als *Meng-ch'un-pi*-Syndrom [2], d. h. als „Spasmen und Paresen des 1. Frühlingsmonats" zusammengefaßt.

c) Die Nervocardinalis stomachi splendoris yang pedis.

Verlauf [Tafel LXVI]: Sie entspringt an der 2., 3. und 4. Zehe in drei gleichberechtigten Zweigen, die sich in einer Bündelung auf dem Fußrücken treffen, zieht sodann schräg nach oben an das *Capitulum fibulae*, tritt dort in die Bündelung an der Knieaußenseite ein und setzt sich sodann durch eine Bündelung am Hüftgelenk hindurch an die *Costae fluctuantes* und die Wirbelsäule fort. Der Hauptzweig geht von der Bündelung auf dem Fußrücken an der Tibia entlang zu einer Bündelung am Kniegelenk (wobei von dort ein kurzer Ausläufer die Verbindung zu Bündelung am *Capitulum fibulae* herstellt und sich auf diese Weise mit der *Nervocardinalis fellea* vereint), von dort über die Vorderseite des Oberschenkels in eine Bündelung auf der Höhe des unteren Sitzbeinrands,

[1] 仲春痹 [2] 孟春痹

sodann in eine Bündelung im Geschlechtsteil und strahlt schließlich auf Bauch und Brust aus. Er wird schließlich wiederum in der *Fossa supraclavicularis* gebündelt, zieht weiter über Hals und Wange, tritt unten und oben an den Mund heran, erreicht sodann das *Os zygomaticum*, zieht zunächst in eine Bündelung am Nasenrand und schließlich nach oben in den *Canthus medialis*, wo er sich mit der *Nervocardinalis vesicalis* vereint, wobei die *Nervocardinalis vesicalis* das obere, die *Nervocardinalis stomachi* das untere Augengeflecht bildet. Ein Nebenzweig tritt auf der Wange aus der Nervocardinalis hervor und endet in einer Bündelung unmittelbar vor dem Ohr.

Symptomatik: Krämpfe, spastische Schmerzen, Zuckungen, Lähmungen in den von der Nervocardinalis versorgten Gebieten, insbesondere von der 3. Zehe zur Tibia austrahlend, am Fußrücken, an der Vorderseite des Oberschenkels, am *Glutaeus maximus*, von der Bauchdecke bis zur *Fossa supraclavicularis* und bis zur Wange ausstrahlend; bei Implikation der Wangenmuskulatur: schiefer Mund, Unfähigkeit, das Auge zu öffnen oder zu schließen; eiterige Geschwulst der Geschlechtsteile. Alle vorgehend erwähnten Symptome werden als *Chi-ch'un-pi*-Syndrom [1], d. h. als „Spasmen und Paresen des dritten Frühlingsmonats" zusammengefaßt.

d) Die Nervocardinalis lienalis yin maioris pedis.

Verlauf [Tafel LXVII]: Die Nervocardinalis beginnt an der Spitze der Großen Zehe, zieht nach hinten in eine Bündelung am *Malleolus medialis*, von dort in ein Geflecht um den *Condylus medialis tibiae*. Sie verläuft dann auf der Innenseite des Oberschenkels zu einer Bündelung auf der Höhe des unteren Sitzbeinrands und weiter in eine solche im Geschlechtsorgan, zieht von diesem zu einer Bündelung im Nabel. Von dort aus taucht sie in die Tiefe durch den Bauchraum, erreicht einerseits die Wirbelsäule in Höhe der untersten Lendenwirbel und zieht an ihr empor, andererseits strahlt sie in Bauch- und Rippenwand aus, an welch letzterer Stelle sie nochmals gebündelt wird.

Symptomatik: Schmerzen und Krämpfe, die vom *Halux* zum *Malleolus medialis* hin ausstrahlen; Schmerzen am *Condylus medialis tibiae*, Schmerzen, die von der Innenseite des Oberschenkels nach vorn oben ausstrahlen, reißende Schmerzen im Geschlechtsteil, die nach oben, zum Nabel hinziehen; gleichzeitige Schmerzhaftigkeit von Brustkorb und Wirbelsäule. – Die aufgezählten Symptome werden als *Meng-ch'iu-pi*-Syndrom [2], d. h. als „Spasmen und Paresen des 1. Herbstmonats" zusammengefaßt.

e) Die Nervocardinalis renalis yin minoris pedis.

Verlauf [Tafel LXVIII]: Die Nervocardinalis beginnt an der Unterseite der Kleinen Zehe vorn, zieht über den Hohlfuß, verläuft gemeinsam mit der *Nervocardinalis lienalis* zu einer Bündelung an der Ferse hinten unterhalb des *Malleolus medialis*. Von dort steigt sie gemeinsam mit der *Nervocardinalis vesicalis* empor zu einer Bündelung innerhalb der Kniekehle, schließt sich sodann der

[1] 季春痹 [2] 孟秋痹

Nervocardinalis lienalis wieder an und erreicht über die Innenseite des Oberschenkels die Bündelung im Geschlechtsteil. Von dort zieht sie innen an der Wirbelsäule entlang in der Muskulatur bis an das *Os occipitale*, wo sie sich in einer Bündelung mit der *Nervocardinalis vesicalis* vereint.

Symptomatik: Krämpfe und spastische Zuckungen an jenen Stellen (insbesondere der unteren Extremitäten), die von der Nervocardinalis versorgt werden. Außerdem spastische Lähmungen, Verkrümmungen, Atrophien. Allgemein ist charakteristisch, daß die Extremität oder der Körper nicht nach der der betroffenen Körperseite gegenüberliegenden Körperseite gebeugt werden kann. Die Prognose bei zu heftigen oder häufigen Krämpfen im Gebiet dieser Nervocardinalis ist infaust. – Die erwähnten Symptome werden als *Chung-ch'iu-pi*-Syndrom [1], d. h. als „Spasmen und Paresen des 2. Herbstmonats" zusammengefaßt.

f) Die Nervocardinalis hepatica yin flectentis pedis.

Verlauf [Tafel LXIX]: Sie beginnt am *Halux* vorn oben medial, zieht in die Bündelung vorn am *Malleolus medialis*, setzt sich über die Innenseite des Unterschenkels zunächst zur Bündelung unten am *Condylus medialis tibiae*, und von dort an der Innenseite des Oberschenkels zur Bündelung im Geschlechtsorgan fort, wo sie an die übrigen *Nervocardinales yin* und an die *Nervocardinales yang-ming* (= *splendoris yang*) anknüpft.

Symptomatik: Schmerzen, die von der Großen Zehe zum *Malleolus medialis* ziehen, Schmerzen am *Condylus medialis tibiae*, Schmerz und Spasmus an der Innenseite des Oberschenkels; Potenzschwäche oder Impotenz – Symptome, die als *Chi-ch'iu-pi*-Syndrom, [2] d. h. als „Spasmen und Paresen des 3. Herbstmonats" zusammengefaßt werden.

g) Die Nervocardinalis intestini tenuis yang maioris manus.

Verlauf [Tafel LXX]: Sie beginnt dorsal an der Spitze des Kleinfingers, wird am Handgelenk gebündelt, zieht an der Innenseite des Arms zu einer Bündelung hinter dem *Epicondylus medialis humeri* (zu der Stelle, an der man bei leichtem Druck bereits ein elektrisierendes Gefühl bis in den Kleinfinger verspürt) und setzt sich dann bis in die Bündelung in der *Axilla* fort. Ein Nebenzweig zieht hinten aus der *Axilla* hervor, über das Schulterblatt an den Hals und vor der *Nervocardinalis vesicalis* zur Bündelung am *Processus mastoideus*. Von dieser zweigt eine Seitenbahn in das Ohr hinein ab, während der Nebenzweig oben um das Ohr herum und auf der Wange hinab zu einer Bündelung auf der Mandibula zieht, von dieser wieder nach oben verläuft und sich mit *Canthus lateralis* verbindet. Eine weitere Verzweigung tritt aus dem Nebenzweig am Hals seitlich hervor, zieht über den Mandibularwinkel vor am Ohr vorbei zur Verbindung mit dem *Canthus lateralis* und endet in einer Bündelung im Winkel des Haaransatzes.

Symptomatik: Schmerzhaftigkeit jener Bereiche des Arms, die von der Nervo-

[1] 仲秋痹 [2] 季秋痹

cardinalis versorgt werden; Klingen und Schmerzen des Ohrs, Schmerzen, die vom Ohr zum Kiefer hin ausstrahlen; Trübsichtigkeit, die erst durch langes Schließen der Augen behoben wird; Verspannung der Halsmuskulatur; Furunkel am Hals. – Die genannten Symptome werden unter der Bezeichnung *Chung-hsia-pi* [1] – Syndrom, „Spasmen und Paresen des 2. Sommermonats" zusammengefaßt.

h) Die Nervocardinalis tricalorii yang minoris manus.

Verlauf [Tafel LXXI]: Die Nervocardinalis beginnt an der Spitze des Ringfingers, wird in der Mitte des Handgelenks gebündelt, zieht sodann über die Außenseite des Unterarms zu einer Bündelung im Ellbogengelenk, von dort weiter über die Außenseite des Oberarms und der Schulter auf den Hals, wo sie sich mit der *Nervocardinalis intestini crassi yang maioris manus* vereint. Ein Nebenzweig zieht unter der Mandibula hinweg an die Zungenwurel, ein weiterer zieht über den *Ramus mandibulae* vorn am Ohr vorbei, verbindet sich mit dem *Canthus lateralis* und erreicht über die Schläfe die Bündelung am Winkel der Haargrenze.

Symptomatik: Spannungsgefühle und Krämpfe in den von der Nervocardinalis versorgten Partien; spastische Einrollung der Zunge. – Die genannten Symptome werden als *Chi-hsia-pi*-Syndrom [2], als „Spasmen und Paresen des 3. Sommermonats" zusammengefaßt.

j) Die Nervocardinalis intestini crassi splendoris yang manus.

Verlauf [Tafel LXXII]: Die Nervocardinalis beginnt an der Spitze des Zeigefingers, zieht dorsal zur Bündelung am radialen Rand des Handgelenks, verläuft weiter über eine lateral am Ellbogengelenk gelegene Bündelung und über die Außenseite des Oberarms in die Bündelung im Schultergelenk. Von dort zieht ein Nebenzweig über das Schulterblatt an die Wirbelsäule, während die gerade Fortsetzung der Nervocardinalis den Hals erreicht und sich dort gabelt; ein kürzerer Ast endet in der Bündelung auf dem *Os zygomaticum*, ein längerer gelangt frontal von der *Nervocardinalis intestini tenuis yang maioris manus* an den Winkel der Haargrenze, strahlt am Schädeldach aus und zieht schließlich auf der Gegenseite über die Wange hinab bis an die Mandibula.

Symptomatik: Ziehen, Krampf, Steifheit der von der Nervocardinalis versorgten Partien; Unfähigkeit den Arm zu heben, den Kopf zu wenden. – Diese Symptome werden als *Meng-hsia-pi*-Syndrom [3], d. h. als „Spasmen und Paresen des 1. Sommermonats" zusammengefaßt.

k) Die Nervocardinalis pulmonalis yin maioris manus.

Verlauf [Tafel LXXIII]: Die Nervocardinalis beginnt am Daumen vorn, zieht in eine Bündelung auf Thenar nahe dem Handgelenk, verläuft entlang dem Rand des *Os pollicaris* (*ts'un-k'ou* [4]) und auf der Innenseite des Unterarms bis zu einer Bündelung in der Ellbogenbeuge. Von dort setzt sie sich über die

[1] 仲夏痹 [2] 季夏痹 [3] 孟夏痹 [4] 寸口

Innenseite des Oberarms in die Axilla fort, tritt in dieser in die Tiefe und aus der *Fossa supraclavicularis* wieder hervor, um sich bis in die Bündelung im Schultergelenk fortzusetzen. Aus dieser kehrt sie in die Bündelung der *Fossa supraclavicularis* zurück, steigt in die Tiefe zu einer Bündelung in der Brust, strahlt aus und durchdringt das Zwerchfell, vereinigt sich mit diesem und endet schließlich in den *Costae fluctuantes*.

Symptomatik: Schmerzen, Spannungsgefühl in den von der Nervocardinalis versorgten Partien. Bei heftigen Schmerzen ist mit organischen Veränderungen [Pleuritis, Lungenabszeß] und mit Hämoptöe zu rechnen. – Die genannten Symptome werden als *Chung-tung-pi*-Syndrom [1], d. h. als „Spasmen und Paresen des 2. Wintermonats" zusammengefaßt.

l) Die Nervocardinalis pericardialis yin flectentis manus.

Verlauf [Tafel LXXIV]: Die Nervocardinalis beginnt am Mittelfinger, zieht durch den Handteller, schließt sich hinter dem Handgelenk der *Nervocardinalis pulmonalis* an, mit der sie in die Bündelung der Ellbogenbeuge eintritt, von dort weiter zur Axilla gelangt und in dieser gebündelt wird. Von hier aus strahlt sie mit verschiedenen Zweigen auf die Rippen von außen und im Brustkorb von innen aus und wird am Zwerchfell gebündelt.

Symptomatik: Spannungsgefühl und Spasmen in der von der Nervocardinalis versorgten Muskulatur; in schweren Fällen ist mit organischen Veränderungen [Pleuritis, Phtise] zu rechnen. – Die genannten Symptome werden als *Meng-tung-pi*-Syndrom [2], d. h. als „Spasmen und Paresen des 1. Wintermonats" zusammengefaßt.

m) Die Nervocardinalis cardialis yin minoris manus.

Verlauf [Tafel LXXV]: Die Nervocardinalis beginnt an der Innenseite des Kleinfingers, durchläuft die Bündelung am Handgelenk, zieht sodann – stets an der Innenseite der Gliedmaßen – durch die Bündelung in der Ellbogenbeuge hindurch zur Axilla, kreuzt dort die *Nervocardinalis pulmonalis*, zieht über den Pectoralis (*Medium mammae*) zu einer Bündelung auf dem Sternum und an der Brustwand abwärts durch das Zwerchfell zu einer Verbindung mit dem Nabel.

Symptomatik: Spannungsgefühl, Spasmen in den von der Nervocardinalis versorgten Gebieten; in schweren Fällen ist mit organischen Veränderungen zu rechnen, Hämoptöe und eitriges Sputum, infauste Prognose. – Die genannten Symptome werden als *Chi-tung-pi*-Syndrom [3], d. h. als „Spasmen und Paresen des 3. Wintermonats" zusammengefaßt.

9. *Die Foraminologie* (*Lehre von den Reizpunkten*) *im allgemeinen.*

Die in den Abschnitten 4–8 vorangehenden Einzeldarstellungen der verschiedenen Arten von Leitbahnen haben jenen Umstand bestätigt bzw. immer wieder deutlich hervortreten lassen, auf welchen wir gleich eingangs[134] aus-

[134] Vgl. oben die S. 150f.

[1] 仲冬痹 [2] 孟冬痹 [3] 季冬痹

drücklich hinwiesen: Daß das wichtigste und primäre, jederzeit empirisch verifizierbare Element der Sinarteriologie nicht deren sogenannte „Leitbahnen” (Sinarterien), sondern vielmehr die auf diesen Leitbahnen liegenden Reizpunkte (Foramina) sind. Anders betrachtet, nur dort und insoweit eine Leitbahn durch eigene Foramina (*Foramina propria*) „markiert” ist, läßt sich ihr Verlauf topographisch eindeutig und verbindlich bestimmen; eine Leitbahn ohne *Foramina propria* oder die im Körperinnern verlaufenden und daher reizpunktlosen Strecken von Leitbahnen hingegen sind – nicht anders als die Illustrationen der Orbisikonographie – in erster Linie lediglich als Funktionsmodelle zu betrachten, in welchen gewisse konstante physiologische Induktionen, vor allem aber pathologische Syndrome logisch verknüpft und mnemotechnisch günstig dargestellt werden.

In diesen topographischen Modellen wird mithin aktuelle [Antonym: potenzierte] positive Wirkung (d. h. Funktionen) beschrieben, deren substrativer Träger nur unscharf oder überhaupt nicht definiert werden kann. Wir begegnen hier dem gleichen *scheinbaren* Dilemma, mit dem z. B. auch die moderne Psychiatrie konfrontiert ist: Gewisse psychische Vorstellungen und Syndrome treten mit solcher Regelmäßigkeit auf, daß ihr positiver Charakter nicht zu leugnen ist. Dennoch besteht keine Aussicht, die physischen Funktionen, außer in den allgemeinsten Umrissen, zum Substrat, zur neurologischen Substanz in Beziehung zu setzen. Wir nennen das Dilemma „scheinbar”, weil es sich in der chinesischen Medizin zumindest bis vor kurzem niemals stellte. Denn für den therapeutisch wirksamen und jederzeit reproduzierbaren Eingriff genügt ein logisch schlüssiges Modell der Funktionsbeziehungen, das auf Grund gewissenhafter Beobachtungen entwickelt wurde. – Damit ist angedeutet, warum Postulate von der Art des folgenden: „. . . die *Paracardinalis fellea* verbindet sich mit dem *O. felleus*, strahlt nach oben aus, verteilt sich im *O. hepaticus*, zieht durch den *Orbis cardialis* hindurch . . .” weder durch eine anatomische Beweisführung gestützt noch entkräftet werden können – noch ihrer überhaupt bedürfen.

Der empirische und – mit höchster Wahrscheinlichkeit auch – der wissenschaftshistorische Primat der Foraminologie allein rechtfertigt bereits, daß wir uns im Rahmen der Sinarteriologie mit ihr näher beschäftigen. Hinzu kommt aber, daß die systematische Gliederung der Foramina im Hinblick auf das Thema der vorliegenden Studie noch eine weitere Aufschlüsselung erfordert.

a) Allgemeine Unterscheidung von Reizpunkten.

Für therapeutische Disziplinen wie Aku-Moxi-Therapie und Massage sind drei Arten von Reizpunkten interessant, in deren Unterscheidung wir zugleich die entwicklungsgeschichtlichen Stufen der wissenschaftlichen Foraminologie erfassen.

Die erste Art konstituieren die *Foramina ad hoc*, chinesisch *a-shih-hsüeh* so genannt, weil der Patient, wenn man eines dieser Foramina tastend auffindet „ah – ja!” (*ah-shih* [1]) ausruft und so kundtut, daß man einen Reizpunkt

[1] 阿是

getroffen hat, der noch ohne wissenschaftlichen Namen und noch ohne sichere Topologie ist. Die *Foramina ad hoc* sind z. T. mit den „Knoten" identisch, die zu lösen Masseure aller Kulturkreise bemüht sind. Auch die chinesische Akupunktur, Moxibustion und Massage wirkt auf sie zur Linderung bestimmter Myalgien und lokaler Verspannungen ein. – Unter dem Gesichtswinkel der systematischen Organisation von Wissen repräsentieren die namenlosen *Foramina ad hoc*[135] höchstwahrscheinlich die primitive Vorstufe einer Foraminologie.

Dem frühesten Stadium einer eigentlichen Foraminologie begegnen wir in den *Foramina imparia extracardinalia* (*ching-wai chi-hsüeh* [1]), also jenen Reizpunkten, die bereits einen eigenen Namen, eine topographisch genau definierte Lage und eine eigene Symptomatik aufweisen, jedoch noch nicht in den Bereich einer bestimmten Leitbahn (Sinarterie) einbezogen und mithin noch nicht in das Beziehungssystem integriert wurden. Zahlenmäßig – die neuesten Lehrbücher[136] beschreiben 359 *Foramina imparia* – wie auch ihrer therapeutischen Bedeutung nach – die *Foramina imparia* können allein auf Grund ihrer Symptomatologie in die Behandlung einbezogen werden, während ihre fehlende Beziehung zum gesamten Entsprechungssystem sie diagnostisch wenig ergiebig macht – stehen diese *Foramina imparia extracardianalia* nur geringfügig hinter den Reizpunkten auf den Leitbahnen zurück. Im übrigen wird aus ihrer Zahl ständig der Bestand jener dritten Gruppe der *Foramina cardinalia* (*ching-hsüeh* [2]) vermehrt[137].

Die *Foramina cardinalia*, also all jene auf einer der 12 Hauptleitbahnen (*Sinarteriae cardinales*) oder auf den *Sinarteriae regens et respondens* gelegenen Reizpunkte weisen nicht nur eigene Namen, topographisch eindeutig definierte Lage und eine individuelle Symptomatik auf, sondern sie stehen durch das bereits beschriebene sinarteriologische System zu einer verschieden großen Zahl von Funktionsbereichen in einer logisch unmittelbaren und zum Gesamtorganismus in einer genau definierten mittelbaren Beziehung, weshalb nicht nur ihr therapeutisches Spektrum größer ist als das der *Foramina extracardinalia* oder gar der *Foramina ad hoc*, sondern weshalb sie auch diagnostische Aussagen über größere Funktionsbereiche zulassen.

135 Die Bezeichnung *a-shih-hsüeh* ist erst [3] relativ spät, nämlich zur T'ang-Zeit von Sun Szu-mo eingeführt worden; noch später werden sie auch *Foramina indeterminata* (*pu-ting-hsüeh* [4]) oder *Foramina naturalia* (*t'ien-ying-hsüeh* [5]), in der japanischen Literatur *montoketsu* [6] genannt, vgl. *Shu-hsüeh-hsüeh kai-lun* p. 5.

136 *Shu-hsüeh-hsüeh kai-lun* pp. 216 ff.

137 Nach neuen Zählungen (op. cit. p. 3) werden im *Nei-ching* (zu Beginn der Han-Zeit) insgesamt 160, im *Chia-i-ching* der Chin-Zeit bereits 349, im *T'ung-jen shu-hsüeh chen-chiu t'u-ching* der Sung-Zeit 354, im Ming-zeitlichen *Chen-chiu ta-ch'eng* 359 und in den modernen chinesischen Lehrbüchern 361 *Foramina cardinalia* beschrieben. Insofern von diesen letztgenannten 361 Foramina 309 spiegelbildlich auf beiden Körperhälften vorkommen, zählt der heutige Praktiker insgesamt 670 *Foramina cardinalia*.

[1] 經外奇穴 [2] 經穴 [3] 阿是穴 [4] 不定穴
[5] 天應穴 [6] 們當穴

Die *Foramina cardinalia* sind indes nicht nur durch Leitbahnen zu Gruppen zusammengefaßt, sondern sie weisen auch innerhalb dieser Gruppen eine qualitative Gliederung auf, die sich daraus ergibt, daß bekannte Wertkonventionen zur systematischen Unterscheidung der funktionell wichtigsten *Foramina cardinalia* herangezogen werden. Die Gliederung der *Foramina cardinalia* ist Gegenstand des folgenden Abschnitts.

10. *Die funktionellen Kategorien der Foramina cardinalia* (*ching-hsüeh*).

a) Die Inductoria dorsalia ([*pei-*]*shu* [1]).

Zur Vermeidung von Unklarheiten und Verwechslungen ist darauf hinzuweisen, daß der chinesische *tt shu*, ‚*inductorium*', auf *drei* semantischen Ebenen mit viererlei Bedeutungsinflexion gebraucht wird und zwar 1. ist *shu* [2] oder *shu-hsüeh* [3] (normative Äquivalente: ‚*Inductorium*', ‚*Foramen inductorium*') die *unspezifische Allgemeinbezeichnung* für jede Art von Reizpunkt, (*Foramen, hsüeh*). – Auf der folgenden semantischen Ebene, mithin in engerer Bedeutung ist *shu* [4]

2. prägnante Bezeichnung für die jedem der 12 Orbes zugeordneten 12 speziellen Reizpunkte, die man, weil sie sämtlich am Rücken liegen, auch präziser ‚*inductoria dorsalia*' (*pei-shu*) nennt. Wir verwenden der Klarheit halber *stets* das normative Äquivalent ‚*Inductorium dorsale*' und die Abkürzung ‚I' auch dann, wenn der chinesische Text nur *shu* allein bringt. Im übrigen wird einer verbreiteten, wenngleich nicht universell beachteten Konvention zufolge in den chinesischen Medizintexten für den Terminus *shu* in dieser einen Bedeutung die archaisierende Schreibung *shu* [5] (ohne Radikal 130) reserviert.

3. *Shu* ist Gesamtbezeichnung für die als ‚Fünf *Inductoria*' (*wu shu* [6]) zusammengefaßten Reizpunkte jeder Cardinalis (s. u.). – Besonderes normatives Äquivalent: Inductorium [ohne Zusatz]. – Endlich, auf einer dritten semantischen Ebene 4. prägnant bezeichnet *shu* das jeweils dritte in der Reihe der Fünf *Inductoria* (s. u. S. 226). Normatives Äquivalent: ‚Foramen inductorium'; Abkürzung: ‚i'.

Alle Foramina sind *per definitionem* „*Inductoria*", Leitstellen aktueller Einwirkung. Als solche, auf die diese Bezeichnung in besonderem Maße zutrifft, mithin als „Leitpunkte" schlechthin werden eine Anzahl am Rücken (der Rücken ist yang) und dort auf der *Cardinalis vesicalis yang maioris pedis* gelegener *Foramina* betrachtet, die *Inductoria dorsalia* (*pei-shu*). In den *Inductoria dorsalia* kommt der *aktive* Aspekt eines bestimmten Orbis oder Organbezirks besonders rein und mächtig zur Auswirkung, weshalb sie therapeutisch für Störungen der expansiven aktiven Funktionen eines Orbis von bevorzugter Bedeutung sind. – Die *Inductoria dorsalia* tragen durchwegs den Namen des Bezugsorbis bzw. jener lebenswichtigen Organbereiche und Funktionen, mit denen man sie in Zusammenhang bringt. Man zählt also auf:

[1] 背俞 [2] 腧 [3] 腧穴 [4] 腧, 俞 [5] 俞 [6] 五腧

das

Inductorium pulmonale	cV13
Inductorium cardiale	cV14
Inductorium yin flectentis [pericardiale]	cV15
Inductorium hepaticum	cV18
Inductorium felleum	cV19
Inductorium lienale	cV20
Inductorium stomachi	cV21
Inductorium tricalorii	cV22
Inductorium renale	cV23
Inductorium intestini crassi	cV25
Inductorium intestini tenuis	cV27
Inductorium vesicale	cV28;

ferner das

Inductorium regentis	cV16
Inductorium diaphragmatis	cV17
Inductorium maris qi	cV24
Inductorium primae clusarum	cV26
Inductorium pro medio tergo	cV29
Inductorium anuli candidi	cV30

b) Die Conquisitoria abdominalia ([*fu*-]*mu* [1]).

Antagonistisches Komplement der *Inductoria dorsalia* sind eine Anzahl durchwegs auf der Bauchseite (yin) gelegene Foramina, in welchen der *struktive* Aspekt eines zugehörigen Orbis besonders rein und mächtig zur Auswirkung kommt. Man unterstellt, daß in ihnen, wie ihr Name *mu*, ‚*conquisitorium*', andeutet, die orbisspezifische Energie struktiv eingesammelt, angehäuft wird. Entsprechend kommt ihnen bei der Behandlung von Energiestauungen und chronischen Erkrankungen im zugeordneten Orbis bevorzugte Bedeutung zu.

Die *Conquisitoria abdominalia* der 12 Orbes sind:

Aula media (Conquisitorium pulmonale)	cP1
Atrium pectoris (Conquisitorium pericardiale	Rs17
Conquisitorium cardiale	Rs14
Conquisitorium hepaticum	cH14
Conquisitorium lienale	cH13
Conquisitorium stomachi	Rs12
Prima clusarum (Conquisitorium intestini tenuis)	Rs4
Porta lapidea (Conquisitorium tricalorii)	Rs5
Conquisitorium vesicale	Rs3
Cardo caeli (Conquisitorium intestini crassi)	cS25
Sol et luna (Conquisitorium felleum)	cF24
Porta pyramidis (Conquisitorium renale)	cF25

[1] 腹募

c) Die (Foramina) rimica (*hsi* [*hsüeh*] [1]).

Bestimmte Spalten (*hsi* [2] = ‚*rima*' = ‚Spalte'), Falten, Zwischenräume an den Extremitäten lassen die physiologische Energie sich ansammeln, festsetzen, aber auch stauen. Durch Einwirkung auf Foramina, die mit diesen „Spalten" zusammenfallen, die „*Rimica*", wird ein besonders tiefgreifender Einfluß auf die dem Kreislauf der Energie entsprechende Cardinalis ausgeübt, weshalb die *Rimica* besonders bei schweren und hartnäckigen Krankheiten therapeutische Bedeutung haben. Außer den Hauptleitbahnen (den 12 Cardinales) weisen die *Cc. impares retinentes et ascendentes* je ein *Rimicum* auf, nämlich

Rimicum der *Cardinalis*		
pulmonalis	Extremitas cavi	cP6
pericardialis	Porta rimica	cPC4
cardialis	Rimicum yin minoris	cC6
lienalis	Domus lienalis	L8
renalis	Fons aquarum	cR5
intestini crassi	Amnis fovens	cIC7
fellea	Monticulus externus	cF36
vesicalis	Porta metalli	cV63
hepatica	Urbs media	cH6
intestini tenuis	Senectus felix	cIT6
tricalorii	Genus conventum	cT7
stomachi	Monticulus septi	cS34
Rimicum der Sinarteria impar		
Retinens yin	Ripa spissa	cR9
Ascendens yin	Cursores copulati	cR8
Retinens yang	Copulatio yang	cF35
Ascendens yang	Yang tarsi	cV59

d) Die Foramina nexoria (*luo-hsüeh* [3] *Nexoria*).

Der chinesische *tt luo* [4] ist einer der wenigen Ausdrücke, für die wir zwei verschiedene normative Äquivalente einführen mußten, um in verschiedenem Kontext seine Bedeutung einigermaßen wiederzugeben: 1. ‚Netz', ‚netzförmig', ‚*reticularis*'; 2. ‚anknüpfen', ‚*nectere*', ‚*nexorius*' – wobei wir uns gegenwärtig halten, daß hinter beiden Termini der gleiche chinesische Begriff steht.

Der Kontakt zwischen *Orbis aulicus sive speciei* und *Orbis horrealis sive intimae* oder, noch genauer, zwischen *Cardinalis speciei* und *Cardinalis intimae*, der die Voraussetzung der funktionellen Paarungen, „Gespanne", bildet, vollzieht sich durch Vermittlung der *Sinarteriae reticulares* (*luo-mo*), welche jeweils an die gegenpolige Cardinalis anknüpfen (*luo*). Nachdem wir wissen[138], daß jede Reticularis an einem Foramen der Cardinalis entspringt, läßt sich sagen, daß die Anknüpfung (*nexus*) an die gegenpolige Cardinalis sich über das Ausgangs-

[138] Vgl. oben die S. 162.

[1] 郄穴 [2] 郄 [3] 絡穴 [4] 絡

foramen der zunächst betrachteten Cardinalis vollzieht. Deshalb wird dies Foramen ‚*Foramen neorium*' (*luo-hsüeh*)[139] genannt.

Auf Grund dieser Interpretation kommt den *Nexoria* im Energieaustausch innerhalb der funktionellen Gespanne eine Schlüsselstellung und für die Diagnose und Therapie von Störungen des Energieaustauschs große Bedeutung zu. Die bereits im Zusammenhang mit den einzelnen *Reticulares* erwähnten *Nexoria* sind: *Nexorium* der

Cardinalis pulmonalis	Series intermissum	cP7
Cardinalis cardialis	Vicus communicans	cC5
Cardinalis hepatica	Canalis teredinis	cH5
Cardinalis intestini tenuis	Adminiculans orthopath.	cIT7
Cardinalis tricalorii	Clusa externa	cT5
Cardinalis fellae	Lumen ac splendor	cF37
Sinarteria regens	Incrementum et vigor	Rg1
Sinarteria reticularia magna lienalis	Nexorium magnum lienalis	L21
Cardinalis pericardialis	Clusa interna	cPC6
Cardinalis lienalis	Caput metatarsalis halucis	cL4
Cardinalis renalis	Campana magna	cR4
Cardinalis intestini crassi	Pervium obliquum	cIC6
Cardinalis vesicalis	Yang flectens	cV58
Cardinalis stomachi	Abundantia	cS40
Sinarteria respondens	Cauda columbina	Rg15

e) Die Fünf Inductorien (*quinque inductoria, wu-shu* [1]).

Alle Cardinales beginnen oder enden an der Spitze einer Extremität. Einer gleichfalls in den beiden ersten Kapitel des *Ling-shu*[140] entwickelten Theorie zufolge fließt die in einer beliebigen Cardinalis zirkulierende Energie an der Spitze der Extremität, ihrem „Brunnenloch", chinesisch: *ching* [2], lateinisch: ‚(*Foramen*) *puteale*', zunächst schwach, gewinnt von Gelenk zu Gelenk an Macht und dringt schließlich als umfänglicher Strom in die Tiefe.

Diese Lehre hat sich zwar in ihrem beschränkten topologischen Bereich in der Praxis bewährt; dennoch steht sie offenkundig im Gegensatz zu den allgemeinen nicht minder klassischen und nicht minder verbindlichen Regeln über die oben beschriebene Verlaufsrichtung der Cardinalis. Die Widersprüche sollten sich indes durch systematische empirische Untersuchungen lösen lassen.

Ausgehend von der Spitze der Extremität werden fünf topologisch homologe Foramina jeder Cardinalis unter Bezug auf die Wertkonventionen von Yinyang

[139] *Ling-shu* 10/1036 ff. [140] *Ling-shu* 1/909 f.; 2/915 ff.

[1] 五腧 [2] 井

und der Fünf Wandlungsphasen speziell definiert und dadurch einer abgestuften rational begründeten therapeutischen Einwirkung verfügbar. Und zwar entspricht

		auf einer Cardinalis yin der Wandlungsph.	auf einer Cardinalis yang der Wandlungsph.	
das am *Apex digiti*	gelegene *Foramen puteale**	Holz	Metall	**ching* = *puteus* = Brunnen
das an der Grundphalanx	gelegene *Foramen effusorium**	Feuer	Wasser	**hsing* = [1], ausströmen, lat. ‚*effundere*'
das am Metatarsus/ am Metacarpus	gelegene *Foramen inductorium*	Erde	Holz	‚*effundere*'
das am Unterarm/ Unterschenkel	gelegene *Foramen transitorium**	Metall	Feuer	**ching* ‚vorübergehen'
das am Ellbogen/Knie	gelegene *Foramen coniunctorium**	Wasser	Erde	**ho*, ‚vereinen'

Bei der Therapie kann auf die nach den Fünf Wandlungsphasen qualifizierten Foramina nach der Hervorbringungs- oder Bezwingungsreihenfolge (Sequenz I oder II) der Wandlungsphasen eingewirkt werden. Wurde z. B. im *Orbis pulmonalis* – der der Wandlungsphase Metall entspricht – eine pathologische Energiefülle diagnostiziert, so kann man das *Foramen aquaticum*, also das *Foramen coniunctorium der Cardinalis pulmonalis* nadeln, nach der Regel „bei Fülle dispergiert man das Kind"; hat man hingegen eine Erschöpfung der Energie im *Orbis pulmonalis* diagnostiziert, so wird man nach der Regel „bei Erschöpfung ergänzt man die Mutter" das *Foramen humi*, mithin das *Foramen inductorium* des *Orbis pulmonalis* bevorzugt therapieren.

Die Spezialisierung der Fünf Inductorien hat – unabhangig von der Cardinalis-Determination – auch einen pathologisch-topologischen Aspekt. So sind die *Foramina*

	putealia	*effusoria*	*inductoria*	*transitoria*	*coniunctoria*
Bevorzugt gestört bzw. therapeutisch wirksam bei	Plethora im Epigastrium	allgem. Hitze, Fieber	Abgeschlagenheit, Gelenkschmerzen	Atembeschwerden, Frösteln, Hitzewallung	Kreislaufstörungen, -kollaps, Durchfall, Urininkontienz

Zur leichteren Orientierung seien hier die *Fünf Inductoria* der 12 Hauptleitbahnen tabellarisch zusammengefaßt:

[1] 滎

1. *Inductoria der Cardinales yin*

CARDINALIS	Foramen ligni PUTEALE *(ching)*	Foramen ignis EFFUSORIUM *(hsing)*	Foramen humi INDUCTORIUM *(shu)*	Foramen metalli TRANSITORIUM *(ching)*	Foramen aquae CONIUNCTORIUM *(ho)*
Pulmonalis	Metal. structiv. cP 11	Linea piscis cP 10	Vorago maior cP 9	Emissarium tr. cP 8	Lacus ulnaris cP 5
Pericardialis	Impedimentale med. cPC 9	Medium palmae cPC 8	Tumulus magn. cPC 7	For. intermed. cPC 5	Lacus curvus cPC 3
Cardialis	Impedim. minus cC 9	Aula minor cC 8	Imp. laetitiae cC 7	Via vis str. cC 4	Mare minus cC 3
Lienalis	Candor occult. cL 1	Urbs magna cL 2	Candid. maius cL 3	Monticulus tali cL 5	Fons tumuli yin cL 9
Hepatica	Lanx magna cH 1	Interstit. amb. cH 2	Impedim. maius cH 3	Altare med. cH 4	Fons curvus cH 8
Renalis	Fons scatens cR 1	Fons draconis cR 2	Rivulis maior cR 3	Amnis recurrens cR 7	Vallis yin cR 10

2. *Inductoria der Cardinales yang*

CARDINALIS	Foramen metalli PUTEALE	Foramen aquae EFFUSORIUM	Foramen ligni INDUCTORIUM	Formaen ignis TRANSITORIUM	Foramen humi CONIUNCTORIUM
Intestini crassi	Yang extremum cIC 1	Interstit. alt. cIC 2	Interstit. ter. cIC 3	Rivulus yang cIC 5	Stagnum curvum cIC 11
Tricalorii	Impedim. clusae cT 1	Porta suci cT 2	Insula med. cT 3	Tigris volans cT 6	Puteus calestis cT 10
Intestini tenuis	Lacus minor cIT 1	Vallis anterior cIT 2	Rivulus post. cIT 3	Vallis yang cIT 5	Mare parvum cIT 8
Stomachi	Laetitia repr. cS 45	Vestibul. int. cS 44	Vallis demers. cS 43	Rivulus liberans cS 41	Vicus tertius pedis cS 36
Fellea	Yin penetr. p. cF 44	Rivulus coerc. cF 43	Lacrim. inst. p. cF 41	Subsidia yang cF 38	Fons tumuli yang cF 34
Vesicalis	Yin supremus cV 67	Vallis comm. ves. cV 66	Os ligatum cV 65	Olympus cV 60	Medium lacunae cV 40

f) Die Foramina [*ch'i*] originalis (*yüan-hsüeh* [1] *Originalis*).

Gleichfalls bereits im 1. und 2. Kapitel des *Ling-shu*[141] erwähnt werden die *Foramina* [*ch'i*] *originalis* (*yüan-hsüeh*), nach dem *Nan-ching* 66[142] so genannt, weil in ihnen das *ch'i originale*[143], d. h. das aktivierte *ch'i nativum*[143], das im *Orbis renalis* seinen Sitz hat, und das sich über das Tricalorium als *ch'i genuinum constructivum et defensivum*[143] auf den Gesamtorganismus verteilt, sich bevorzugt [oder in besonderer Stärke] ansammelt. Die *Foramina originalis* sind mithin Reizpunkte, über die man unmittelbar oder besonders tiefgreifend auf die angeborene Konstitution einwirken kann, die also Ansatzpunkte für eine Konstitutionstherapie bieten. Die *Foramina originalis* liegen durchwegs in der Metacarpal/Metatarsal-Region. Zwar wird für jede Hauptleitbahn ein *Originalis* postuliert, doch sind die *Originalis* der *Cardinales yin* grundsätzlich mit den *Inductoria* (*quinque inductoriorum*) identisch; deshalb genügt es, die selbständigen *Originalis* der *Cardinales yang* aufzuzählen:

Foramen [*ch'i*] *originalis* der		
Cardinalis intestini crassi	Vallis coniuncta	cIC4
Cardinalis tricalorii	Stagnum yang	cT4
Cardinalis intestini tenuis	Foramen carpicum	cIT4
Cardinalis stomachi	Yang impedimentalis	cS42
Cardinalis fellea	Agger monticuli	cF40
Cardinalis vesicalis	Os pyramidale	cV64

g) Die Foramina conventoria (*hui-hsüeh* [2] *Conventoria*).

Einer im Nan-ching 45[144] zuerst postulierten Lehre zufolge haben die acht wichtigsten physiologischen Elemente – auch dann, wenn sie unter anderen Rubriken bereits mit einer Vielzahl von Foramina in Beziehung stehen – in je einem Foramen ihre, man kann sagen „artmäßige" Vertretung. In diesem ‚*Foramen conventorium*' genannten Reizpunkt, so stellt man sich vor, sammelt sich die für die unten aufgeführten Elemente individual-spezifische Energie und ist dort der gezielten und intensiven therapeutischen Beeinflussung zugänglich. Davon wird, wie schon der Sung-Kommentator Ting Têh-yung[145] ausführt, besonders bei fiebrigen Erkrankungen Gebrauch gemacht.

Die acht ‚*conventus*' und die ihnen entsprechenden *Foramina conventoria* sind:

1. *Conventus Orbium horrealium*	:	Conquisitorium lienale	cH13
2. *Conventus Orbium aulicorum*	:	Conquisitorium stomachi	Rs12
3. *Conventus ch'i*	:	Atrium pectoris	Rs17

141 *Ling-shu* 1/912 f.; 2/919 ff.
142 *Nan-ching* 5/144 f.
143 Vgl. oben die SS. 142 ff.
144 *Nan-ching* 4/112–114.
145 Op. cit. p. 114.

[1] 原穴 [2] 會穴

4. *Conventus hsüeh*	:	Inductorium diaphragmatis	cV17
5. *Conventus Ossium*	:	Radius magnus	cV11
6. *Conventus Meduallae*	:	Campana suspensa	cF39
7. *Conventus Nervorum*	:	Fons tumuli yang	F34
8. *Conventus Sinarteriarum*	:	Vorago maior	P9

h) Die Foramina copulo-conventoria (*chiao-hui-hsüeh* [1]).

Mit Ausnahme der *Cardinalis cardialis* hat jede *Cardinalis* und jede *Cardinalis impar* einen, mehrere oder alle Reizpunkte mit einer, zwei oder mehr anderen *Cardinales* gemeinsam. In diesen *Foramina copulo-conventoria* treffen (chinesisch: *hui*, lateinisch: *convenire*) und verquicken (chinesisch: *chiao*, lateinisch: *copulare*) sich die betreffenden *Cardinales* bzw. die in ihnen fließenden Energien. Folglich wird durch therapeutische Einwirkung auf ein *Foramen copulo-conventorium* gleichzeitig der Energiefluß in mehreren Cardinales und den zugehörigen Orbes modifiziert. – Die *Foramina copulo-conventoria* wurden oben jeweils im Anschluß an die Beschreibung der einzelnen Cardinales aufgeführt.

Mit den vorangehenden Ausführungen sind die Grundzüge des theoretischen Entsprechungssystems der chinesischen Medizin umrissen, ist die terminologische Grundlage für die weitere Interpretation der chinesischen Medizinliteratur gelegt worden. Den Verästelungen des Entsprechungssystems und ihrer praktischen Entfaltung in Einzeldisziplinen wie Diagnose und Pathologie oder Akupunktur, Pharmakologie, Pharmakotherapie ... sollen weitere umfängliche Arbeiten gewidmet werden.
[15. XII. 1968]

[1] 交會穴

BIBLIOGRAPHIE

I. CHINESISCHE QUELLEN

1. *Chen-chiu-hsüeh chiang-i* („Lehrbuch der Aku-Moxi-Therapie") 針灸學講義: 上海醫學院針灸教組編著, 上海科學技術出版社, 1960.

2. *Chen-chiu ching-hsüeh t'u-k'ao* („Illustrierte Untersuchung der in der Aku-Moxi Therapie (gebräuchlichen) *Foramina cardinalia*") 針灸經穴圖考 von Huang Chu-chai, 黃竹齋, 人民衛生出版社, 北京 1957.

3. *Chi-ching pa-mo k'ao* („Untersuchungen betreffend die *Cardinales impares*") 奇經八脈考 von Li Shih-chen 李時珍 im Anschluß an Nr. 34 unten. 人民衛生出版社, 北京 1957 (1956).

4. *Ch'ien-chin yao-fang* („Die Kostbare Rezeptur") 千金要方 von Sun Szu-mo 孫思邈 photomech. Ausgabe von 江戸醫學影北宋本 des 人民衛生出版社, 北京 1955.

5. (*Chen-chiu*) *Chia-i-ching* (Systematischer Aku-Moxi-Klassiker 針灸甲乙經), ediert von Huang-fu Mi 皇甫謐 Ausgabe 人民衛生出版社, 北京 1956 (1954).

6. *Ching-yüeh ch'üan-shu* („Gesammelte Schriften des Chang Ching-yüeh") 景岳全書 (張景岳) 介賓, 上海科學技術出版社 (1959) 1960.

7. *Chou-i* („Buch der Wandlungen") 周易, Ausgabe 十三經註疏, photomech. Repr. durch 藝文印書館, 臺北 (1953).

8. *Chung-i Chen-tuan-hsüeh chiang i* („Lehrbuch der Diagnostik der chinesischen Medizin") 中醫診斷學講義, 廣州中醫學院編, 上海科學技術出版社 1964.

9. *Chung-i-hsüeh kai-lun* („Allgemeine Darstellung der chinesischen Medizin") 中醫學概論, 南京中醫學院, 人民衛生出版社, 北京 1959.

10. *Chung-kuo I-chi-k'ao* („Untersuchungen der chinesischen Medizinliteratur") 中國醫籍考 in Kambun von dem Japaner 丹波元胤 (Tamba Mototane) 人民衛生出版社, 北京 1956.

11. *Chung-ts'ang ching* (*Chung-tsang-ching*) („Schatzhaus-Klassiker"), dem Hua T'uo zugeschriebenes Werk 中藏經, 華佗, 商務印書館, 上海 1956.

12. *Ch'un-ch'iu Fan-lu* 春秋繁露 des Tung Chung-shu 董仲舒 Ausgabe 萬有文庫, Commercial Press. 1937.

13. *Huang-ti Nei-ching Su-wen* 黃帝內經素問 Ausgabe: *I-pu ch'üan-lu,* 醫部全錄 (siehe Nr. 18).

14. *Huang-ti Nei-ching Su-wen i-shih* 黃帝經素問譯釋, ediert von 南京中醫學院, 上海科學技術出版社, 1959.

15. *Huang-ti Nei-ching T'ai-su* 黃帝內經太素 von Yang Shang-shan 楊上善, photomech. Ausgabe 人民衛生出版社, 北京 1955.

16. *Han-shu* (*Ch'ien-und Hou-Han-shu*), Ausgabe 長沙王氏虛受堂, photomech. Repr. durch 藝文印書館, 臺北 1954.

17. *I-ching su-hui-chi* 醫經溯洄集 von Wang Lü 王履 Ausgabe 人民衛生出版社, 北京 1956.

18. *I-pu ch'üan-lu* 醫部全錄 (Nachdruck der gesamten, in der *T'u-shu chi-ch'eng* Enzyklopädie enthaltenen medizinischen Schriften) 圖書集成, 人民衛生出版社, 北京 1959.

19. *I-sheng* („Medizinische Impressionen" – Medizinhistorische Aperçus) 醫賸 von dem Japaner 丹波元簡 Tamba Genkan (?). Ausgabe 皇漢醫學叢書, 上海科學出版社 (1954).

20. *I-tsung chin-chien* („Der Goldene Spiegel der Medizin" – Enzyklopädie) 醫宗金鑑 Ausgabe 人民衛生出版社, 北京 (1957) 1959.

21. *Kuan-tzu* 管子 Ausgabe: 諸子集成, 中華書局 1954.

22. *Lao-tzu pen-i* 老子本義 von Wei Yüan 魏源. Ausgabe 諸子集成, wie vorgehend.

23. *Lao-tzu chiao-shih* 老子校釋 von Chu Ch'ien-chih 朱謙之, 龍門聯合書局, 上海 1958.

24. *Lei-ching* („Rubrizierter Inhalt des Inneren Klassikers Nei-ching") von Chang Ching-yüeh 類經. 張景岳. 人民衛生出版社, 北京 1957.

25. *Lei-ching t'u-i* („Illustrierter Flügel zum Lei-ching") 類經圖翼 vom gleichen, id. 1958.

26. *Li-chi* 禮記, Ausgabe 十三經註疏, 藝文印書館臺北 (1953?).

27. (*Huang-ti Nei-ching*) *Ling-shu* 靈樞, Ausg. 醫部全錄.

28. *Ling-shu ching Pai-hua-chieh* 靈樞經白話解 von 陳璧琉 und 鄭卓人, 人民衛生出版社, 北京 1963.

29. *Lü-shih Ch'un-ch'iu chi-shih* 呂氏春秋集釋 von Hsü Wei-yü 許維遹 文學古籍刊行社, 北京 1955 (1933).

30. *Mo-ching* („Pulsklassiker") 脈經 von Wang Shu-ho 王叔和, 商務印書館, 上海 1956.

31. *Nan-ching* („Klassiker der medizinischen Probleme") 難經集註 Kommentar von 呂廣 und anderen 商務印書館, 上海 1955.

32. *Nei-ching chiang-i* („Lehrgang des *Nei-ching*") 內經講義 ediert von 北京中醫學院, 上海科學技術出版社, 1964.

33. *Pao-p'u-tzu* 抱朴子. Photomech. Nachdruck der 平津館叢書 Ausgabe durch die Commercial Press, 上海 1937.

34. *Pin-hu Mo-hsüeh* (Li Shih chen s Pulsstudien) 瀕湖脈學. (奇經八脈考. 脈訣考證) 李時珍. Vgl. No. 3.

35. *Po-hu-t'ung-i* 白虎通義 Ausgabe 萬有文庫, Comm. Press. 1937.

36. *P'u-chi-fang* („Universelle Rezeptur" – Enzyklopädie) 普濟方 Ausg. 人民衛生出版社, 北京 1959–60.

37. *Shan-hai-ching* 山海經 Ausgabe 四部備要.

38. *Shang-han-lun chiang-i* 傷寒論講義 ediert von 成都中醫學院, 上海科學技術出版社 1964.

39. *Shang-han-lun yü-i* („Umgangssprachliche Übersetzung des Shang-hanlun") von Jen Ying-ch'iu 傷寒論語譯, 任應秋, 上海科學技術出版社 1959.

40. *Shih-chi* 史記 photomech. Ausgabe der Edition von 1740 durch 藝文印書館臺北 1954.

41. *Shu-hsüeh-hsüeh kai-lun* („Allgemeine Darstellung der Foraminologie") 腧穴學概論 von Lu Sou-yen 陸瘦燕 und Chu Ju-kung 朱汝功, 上海科學技術出版社, 1961.

42. *Szu-pu tsung-lu: I-yao-p'ien* („Gesamtkatalog der Literatur: Abteilung Medizin und Pharmakologie") 四部總錄: 醫藥編, 商務印書館, 上海 1955.

43. *Su-wen shao-shih* („Ergänzende Glossen zum *Su-wen*") in Kambun von dem Japaner 丹波元堅 Tamba 素問紹識 Ausgabe 皇漢醫學叢書, 上海科學技術出版社, 1956.

44. *Su-wen-shih* („Glossen zum Su-wen") 素問識 von 丹波元簡, wie oben.

45. *Tung-i pao-chien* („Kostbarer Spiegel der Östlichen Medizin" – Koreanische Medizinenzyklopädie,) 東醫寶鑑 von 許濬 Ausgabe 人民衛生出版社, 北京 1955.

46. *Wu-yün liu-ch'i* („Phasenenergetik"), 五運六氣 von Jen-Ying-ch'iu 任應秋, 科學衛生出版社, 上海 1960 (1959).

47. *Yün-chi ch'i-ch'ien* 雲笈七籤 (Taoistische Enzyklopädie) Ausgabe 四部叢刊. Commercial Press.

Ergänzung (No. 12'): *Huai-nan-(tzu) Hung-lieh chi-chieh* 淮南鴻烈集解 von Liu Wen-tien 劉文典 Ausgabe 萬有文庫. Comm. Press. 1938.

II. EUROPÄISCHE WERKE

1. Gerhard Bachmann, *Die Akupunktur, eine Ordnungstherapie*, 2 Bände, Text- u. Tafelband, Ulm 1959.

2. Hermann Braus (Curt Elze), *Anatomie des Menschen*, 3. Auflage, 3 Bände, Berlin Göttingen, Heidelberg 1954–1960.

3. Ernst und Paul Busse, *Akupunkturfibel*, München (1954) 1958.

4. Wolfram Eberhard, *Beiträge zur kosmologischen Spekulation Chinas in der Han-Zeit* in BAESSLER-ARCHIV, Bd. 16/I: 1933.

5. Otto Franke, *Geschichte des Chinesichen Reiches*, 5 Bände, 1930–1952.

6. Marcel Granet, *Das Chinesische Denken* (Deutsche Ausg. von *La pensée chinoise*), München 1963.

7. Marcel Granet, *Etudes sociologiques sur la Chine* (Sammlung bereits früher verstreut erschienener Aufsätze des Gelehrten), Paris 1953.

8. Marcel Granet, *Fêtes et chansons de la Chine ancienne*, Paris 1929.

9. Franz Hübotter, *Die chinesische Medizin zu Beginn des 20. Jahrhunderts und ihr historischer Werdegang*, Leipzig 1929.

10. Pierre Huard/Ming Wong, *Chinesische Medizin* (Deutsche Ausg. von *La Médecine des Chinois*), München 1968.

11. Joseph Needham, *Science and Civilization in China* (auf 7 Bände angelegte Geschichte von Wissenschaft und Technik in China), bereits erschienen die Bände I–IV:3, Cambridge 1954–1971.

III. EIGENE AUFSÄTZE

1. *Untersuchungen einiger philosophisch-wissenschaftlicher Grundbegriffe und Beziehungen im Chinesischen*, Zeitschrift der Deutschen Morgenländischen Gesellschaft, Bd. 110, Heft 2 (1961), SS. 422–452.

2. *Wissenschaftliches Denken im Alten China – Das System der energetischen Beziehungen*, ANTAIOS II/6 (1961), SS. 532–551.

3. *Farbemblematik in China*, ANTAIOS IV/2 (Juli 1962), SS. 154–167.

4. *Die energetische Terminologie in den chinesischen Medizinklassikern*, SINOLOGICA, VIII/4 (1965), SS. 184–210.

REGISTER

1. SACHREGISTER

a) deutsch

b) lateinisch

2. ZITATE

3. CHINESISCHE SACHWORTE

a) Umschrift

b) Chinesische Zeichen

(Geordnet nach Radikalen)

TAFELN

Tafel I

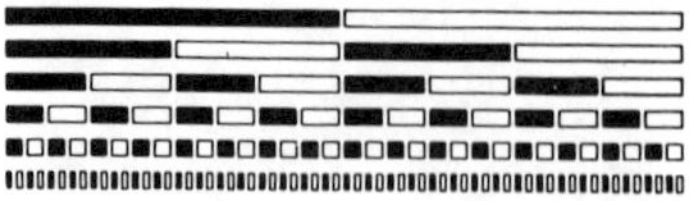

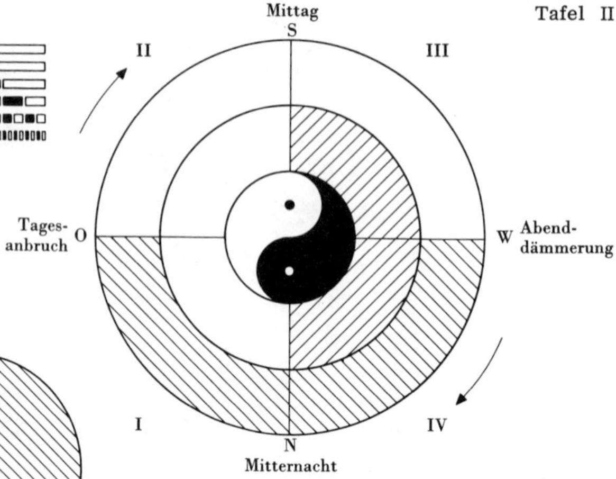

Tafel II

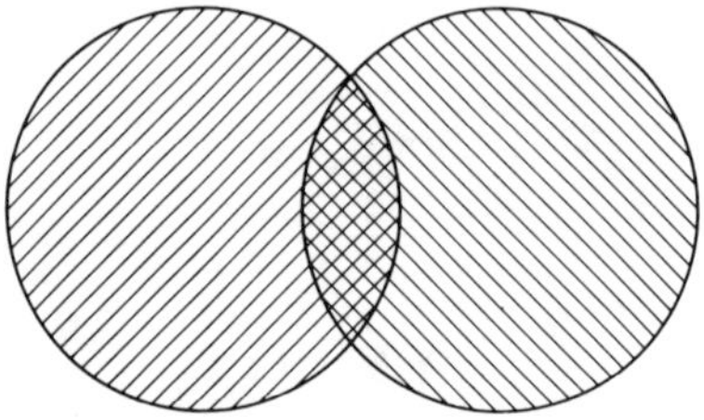

Tafel III

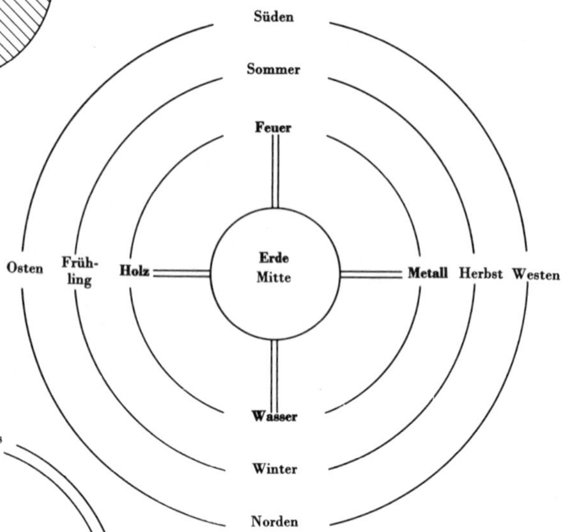

Tafel IV

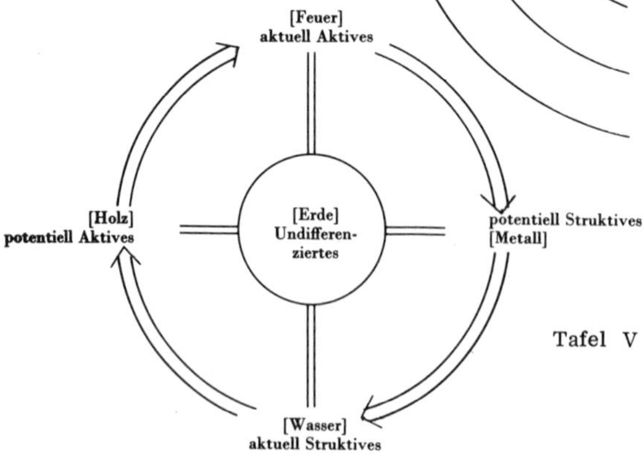

Tafel V

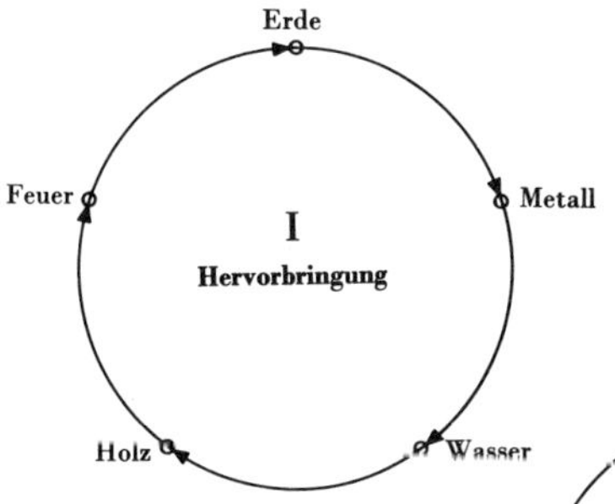

Tafel VI

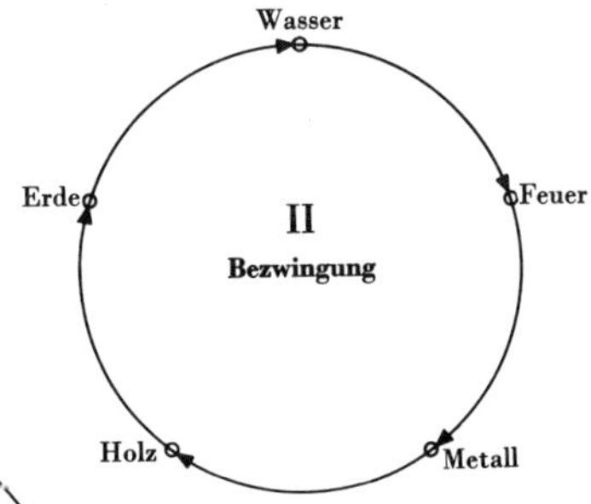

Tafel VII

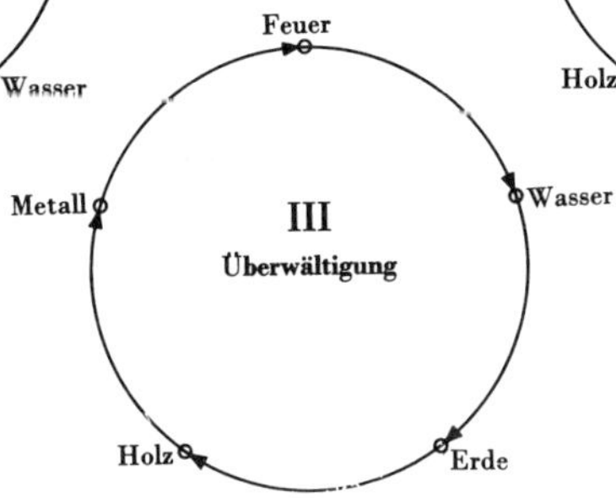

Tafel VIII

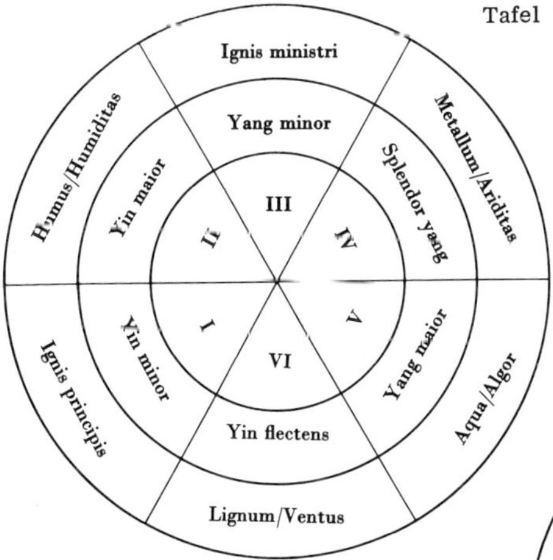

Tafel IX

Tafel X

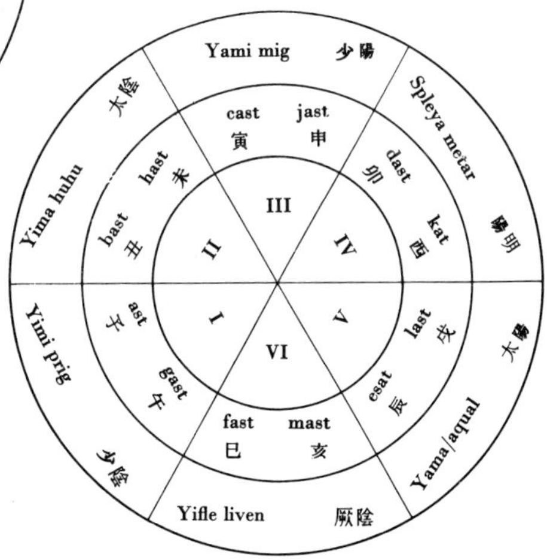

Tafel XI

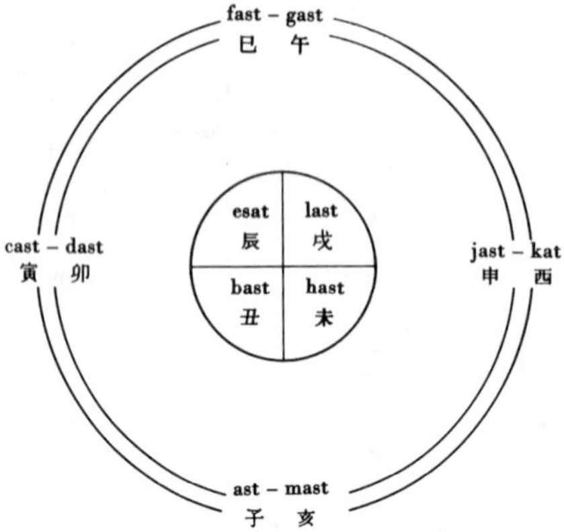

Tafel XII

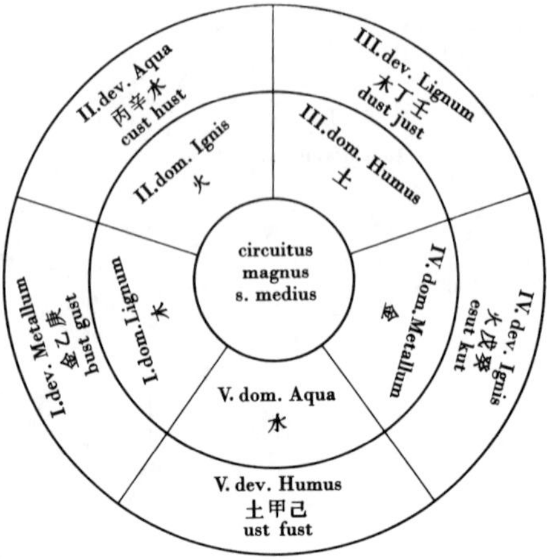

Tafel XIII

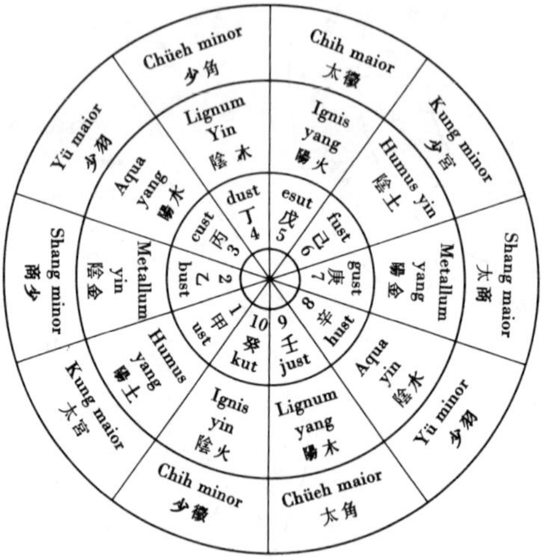

Tafel XIV

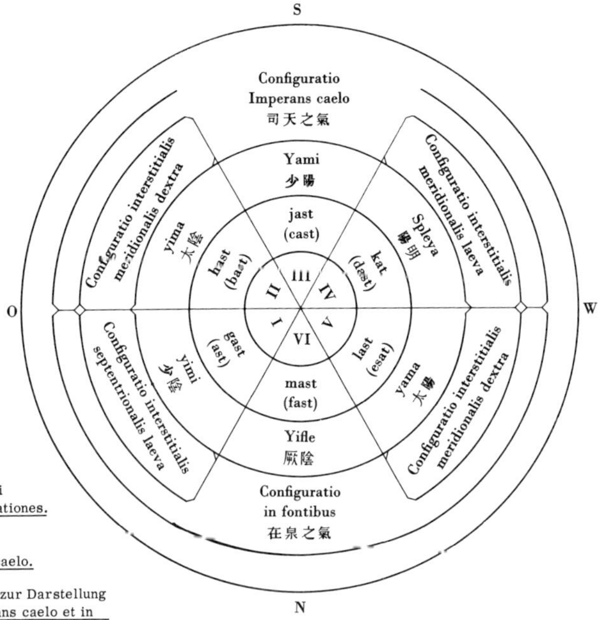

Von innen nach außen :

1. "Schritt" (stabil)
2. Erdenzweige
3. 'configurationes'
4. Schrittbezeichnungen bei Deversanz der configurationes.
5. Halbjahresherrschaft
6. Jahresherrschaft der configuratio imperans caelo.

(Vgl. auch die "Erklärung zur Darstellung von Configurationes imperans caelo et in fontibus" im Lei-ching t'u-i 2/49.)

Tafel XV

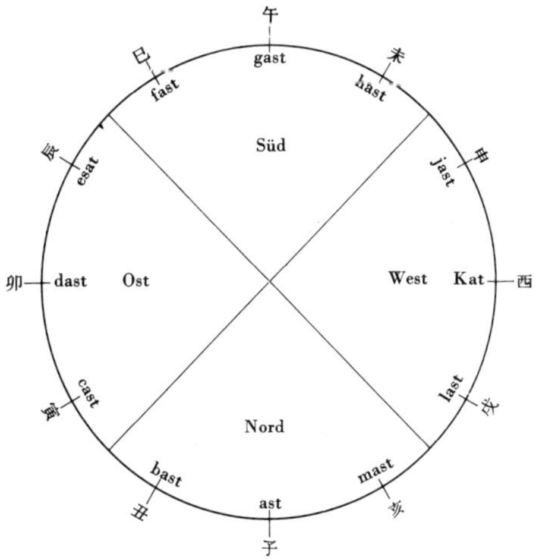

Tafel XVI

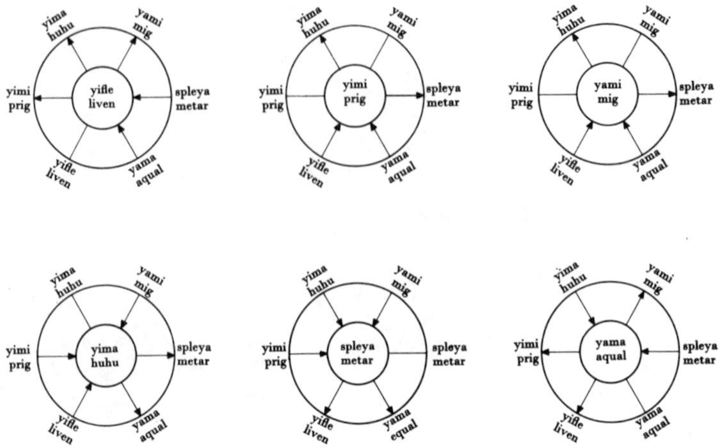

Tafel XVII

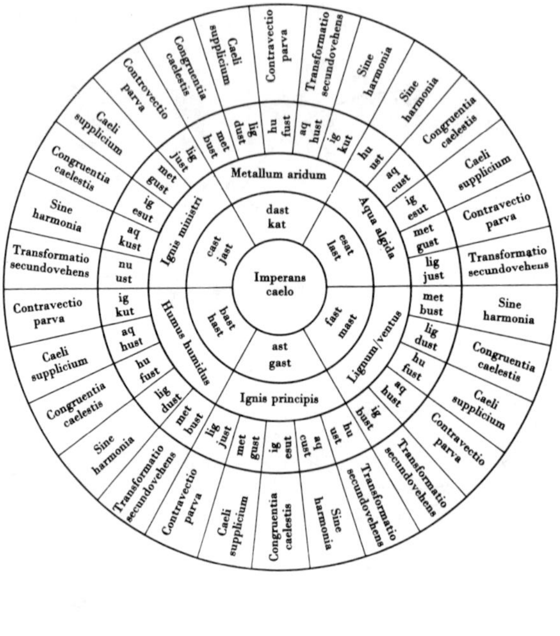

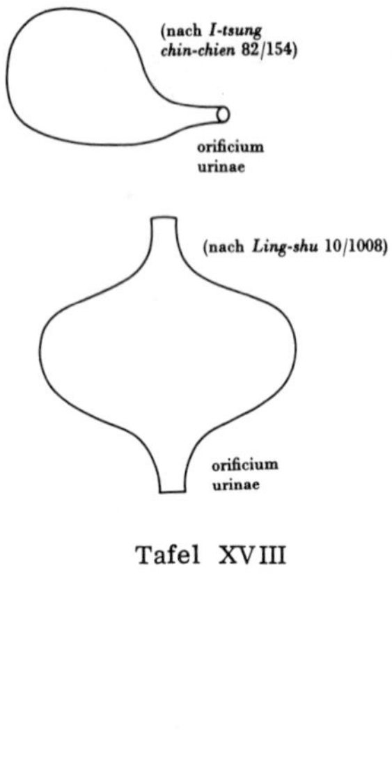

Tafel XVIII

Tafel XIX

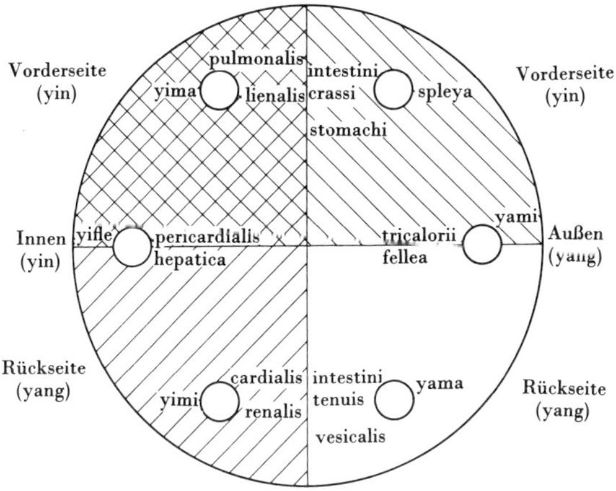

Tafel XX

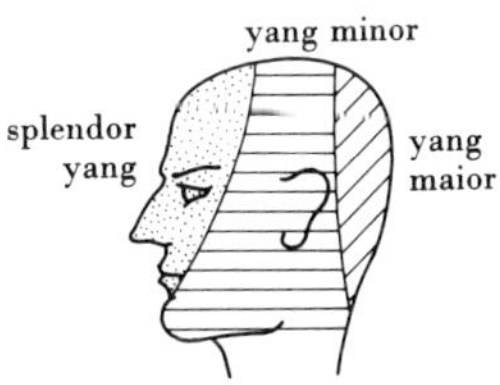

Tafel XXI

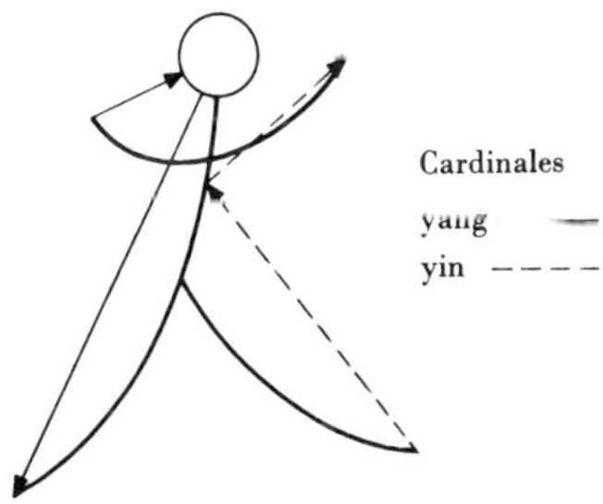

Tafel XXII

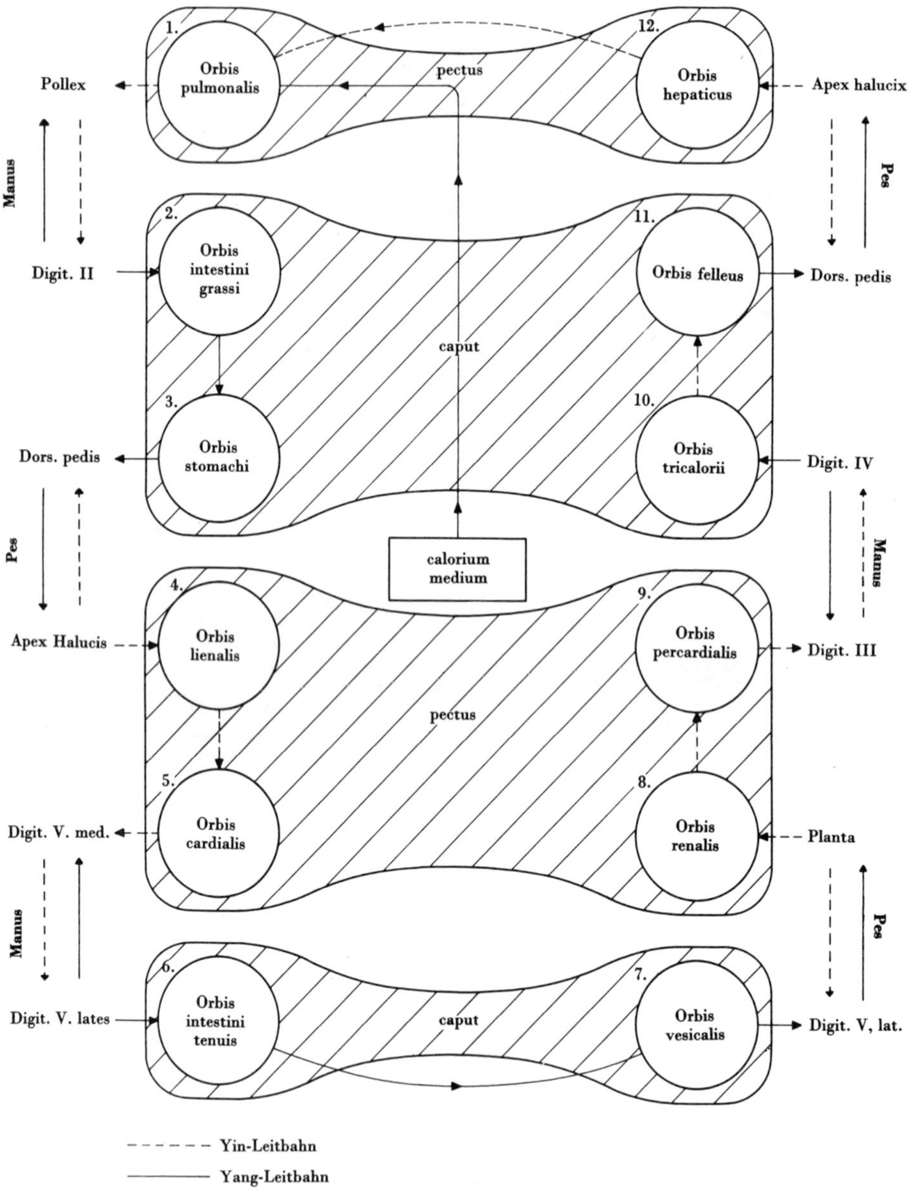
1.
Orbis pulmonalis
12.
Orbis hepaticus
pectus
Pollex
Apex halucix
Manus
Pes
2.
Orbis intestini grassi
11.
Orbis felleus
Digit. II
Dors. pedis
caput
3.
Orbis stomachi
10.
Orbis tricalorii
Dors. pedis
Digit. IV
Pes
Manus
calorium medium
4.
Orbis lienalis
9.
Orbis percardialis
Apex Halucis
Digit. III
pectus
5.
Orbis cardialis
8.
Orbis renalis
Digit. V. med.
Planta
Manus
Pes
6.
Orbis intestini tenuis
7.
Orbis vesicalis
Digit. V. lates
Digit. V, lat.
caput
Yin-Leitbahn
Yang-Leitbahn

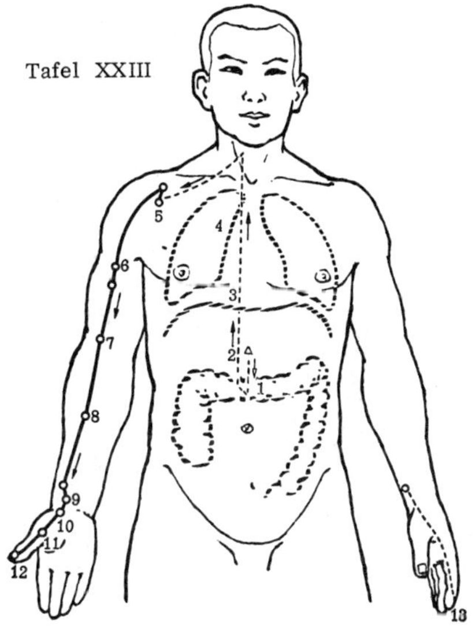

Tafel XXIII

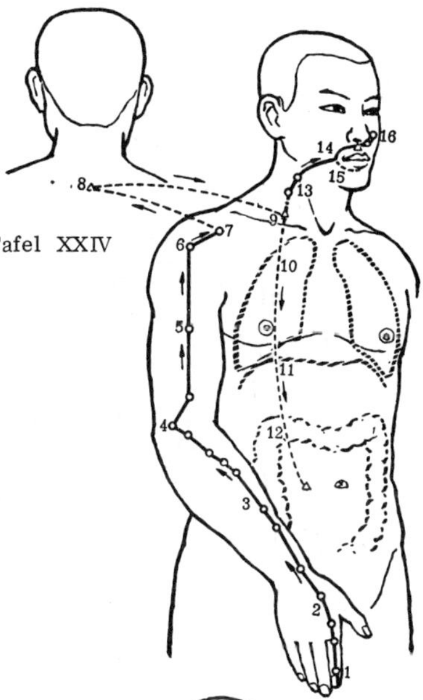

Tafel XXIV

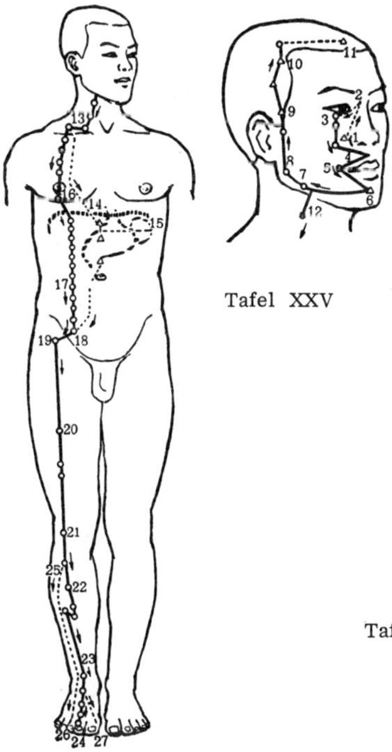

Tafel XXV

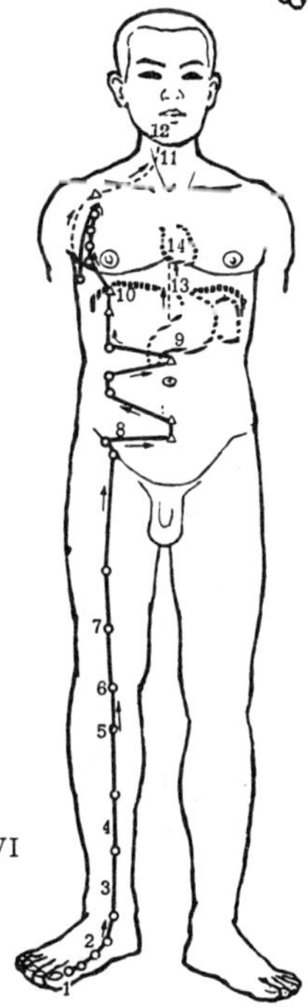

Tafel XXVI

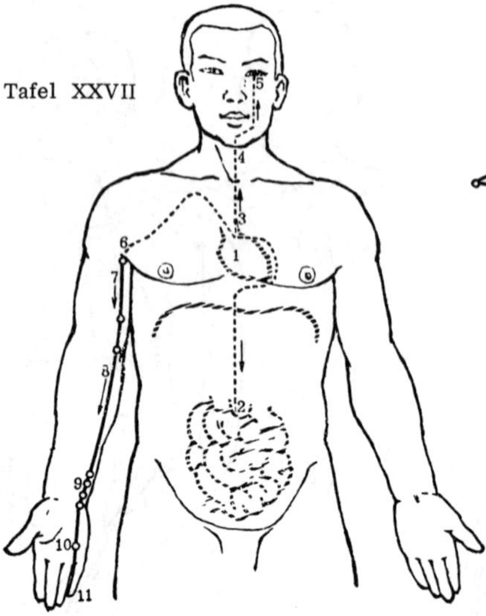
Tafel XXVII

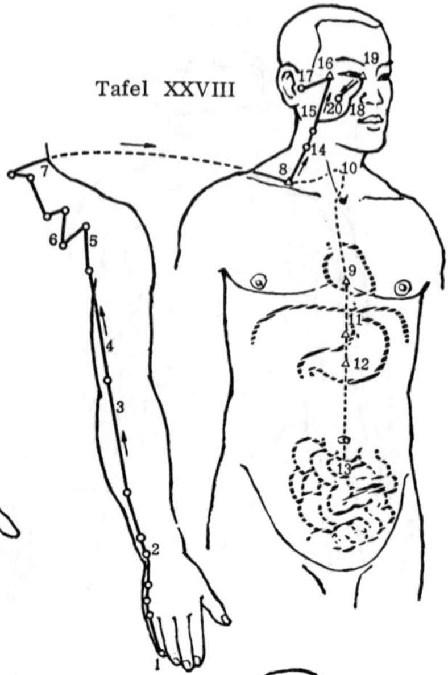
Tafel XXVIII

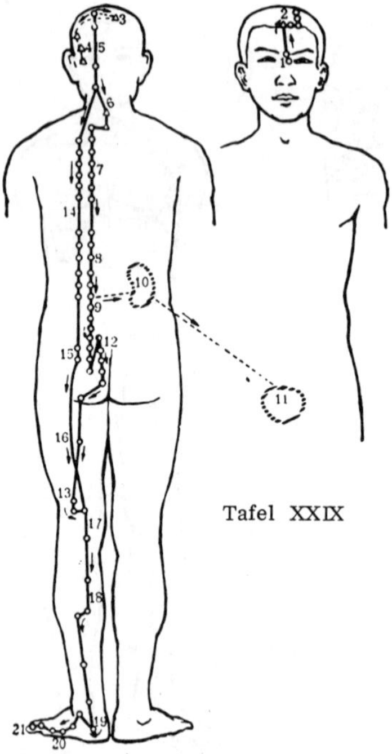
Tafel XXIX

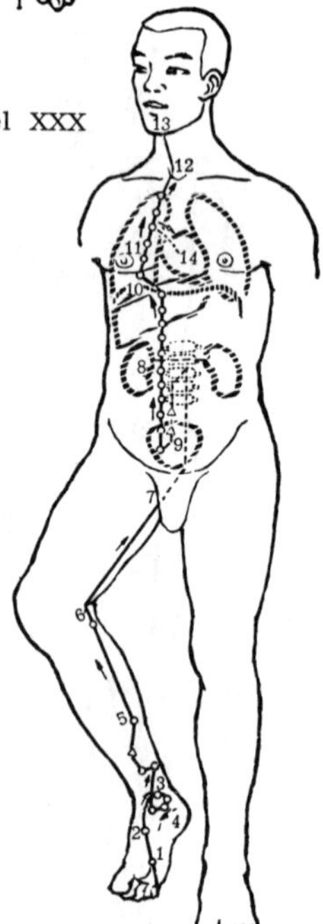
Tafel XXX

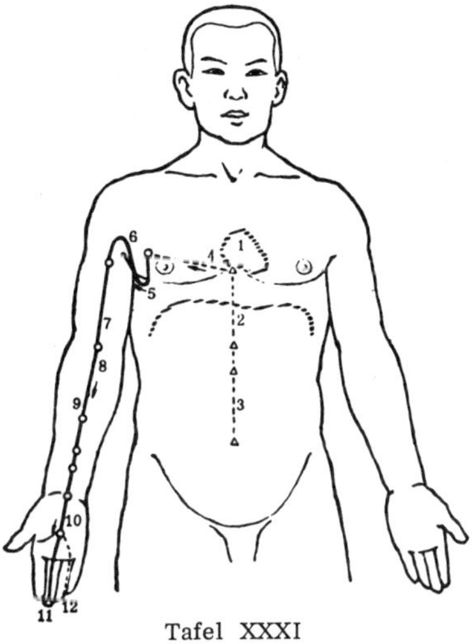

Tafel XXXI

Tafel XXXII

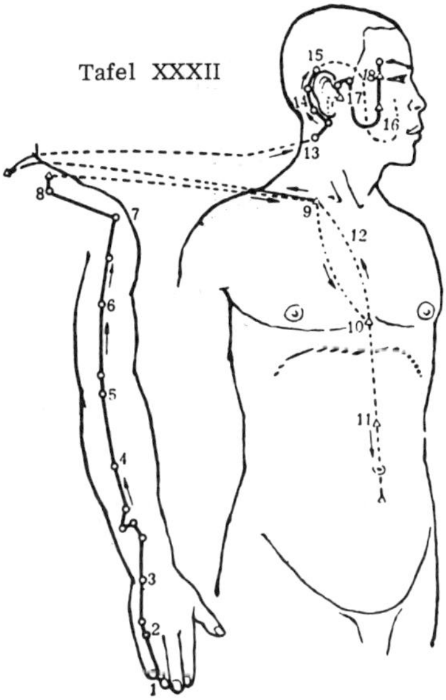

Tafel XXXIII

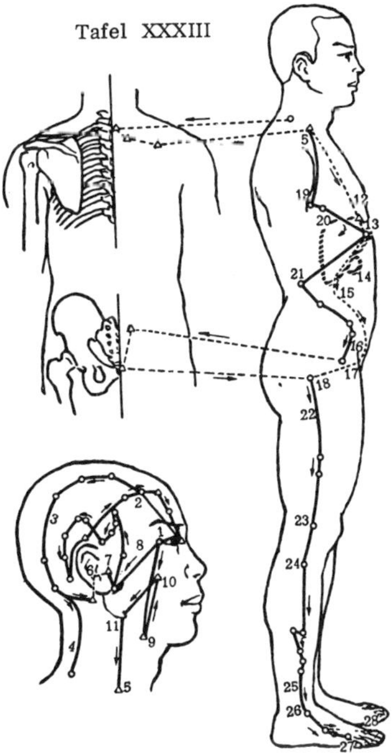

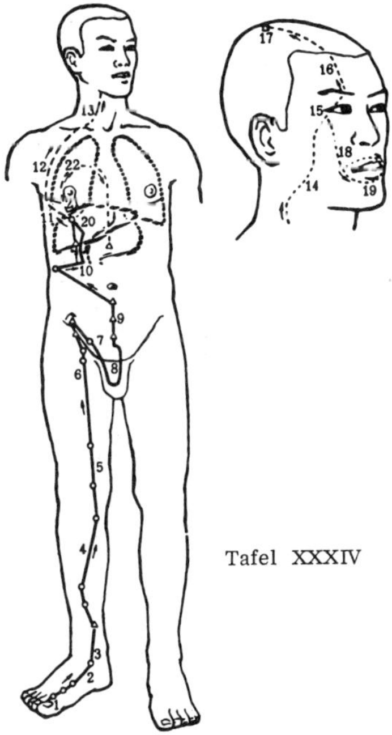

Tafel XXXIV

Tafel XXXV

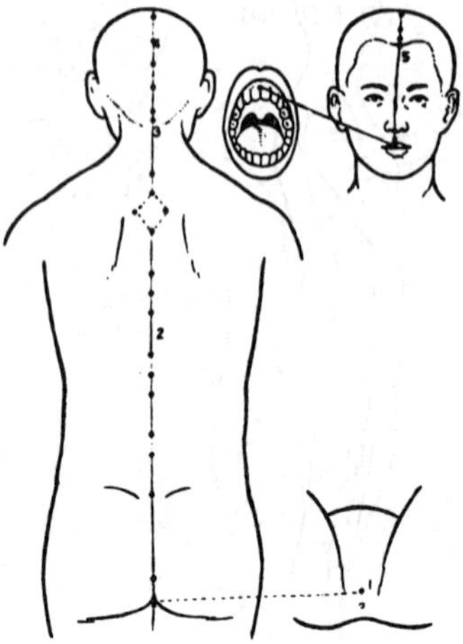

Tafel XXXVI

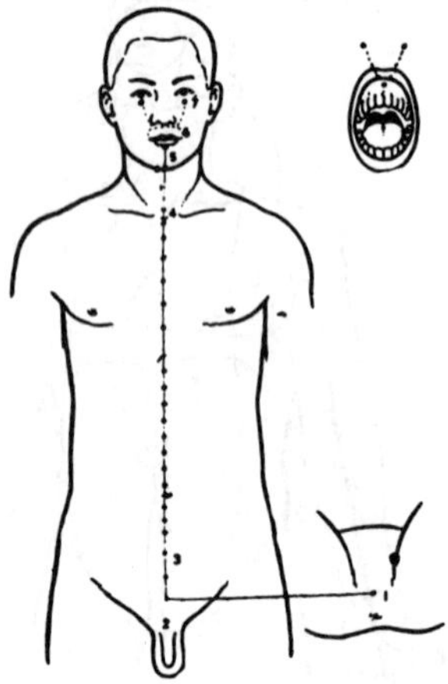

Tafel XXXVII

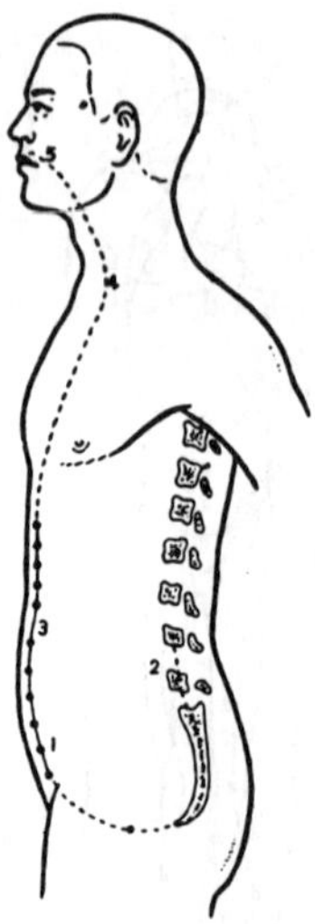

Tafel XXXVIII

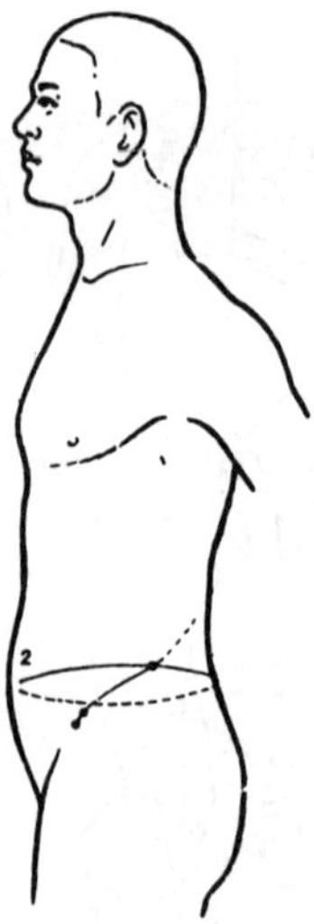

Tafel XXXIX

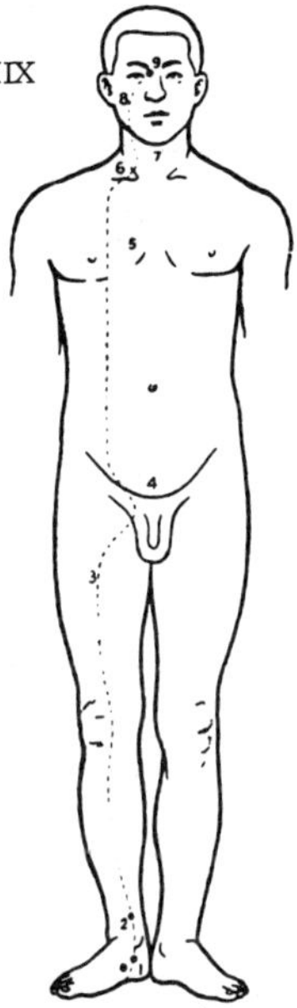

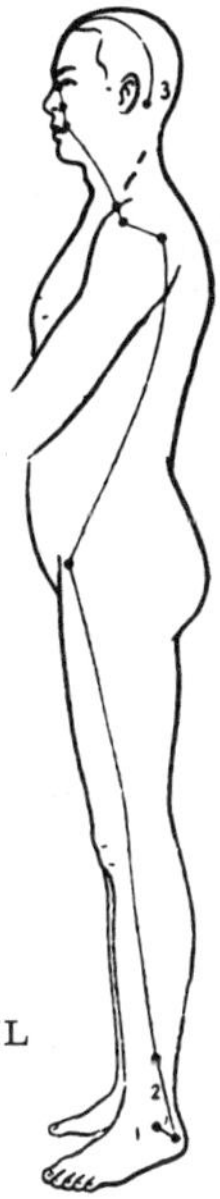

Tafel XL

Tafel XLI

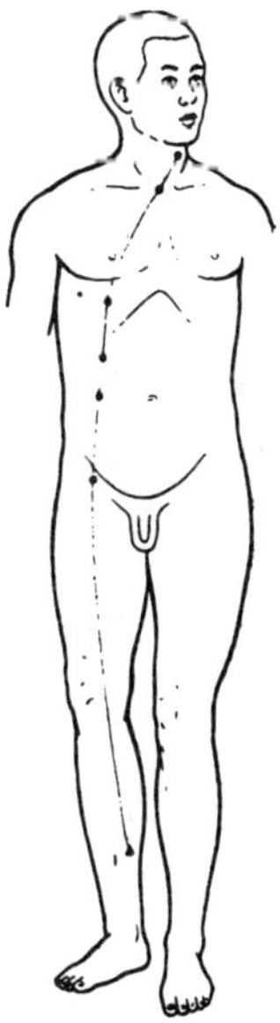

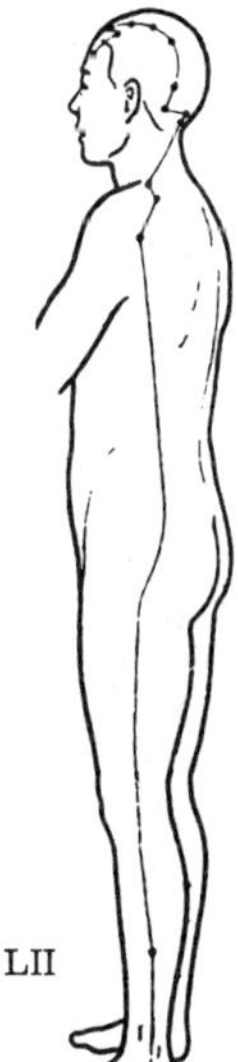

Tafel XLII

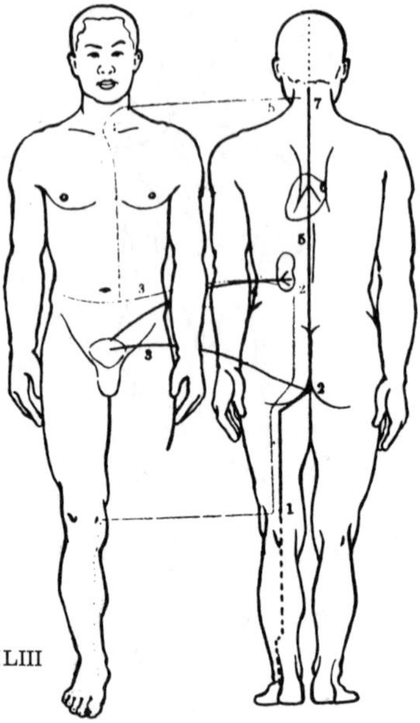

Tafel XLIII

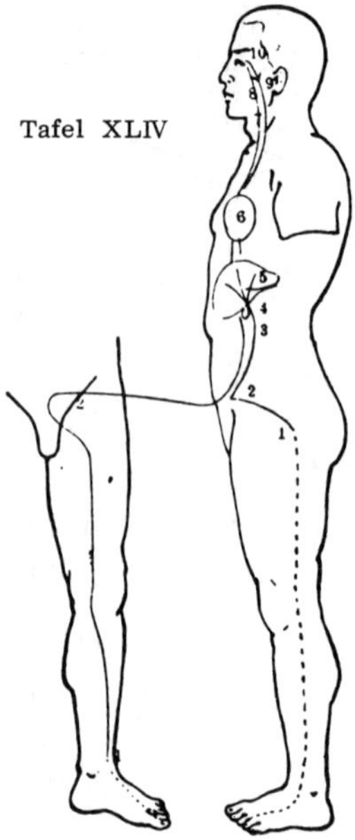

Tafel XLIV

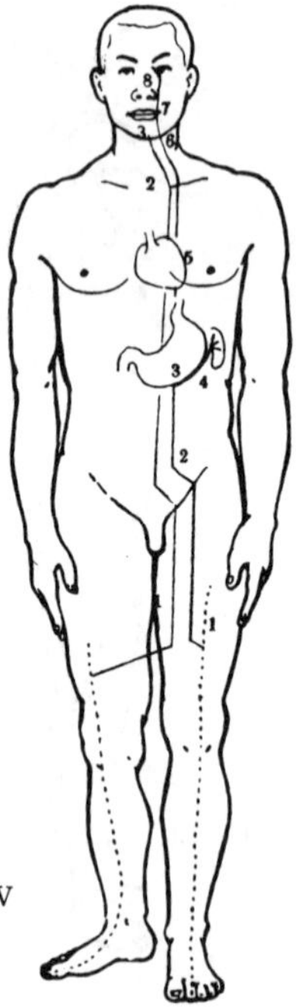

Tafel XLV

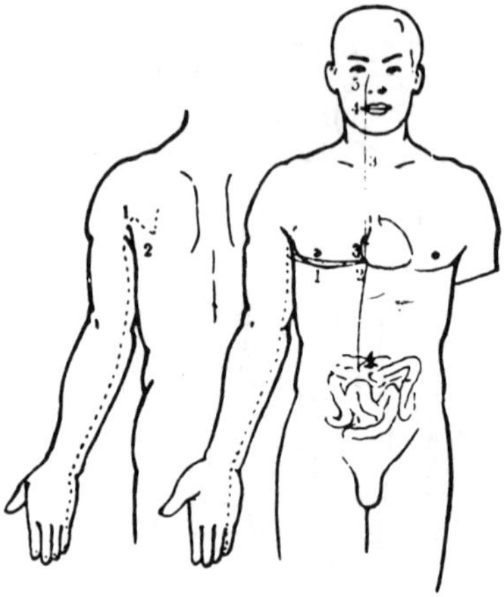

Tafel XLVI

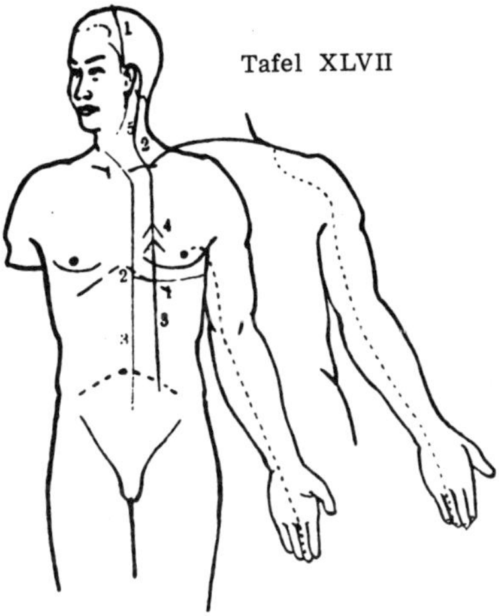

Tafel XLVII

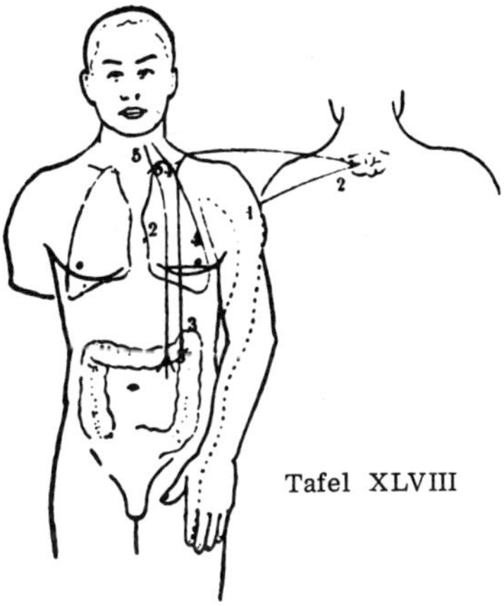

Tafel XLVIII

Tafel XLIX

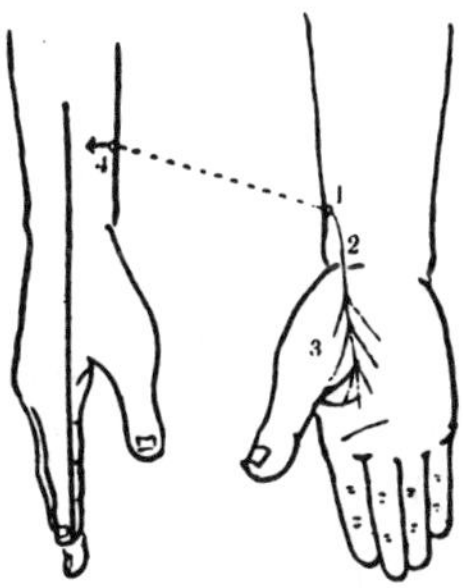

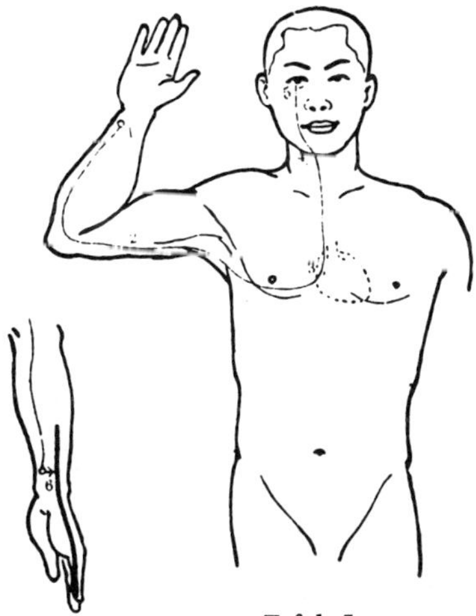

Tafel L

Tafel LI

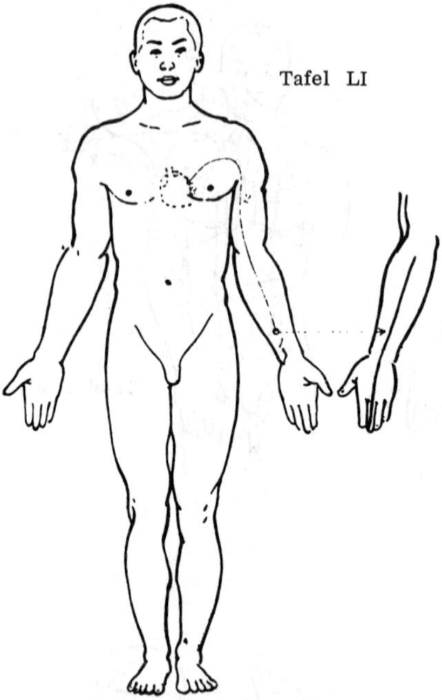

Tafel LII

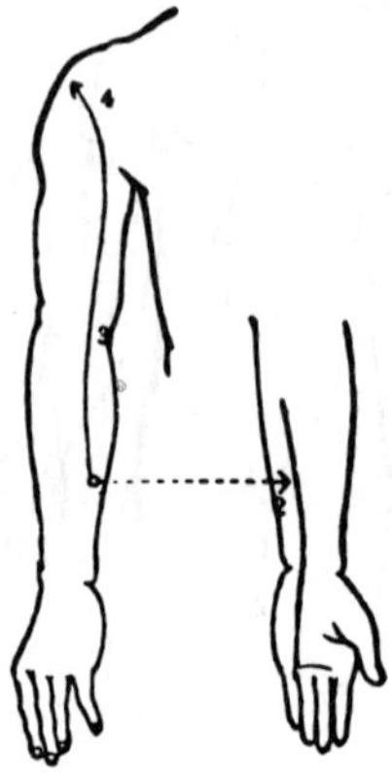

Tafel LIII

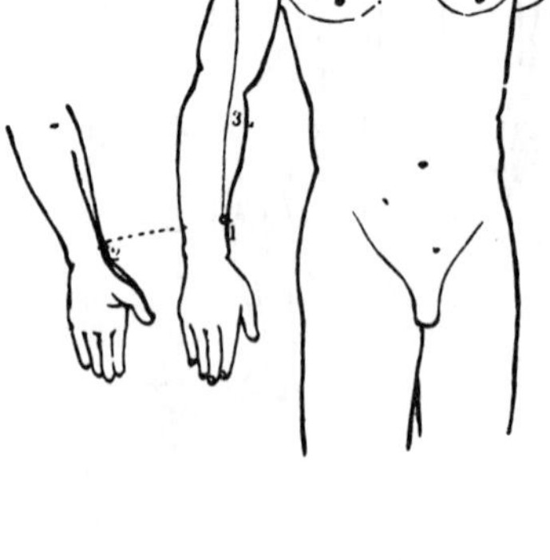

Tafel LIV

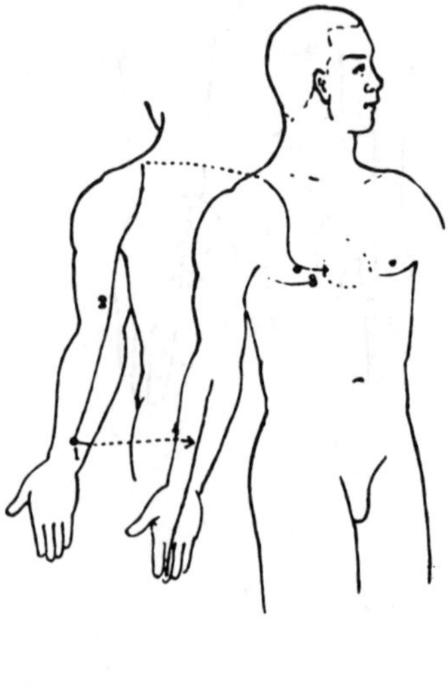

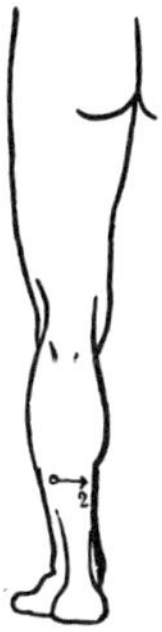

Tafel LV

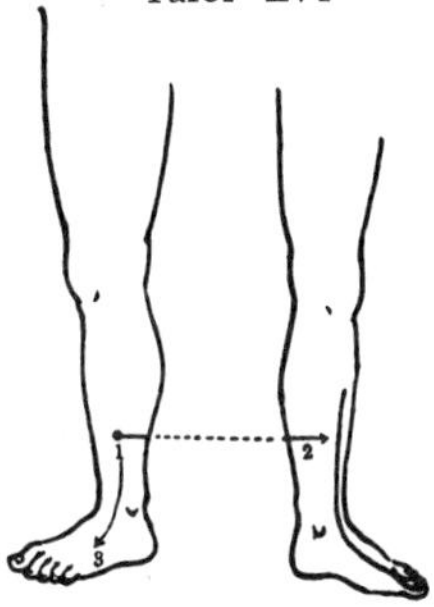

Tafel LVI

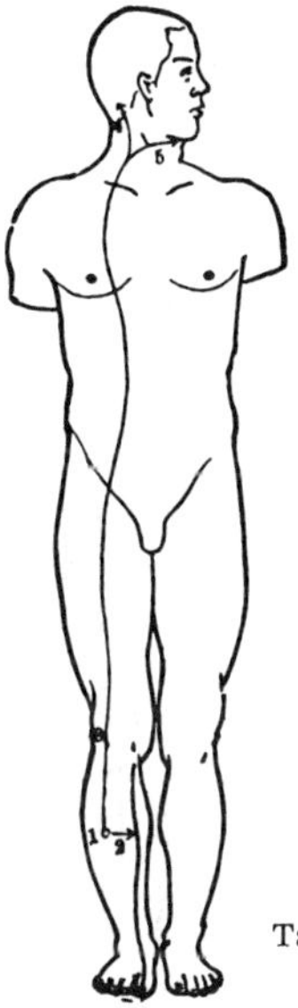

Tafel LVII

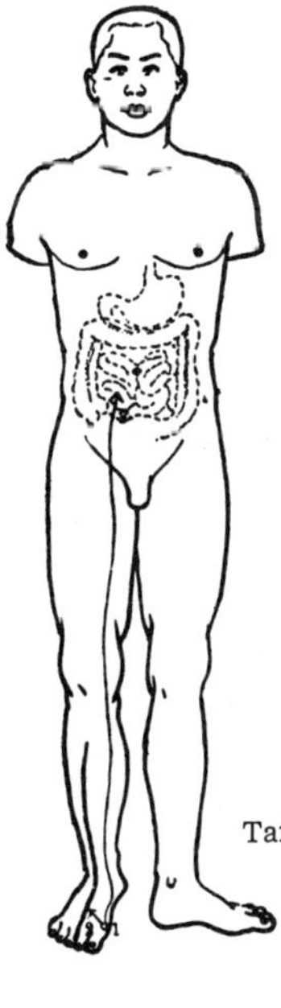

Tafel LVIII

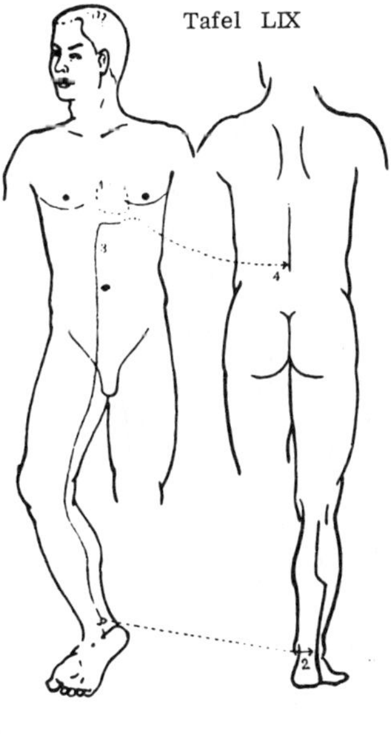

Tafel LIX

Tafel LX

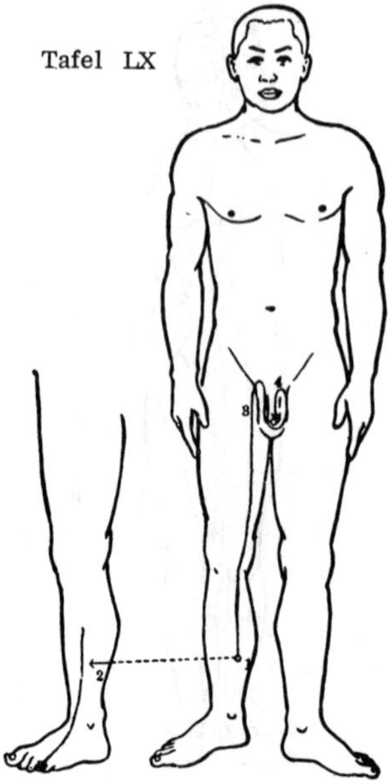

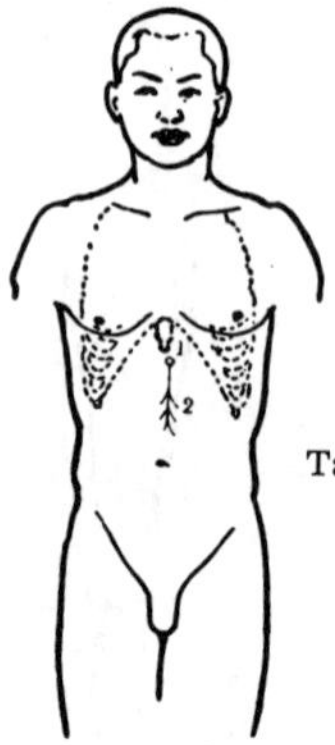

Tafel LXI

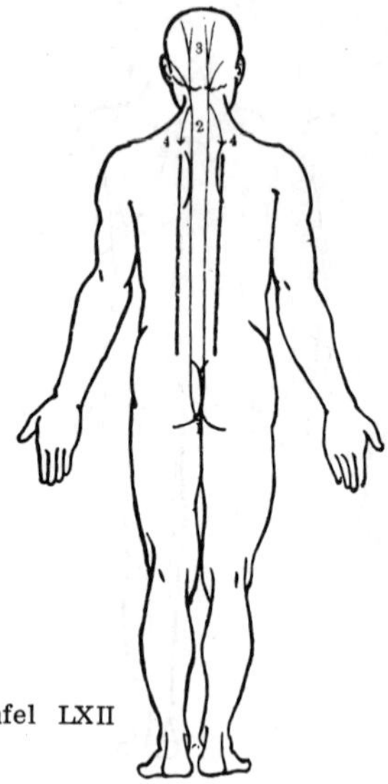

Tafel LXII

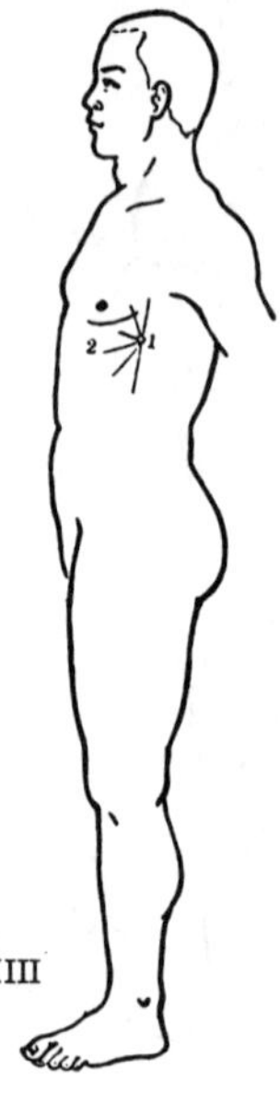

Tafel LXIII

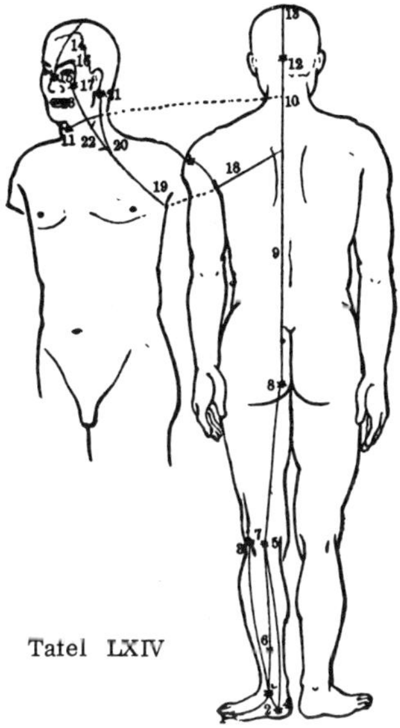

Tafel LXIV

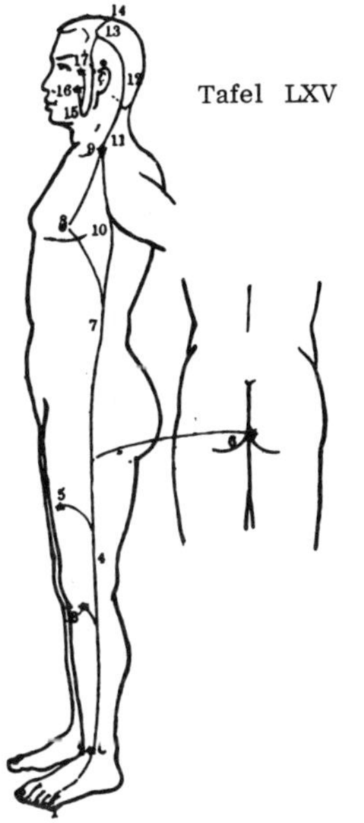

Tafel LXV

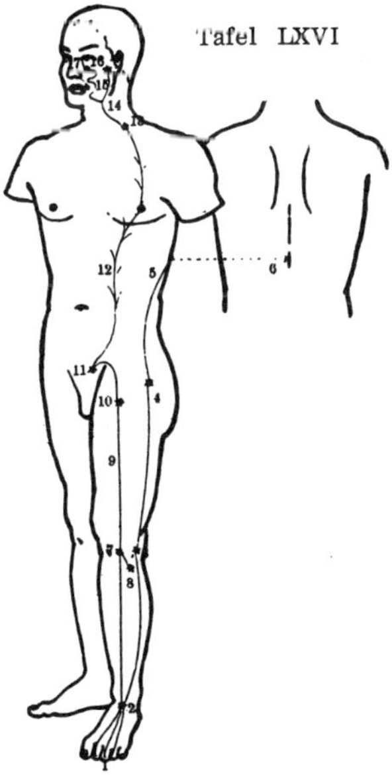

Tafel LXVI

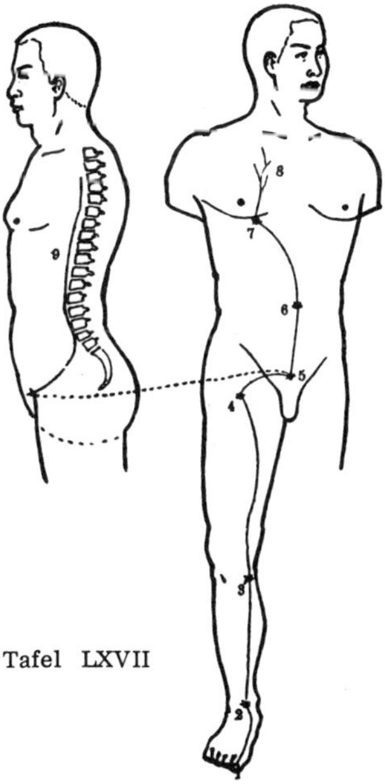

Tafel LXVII

Tafel LXVIII

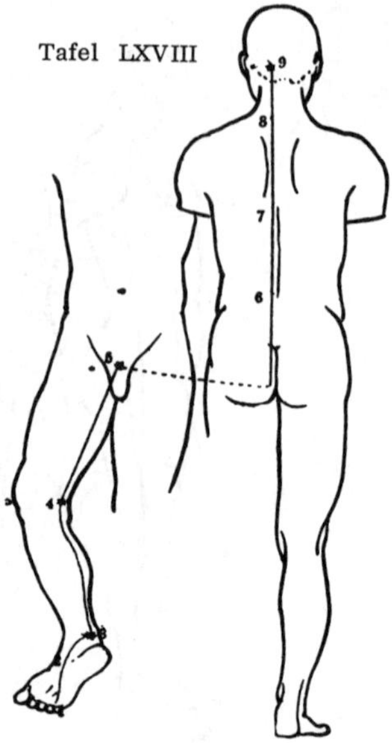

Tafel LXIX

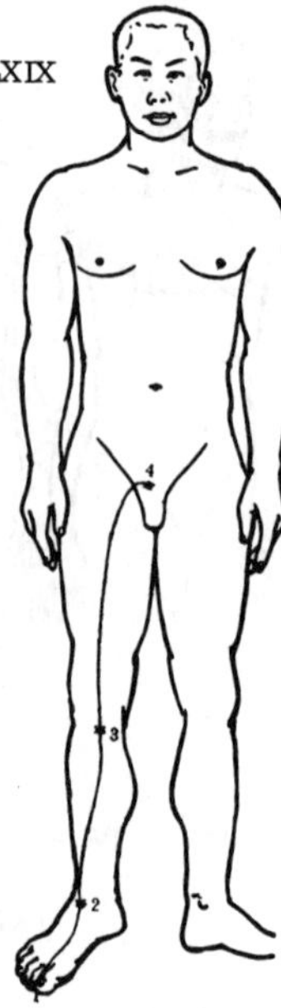

Tafel LXX

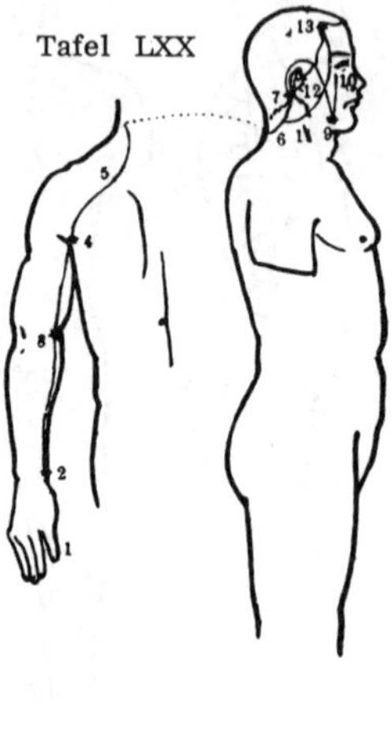

Tafel LXXI

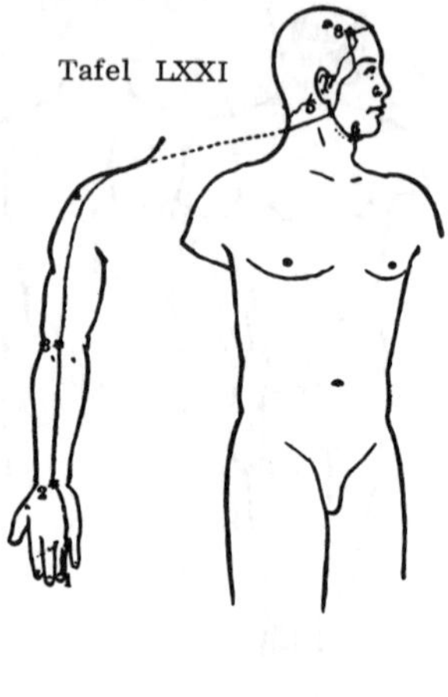

Tafel LXXII

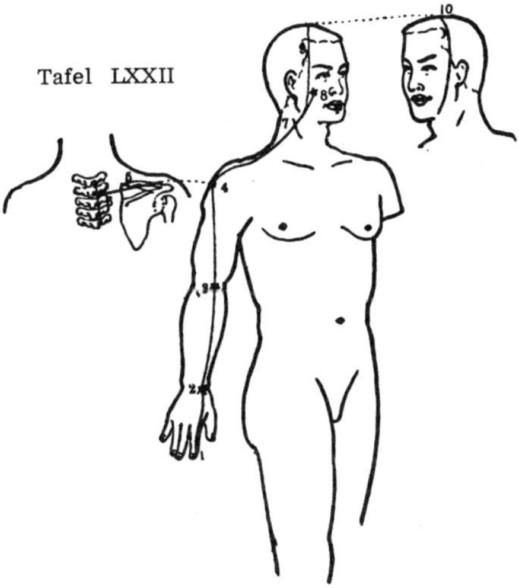

Tafel LXXIII

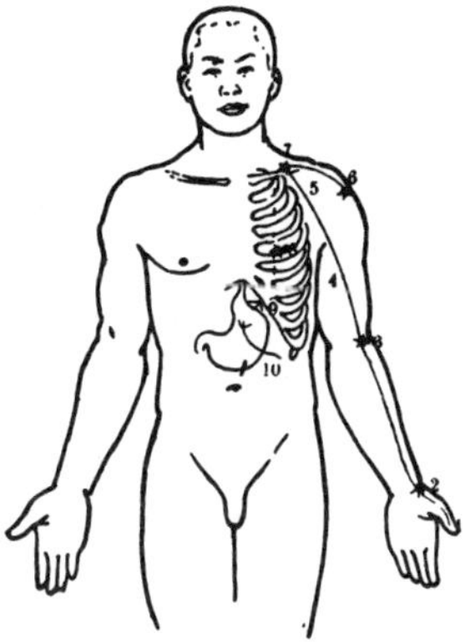

Tafel LXXIV

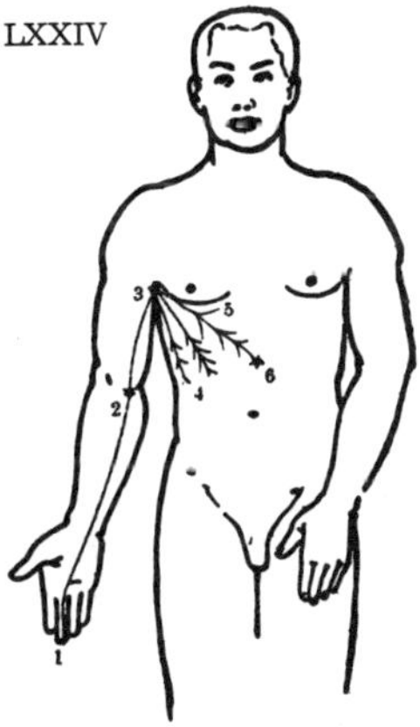

Tafel LXXV

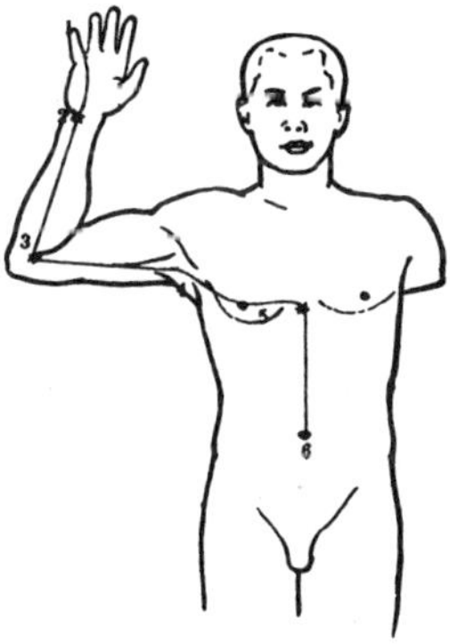